BASTEI LÜBBE

Tim & Louise Arthur

In unseren Herzen lebst du weiter

Das letzte Jahr mit unserer Mutter

Aus dem Englischen von
Inga-Brita Thiele

BASTEI LÜBBE

BASTEI LÜBBE TASCHENBUCH
Band 61 518

1. Auflage: März 2003
2. Auflage: September 2003
3. Auflage: November 2006

Bastei Lübbe Taschenbücher
in der Verlagsgruppe Lübbe

Deutsche Erstveröffentlichung
Titel der englischen Originalausgabe:
SHADOWS IN TIGER COUNTRY

Lektorat: Martina Sahler
Titelbild: ZEFA-Index Stock
Einbandgestaltung: Gisela Kullowatz
Satz: hanseatenSatz-bremen, Bremen
Druck und Verarbeitung: Ebner & Spiegel, Ulm
Printed in Germany
ISBN-13: 978-3-404-61518-6 (ab 01.01.2007)
ISBN-10: 3-404-61518-2

Für Caitlin

PROLOG

Louise begann das Tagebuch auf ihrer Website im Januar 1999.

Als ich 15 war, lag ich etwa sechs Monate lang mit einem unbestimmten, undiagnostizierten Leiden im Bett, das mein Hausarzt damals als postvirale Infektion bezeichnete. Im Rückblick denke ich, dass es ein Vorbote meiner Krankheit war, die erst neun Jahre später diagnostiziert wurde. Vom 18. Lebensjahr an plagten mich ziemlich scheußliche Kopfschmerzen, und ich nahm Zuflucht zur Alternativmedizin, weil mir mein damaliger Hausarzt keine große Hilfe war. Ich ließ mich von Akupunkteuren, Homöopathen, Osteologen, Ernährungstherapeuten, Aromatherapeuten und diversen spirituellen Heilern behandeln. Keiner von ihnen schlug vor, ich solle meinen Kopf untersuchen lassen, oder deutete auch nur an, er könne vielleicht nichts gegen meine Kopfschmerzen tun. Zu der Zeit war ich Vegetarierin und betrieb Yoga und Tai-Chi. Außerdem verbrachte ich viel Zeit damit, nach einem in meinem Inneren oder auf irgendeiner spirituellen Ebene liegenden Grund für meine Schmerzen zu suchen.

1993 verliebte ich mich Hals über Kopf in Tim, der mir zwei Tage nach unserem ersten Kuss einen Heiratsantrag machte. Wir heirateten drei Monate später und sind immer noch glücklich verliebt. Im November 1995 bekamen wir Caitlin, unser wunderbares kleines Mädchen. Während der Schwangerschaft entwickelte ich ein Horner-Syndrom (Hän-

gelid), weshalb ich mir, als Caitlin sechs Wochen alt war, den Kopf scannen ließ. Die Aufnahmen zeigten einen sehr großen »Schatten« in der Keilbeinhöhle in meiner Kopfmitte. Kurz darauf wurde eine Biopsie gemacht. Eine Woche, bevor die Biopsieergebnisse fällig waren, rief das Krankenhaus um 8 Uhr morgens an und bat mich, zu einem Gespräch zu kommen. Ich bekam zufällig mit, wie der Arzt eine Krankenschwester bat, »dabei zu sein, wenn ich es ihr sage«, und da wusste ich, dass ich einen bösartigen Tumor hatte.

Er sagte mir, es sei ein langsam wachsender Tumor, den ich schon seit Jahren hätte – und auch, dass er sehr wahrscheinlich inoperabel sei, weil er sich im »Tigerland« befinde. Ein paar Wochen später hatte ich einen Termin bei einem fantastischen Chirurgen, Professor Gleeson, der nach zahlreichen weiteren Untersuchungen und Aufnahmen gemeinsam mit einem Gehirnchirurgen namens Strong eine zwölfstündige Operation durchführte, um den Tumor zu verkleinern. Nach einer Erholungsphase bekam ich zusätzlich eine sehr intensive Strahlen- und Chemotherapie.

Das alles war vor zwei Jahren. Seitdem habe ich mich fantastisch erholt, mich aufs Fotografieren verlegt, mir eine Dunkelkammer in unserem Haus eingerichtet, all die wichtigen Dinge des Lebens neu entdeckt und bin davon ausgegangen, ich hätte aus meiner Krebserkrankung alles gelernt, was sie mich zu lehren hatte, sei dadurch ein glücklicherer, erfüllterer Mensch geworden und befände mich in Remission. In einem Artikel für die Zeitschrift ›Marie Claire‹ schrieb ich: »Ich glaube, der Krebs hat mir mehr gegeben, als er mir genommen hat …«

Kurz nach Weihnachten wurde meine rechte Gesichtshälfte taub. Zuerst dachte ich, das käme vielleicht von der schweren Erkältung, die ich kurz zuvor hatte, aber als das Problem nach einigen Tagen noch nicht weg war, rief ich meinen Hausarzt an, der mir sagte, ich solle damit wieder in die Guy-Klinik gehen. Nach einem ersten Termin bei Professor Gleeson war mir ziemlich klar, dass mein Krebs wieder da war (oder vielmehr nie wirklich weg gewesen war), und als wir meine Untersuchungsergebnisse besprachen, erwartete ich, dass wir über Chemotherapietermine reden würden. Stattdessen nahm Professor Gleeson Tim und mich mit in sein Büro, nicht in sein Sprechzimmer, und erklärte uns sehr einfühlsam und deutlich, dass ich sterben werde. Er zeigte uns die Aufnahmen und sagte uns, es gebe ein oder zwei Leute, mit denen er, falls wir das wünschten, über die Möglichkeit irgendeiner Behandlung reden könne. Die Erkundigungen, die er vorab eingezogen hatte, deuteten jedoch darauf hin, dass mir niemand mehr anbieten konnte, als mein Leben ein bisschen zu verlängern, was aber mit schweren gesundheitlichen Beeinträchtigungen verbunden wäre.

Meine Erinnerungen an die Chemotherapie waren, gelinde gesagt, nicht positiv; deshalb beschlossen wir, uns umzuhören, ob irgendjemand glaubte, mir helfen zu können, behielten uns aber vor, die Hilfe abzulehnen, wenn sie zu sehr nach Quälerei aussähe. Letztlich glaubte nur ein einziger Arzt, vielleicht etwas tun zu können, und auch der überlegte es sich anders, nachdem er sich die Aufnahmen angesehen hatte. Der Tumor sitzt jetzt im Hauptblutgefäß meines Kopfs (was eine Operation unmöglich macht) und um den hinteren Nasenbereich herum (eine relativ blutige Angelegenheit). Die eine Hälfte meines Gesichts ist immer noch gefühllos, aber ich habe keine Schmerzen und sehe nicht anders aus als sonst.

Auf der rechten Seite bin ich ziemlich taub – obwohl mir seltsamerweise das Ticken von Uhren fast unerträglich laut erscheint.

Das war der Hintergrund, wie ihn Louise (oder Weeze, wie ich sie nannte) auf ihrer Website schilderte, die ein Tagebuch ihres letzten Lebensjahrs werden sollte. Ich glaube kaum, dass wir, als wir die außergewöhnliche Reise, die dieses letzte Jahr werden sollte, antraten, eine wirkliche Vorstellung davon hatten, wie es sein würde, eine so traumatische Erfahrung zu durchleben. Ihr Ton wirkt sehr munter und zuversichtlich, und jetzt, da ich dies schreibe, nur wenige Tage nach ihrem Tod, erscheint der Gedanke fast lächerlich, dass wir auch nur versuchen konnten, eine solche Tragödie zu dokumentieren. Aber das war Weeze: Sie war und ist einer der positivsten Menschen, die mir je begegnet sind. Allerdings nicht blindlings positiv, und in den letzten paar Monaten schwankte ihre Stimmung heftig zwischen Verzweiflung und Euphorie, doch wie man in ihrem Tagebuch nachlesen kann, gelang es ihr, dieser schrecklichen Krankheit Dinge abzugewinnen, die ihr Einsichten in das Leben verschafften, wie sie nur wenige Menschen je erlangen.

Louise wollte immer Schriftstellerin werden – die Menschen, die sie am meisten bewunderte, waren Schriftsteller, Dichter und Künstler –, und ihr Tagebuch war tatsächlich ihre letzte Chance, in den Kreis derer vorzustoßen, die ihr Leben so bereichert hatten. Wie wir alle hatte sie immer gedacht, sie würde später noch Zeit haben, Dinge zu tun, einen Roman zu schreiben vielleicht oder eine Gedichtsammlung oder irgendetwas in der Art. Sie war eine Künstlernatur, die sich in ihrem letzten Jahr voll entfaltete. Nichts schärft die Konzentration so wie ein dermaßen endgültiger Termin, denke ich. Sie schrieb und schrieb und begann zu fotografieren – mit bemerkenswerten Ergebnissen. Ich bin sicher, ohne den Krebs hätte sie den Rest ihres Lebens damit verbringen können, zu sagen: »Ich muss wirklich irgendwann bald mal zum Schreiben kommen.« So wie die Dinge lagen, war sie verzweifelt bemüht, alles aus sich herauszuholen. Zum ersten Mal in ihrem Leben hatte sie das Gefühl, dass sie etwas zu sagen hatte, Dinge, die sie den Menschen mitteilen wollte, und das tat sie. Dieses Buch enthält etwas davon, etwas von ihr, aber natürlich nicht alles. Einige Monate vor Louises Tod machte der ›Independent‹ mit uns ein Interview über ihre Website, und die Frau, die uns telefonisch interviewte, fragte mich: »Was werden Sie an Louise am meisten vermissen, Tim?« Ich kann mich erinnern, dass ich sie damals für diese dumme Frage am liebsten erwürgt hätte, aber stattdessen atmete ich ein paar Mal tief durch und sagte: »Es ist keine einzelne Sache, ich werde alles an ihr vermissen, jedes einzelne Ding der Billionen Dinge, die sie zu der machen, die sie ist.« Und so ist es. Dieses Buch wird den Lesern nur einen winzigen Einblick darin vermitteln können, wer sie wirklich war, aber in gewisser Weise ist das gut so, weil es bedeutet, dass ein großer Teil von ihr immer noch mir allein gehört und nicht der Öffentlichkeit.

Warum dieses Buch? Eine gute Frage. Louise wollte immer ein Buch schreiben, und als sie das Tagebuch begann, hoffte sie, dass es vielleicht eines Tages veröffentlicht würde. Als dann die netten Leute von HarperCollins wegen eines Buchs anfragten, war Louise völlig aus dem Häuschen. Ich erinnere mich, wie sie durch die Küche tanzte, bis ihr schwindelig wurde, und dann lachend auf einen Stuhl plumpste. »Ich kann es nicht glauben – ein Buch, ein Buch! Und sie wollen, dass du die Hälfte davon schreibst, kannst du das glauben?« Ich musste lachen, weil sie sich so freute bei der Aussicht auf ein gemeinsames Projekt. Sie teilte so gern. Zu der Zeit, als wir das Buch planten, war es etwas anders gedacht, als es sich nachher entwickelte. Es sollte sich weniger um das Tagebuch drehen, sondern mehr um Themen, die seit Louises Diagnose in den Vordergrund unseres Lebens getreten waren. Es sollte ein Buch über uns sein, unser Leben, unsere Liebe, den Krebs, das Elterndasein ... Louise fand es sehr interessant, welche Reaktionen ihre Krankheit hervorrief und wie andere Menschen damit umgingen, von religiösen Freunden, die Gebetskreise einrichteten, über einige unserer jüngeren Freunde, die jeden Kontakt zu uns abbrachen und seit der ersten Diagnose nicht mehr gesehen wurden, bis hin zu tausenderlei anderen Reaktionen, manche davon sehr lieb, andere weniger. Sie wünschte sich auch, dass die Menschen anfingen, über den Tod und das Sterben zu sprechen – sie hasste die Tabuisierung dieser Krankheit. Sie konnte nicht glauben, dass manche Menschen sich immer noch scheuen, das Wort »Krebs« in den Mund zu nehmen, als ob das bloße Aussprechen ihm irgendwie mehr Macht verliehe.

Sie wollte die Menschen auch aus ihrer Passivität aufrütteln. Das Leben ist dazu da, gelebt zu werden, und sie konnte es nicht ertragen, wie Menschen ihr Leben vergeuden oder jammern. »Das Leben ist zu kurz, um es nicht mit etwas zu verbringen, was man gern macht«, sagte sie häufig beim Abendessen zu Freunden, die nur beiläufig erwähnt hatten, dass ihre Arbeit nicht ganz so befriedigend sei, wie es ihnen lieb wäre. Ihre Krankheit beflügelte sie mit missionarischem Eifer. Sie scheute sich nicht, anderen zu sagen, sie sollten sich ändern, ihr Leben in die Hand nehmen, und tatsächlich trennten sich mehrere unserer Bekannten nach einer besonders eindrucksvollen Sitzung mit Weeze von ihrem Job oder sogar von ihrem Partner. Das soll nicht heißen, dass sie nicht nett und freundlich und verständnisvoll war, denn das war sie, und es bewirkte, dass man ihr noch bereitwilliger zuhörte und sich ihren Rat wirklich zu Herzen nahm.

Leider verschlechterte sich Louises Zustand wenige Tage, nachdem wir den Vertrag für das Buch abgeschlossen hatten. Unsere ursprünglichen Pläne für das Buch ließen sich nicht mehr realisieren. Als sie immer schwächer wurde, konnte sie nicht mehr schreiben und auch die geistige Energie, die Dinge durchzusprechen, immer schwerer aufbringen. Schließlich wurde klar, dass Louises Beitrag zu dem Buch hauptsächlich aus den bereits geschriebenen Tagebucheinträgen bestehen würde, während ich eine Art Kommentar zu dem Ganzen beisteuern sollte. Das ist also das, was ich tun werde. Ich hoffe nur, dass ich ihr gerecht werden kann, aber ich werde es versuchen.

Bevor wir anfangen, möchte ich nur eines über Weeze sagen. Sie war keine Heilige. Dies ist keine Erzählung über eine vollkommene Frau, deren edles Herz und reine Seele Licht in die Welt gebracht haben. Weeze war eine witzige, starke, schöne Frau, die mein Leben erst lebenswert gemacht hat, aber ich werde sie nicht idealisieren oder auf einen Sockel stellen. Das hätte ihr überhaupt nicht gefallen, deshalb verspreche ich, dass ich versuchen werde, so ehrlich wie möglich zu sein. Das mag manchmal wehtun und wird mir sicher auch nicht immer gelingen, aber es ist wichtig, dass ich mir vornehme, es so zu erzählen, wie es war und ist. Wenn wir überhaupt irgendetwas aus unseren Erfahrungen lernen sollen, ist es wichtig, sie und das, was passiert ist, wahrheitsgetreu wiederzugeben. Trotzdem merke ich jetzt schon, wie mein Gehirn fieberhaft daran arbeitet, die Bilder der letzten paar Monate zu retuschieren und umzuschreiben, um mich zu schonen. Deshalb werde ich mich beeilen und versuchen, alles aufzuschreiben, bevor die heilende Zeit meine sowieso schon unzuverlässigen Erinnerung zu verändern beginnt.

KAPITEL 1

Im Sommer 1993 war ich ein ranker, schlanker – na ja, jedenfalls nicht so beleibt, wie ich durch Louises exzellente Kochkünste werden sollte –, langhaariger Studienabsolvent. Meine Zukunft erschien mir aufregend und geheimnisumwittert. Ich fing an, mit einer Gruppe örtlicher Freaks in einer Komödiantentruppe mitzuwirken, die sich »The Bucket Cabaret« nannte. Jede Woche saßen wir stundenlang herum, tranken Wein und Bier und versuchten, uns immer haarsträubendere Sketche auszudenken. Nackte Köche, ausgeflippte Gameshow-Moderatoren, durchgeknallte Rapper wurden selbstverständlicher Bestandteil meines Alltags. Wir traten mit wechselndem Erfolg vor mal größerem, mal kleinerem Publikum auf. Es gab jedoch einige treue Stammgäste, meist Freunde oder Partner von Mitgliedern der Truppe. Louise war einer davon. Ihr Exfreund Louis gehörte zu den Kabarettisten, und sie kam hauptsächlich seinetwegen, um uns moralische Unterstützung zu leisten.

Diese stille, zurückhaltende, hübsche Lady saß immer irgendwo ziemlich weit vorn und lächelte nur, statt laut herauszulachen.

Wir waren seit Jahren entfernte Bekannte. Mit ungefähr 15 hatte sie sich am anderen Rand einer Clique bewegt, mit der ich herumhing. Damals lief sie im Gothic-Look herum, mit schwarzem Make-up, kurzen Röcken und Netzstrümpfen, mit denen sie ihre tollen langen Beine zu tarnen versuchte. Sie schüchterte mich immer ein – sie war eine Frau, die mit älteren Typen aus London ging, ich der Klassenclown, dessen ganzes Leben sich um eine sehr schlechte Rockband und diverse Shakespeare-Rollen in Schultheateraufführungen drehte. Jedes Mal, wenn ich mit Weeze sprach, fing ich an zu stottern, kam mir ungeheuer klein und hässlich vor und war in aller Regel froh, wenn es vorbei war, obwohl ich sie toller fand als irgendein anderes Mädchen aus unserem Ort. Es ist eine komische Sache mit der Selbstwahrnehmung. Ich war immer überzeugt, dass sie mich nicht besonders mochte. Später erzählte sie mir, sie sei nur schüchtern gewesen und hätte mich für so einen selbstbewussten Popsänger gehalten – sie mochte mich, aber da ich immer eine Freundin hatte, dachte sie nie, dass es Zweck hätte, ihr Interesse an mir zu zeigen. Nicht, dass sie irgendwie auf mich gestanden hätte, wie sie während unserer Beziehung oft zu sagen pflegte. »Ich stand überhaupt nicht auf Tim, bis wir uns geküsst haben, dann habe ich mich Hals über Kopf in ihn verliebt.«. Ein merkwürdig verdrehtes Kompliment. Einerseits schade, dass sie vorher gar nicht auf mich stand, andererseits muss es ein ziemlich eindrucksvoller Kuss gewesen sein.

Also will ich hier mal von dem Kuss erzählen.

Nach einem unserer Auftritte lud Louise die ganze Truppe zu sich nach Hause zum Umtrunk ein. Wir saßen alle in der Küche herum, und ich bemühte mich aufs Peinlichste, bei ihr Eindruck zu schinden. In den Wochen davor hatte ich ihren Ex darüber ausgequetscht, was ihr so gefiel, von Büchern über Filme und Musik bis hin zu männlichen Verhaltensweisen. An dem Abend setzte ich mein gesammeltes Wissen ein, um sie zu erobern. Ganz gleich, welches Thema angeschnitten wurde, ich sorgte dafür, dass ich als Erster etwas dazu sagte, und zwar genau das, was ich glaubte, dass sie hören wollte. »Ian McEwan ist sicher der beste Schriftsteller unserer Zeit.« »War der Punk nicht eine fantastische Musikperiode?« »Wisst ihr, vielleicht bin ich ja gestört, aber ich bügele für mein Leben gern und hasse Sportsendungen im Fernsehen.« Nach einer halben Stunde schaute Weeze zu mir herüber und sagte: »Sollten wir einfach jetzt gleich nach oben gehen?«

Ich war überzeugt, dass ich mit dieser durchsichtigen Masche kläglich scheitern würde, aber es funktionierte prima. Vielleicht, weil das meiste davon stimmte – fast jedes Buch, das mir je gefallen hatte, gefiel auch ihr, fast alle Filme, die meinen jugendlichen Geist geformt hatten, hatten auf Weeze eine ähnliche Wirkung ausgeübt. Okay, das mit dem Bügeln und den Sportsendungen war Quatsch, aber man muss nach seinem Gefühl gehen. Kurz nach zwei Uhr morgens fand ich, es wäre an der Zeit, nach Hause zu gehen, und bewegte mich in Richtung Tür. Weeze sagte, sie würde mich rausbringen, und als wir – so kitschig das klingen mag – im Mondschein auf dem Weg vor ihrer Tür standen, beugte ich mich vor, um ihr einen Abschiedskuss zu geben. Was ein kurzer Schmatzer auf die Wange werden sollte, wurde zu einem dieser peinlichen, verunglückten Küsse, bei denen beide Seiten denken, der andere zielte auf die andere Wange, sodass man letztlich versehentlich den Mund trifft. Nun, das, was der kürzeste aller Küsse hätte sein sollen, dauerte vielleicht nur eine Millisekunde länger, als schicklich gewesen wäre, aber das reichte. Es reichte, um uns beide erstaunt zurückfahren zu lassen. Ich begann zu stottern und zu stammeln, und Louise lächelte bloß. Ich rannte den ganzen Weg nach Hause, sprang ins Bett und fragte mich eine schlaflose Nacht lang, was um alles in der Welt ich jetzt machen sollte.

Am nächsten Morgen stand ich früh auf, weil ich mit Ben, einem meiner besten Freunde, zu einer Männertour rund um Großbritannien verabredet war. Es erschien mir aber nur richtig und anständig, vor meiner Abreise zu Weeze zu gehen und mich für meine nächtliche Taktlosigkeit zu entschuldigen. Auf die entfernte Chance hin, dass sich eine weitere solche Taktlosigkeit ergeben könnte, suchte ich eine CD heraus, über die wir am Vorabend gesprochen hatten, ›Thank You World‹ von World Party, weil sie mir als gute Ausrede erschien. Als ich an ihre Haustür klopfte, konnte ich sie in Leggings und einem sehr knappen, engen weißen T-Shirt die Treppe herunterhüpfen sehen. Später sollte ich herausfinden, dass sie dieses eigens auf die entfernte Chance hin angezogen hatte, dass ich auftauchen könnte, weil ich am Abend zuvor meine Vorliebe für enge T-Shirts an Frauen mit großem Busen erwähnt hatte. Ich meine, wem gefällt das schließlich nicht? Sie machte die Tür auf, und ich plapperte drauflos.

»Wegen letzter Nacht, es tut mir wirklich Leid, ich meine, ich bin einfach, weißt du, ich bin nicht sicher, was passiert ist, ich hätte das nicht tun sollen. Na ja, ich meine, es tut mir nicht Leid, dass es passiert ist, es war sehr nett und alles, ich meine, es tut mir Leid, wenn es dir nicht gefallen hat.«

Wäre ich 60 Zentimeter größer und wesentlich attraktiver gewesen und hätte eine vornehmere Sprechweise gehabt, hätte man mich glatt für Hugh Grant halten können, so zusammenhanglos, wie ich daherfaselte. Sie beugte sich vor und küsste mich, hauptsächlich wohl, um mich zum Schweigen zu bringen, und wir küssten und küssten uns. Kaum zu glauben, aber wir küssten uns drei Stunden lang in ihrem Flur und ihrer Küche. Mittendrin erzählte sie mir, sie hätte einen Freund oben, mit dem sie gerade Tai-Chi geübt hätte, als es an der Tür klingelte. »Meinst du, es wäre unhöflich, wenn wir raufgehen und miteinander schlafen, während er im Nebenzimmer ist?«, fragte sie. Wir waren uns einig, dass es vermutlich unhöflich wäre, und außerdem musste ich wirklich weg. Ich gab ihr mein Armband als Andenken und ging.

»Ich kann nicht glauben, dass ich jetzt wegfahren muss, wo ich dich gerade erst gefunden habe«, kam es unverhofft aus meinem Munde, und ich glaube, das war der Satz, der letztlich den Ausschlag gab. Sie versicherte mir während unserer ganzen Ehe immer wieder, das gehöre zu den süßesten Dingen, die jemals jemand zu ihr gesagt hätte. Na ja, es ist schön zu wissen, dass bei der einen Million dämlicher Bemerkungen, die ich im Laufe unserer Beziehung von mir gegeben habe, wenigstens einmal das Richtige dabei war.

Als ich von meiner einwöchigen Erkundung der britischen Inseln zurückkam, begab ich mich umgehend zu Louise. Sie machte die Tür auf, zerrte mich hinein, auf direktem Weg nach oben, und ich kam erst drei Tage später im Zustand seliger Verzückung und frisch verlobt wieder zum Vorschein.

Im Großen und Ganzen hatten wir während dieser drei Tage nichts anderes getan, als Sekt getrunken, uns geliebt und uns gegenseitig massiert. Während einer dieser Massagesitzungen hatten wir unser magisches Erlebnis. Okay, ich bin absolut bereit, zuzugeben, dass das, was auch immer passiert ist, das Ergebnis von Schlafmangel, Erschöpfung und Alkohol gewesen sein mag, aber ich sollte doch sagen, dass ich dies für eine der wenigen echten Erfahrungen halte, die mir je zugestoßen sind. Ich werde es einfach beschreiben, und diejenigen mit einem Hang zum Esoterischen und Spirituellen können gern alles Mögliche hineinlesen. Die etwas objektiver Orientierten werden es vielleicht anders sehen. Was passierte, war jedenfalls Folgendes: Wir gingen in Louises Massageraum – sie betätigte sich damals als Aromatherapeutin –, zogen uns aus und massierten uns langsam gegenseitig, bis es sich anfühlte, als ob einander zu berühren mehr wäre, als wir ertragen könnten, und wir stattdessen begannen, die Aura des anderen zu massieren. Und dann passierte es. Ich fühlte, wie sich mein Herz-Chakra öffnete, und Louise fühlte das Gleiche, und etwas verließ meine Brust und strömte in sie, und etwas aus ihr kam und verschmolz mit mir. Wir saßen eine Ewigkeit schweigend da, weil wir nicht in der Lage waren, zu sprechen oder die Erfahrung in Worte zu fassen. Erst mitten in der Nacht schafften wir es, den Raum zu verlassen, und wir gingen und legten uns ins Bett und hielten uns umarmt. Ich erinnere mich, dass ich sagte: »Mann, wenn das keine Liebe ist, dann weiß ich nicht, was es ist. Und ich glaube nicht, dass ich es ertragen könnte, wenn es etwas gäbe, was noch intensiver ist als das. Ich glaube, das ist es. Ich glaube, wir haben einander gefunden. Ich glaube, wir sollten heiraten.«

Das brachte Weeze kein bisschen aus der Fassung. Sie nickte nur und sagte: »Ja, ich glaube, du hast Recht. Vielleicht sollten wir es nur noch mal mit dem I Ging checken.«

Für diejenigen, die es nicht kennen: Das I Ging ist eine chinesische Wahrsagemethode, die einem hilft, in die Zukunft zu blicken. Man kann dazu eine Münze sechsmal werfen und daraus, wie sie landet, ein Hexagramm konstruieren, anhand dessen man dann wiederum einem Buch einige weise Worte entnehmen kann. Wir taten das, und heraus kam das I Ging H'sien, das in unserem Buch schlicht und einfach »wunderbare Vermählung« hieß. Angesichts der Tatsache, dass keines der anderen Hexagramme mit Vermählung zu tun hat und viele von ihnen geradezu deprimierende Bedeutungen enthalten, war das ein ausreichend deutliches Zeichen. Ich kletterte aus dem Bett und ließ mich nackt, wie ich war, auf ein Knie nieder, um ihr einen Heiratsantrag zu machen. Sie kicherte und sagte nur: »Au ja.« Wir küssten uns und liebten uns noch einmal, und es war abgemacht. Drei Monate später waren wir verheiratet.

Wenn ich mir das alles so durchlese, wirkt es wie ein unmöglicher Traum. Ich habe keine Ahnung, warum in aller Welt wir so sicher waren, dass es funktionieren würde. Es passte einfach, und das war alles. Ich erinnere mich, wie ich mit Louises Vater über die Hochzeit sprach – es war unsere erste Begegnung –, und er war überhaupt nicht konsterniert, sondern fragte uns nur, ob es uns etwas ausmachen würde, ein paar Monate länger zu warten, damit er etwas Geld zusammenkriegen könnte, um uns unter die Arme zu greifen. Damals fand ich, er sei verrückt; kapierte er denn nicht, dass dies Liebe war, echte Leidenschaft? Natürlich konnten wir nicht warten, wir mussten auf der Stelle heiraten. Heute, im Rückblick, wundere ich mich, dass er mich nicht einfach angesehen und gesagt hat: »Ihr macht wohl Scherze. Ihr kennt euch erst drei, vier Tage so richtig, und ihr wollt in drei Monaten heiraten. Seid ihr verrückt?« Aber das sagte er nicht, und als wir erklärten, wir könnten nicht warten, akzeptierte er das, und von da an war ich ein Mitglied der Familie, einer Familie, der anzugehören mir eine große Ehre ist.

Die Hochzeit war eine Wucht (später mehr dazu), und die Flitterwochen in Ägypten waren ein Fiasko von geradezu biblischen Ausmaßen (auch dazu später mehr). Im Laufe der nächsten paar Jahre hatten wir einiges durchzustehen. Ich schaffte es, einen Nervenzusammenbruch zu bekommen, nachdem wir ein Baby in einem sehr frühen Schwangerschaftsstadium verloren hatten; dann fand Louise heraus, dass sie unter Endometriose litt, musste sich einer Reihe von Operationen unterziehen, und man sagte uns, wir würden vielleicht nie Kinder haben können. Aber nachdem wir das alles hinter uns gebracht hatten, wurden wir schwanger, oder vielmehr Louise wurde schwanger, mit etwas Beihilfe von mir.

Tausend Dinge gingen mir in den ersten Schwangerschaftsmonaten durch den Kopf. Ob ich ein guter Vater sein würde? Ob ich streng oder nachsichtig sein sollte? Ob ich lieber einen Jungen oder ein Mädchen wollte? Jungs können Rugby spielen, aber Mädchen sind niedlicher. Solche Sachen halt. Die eine Sache, an die ich nie dachte, war: Was, wenn meine Frau nur einen Monat nach der Geburt unserer Tochter erfährt, dass sie Krebs hat?

Louise war die ganze Schwangerschaft hindurch furchtbar schlecht; sie übergab sich acht- bis neunmal am Tag und wäre mehrfach fast mit Dehydration im Krankenhaus gelandet. Die ersten fünf Monate war sie praktisch ans Bett gefesselt. Sie nahm nicht etwa zu, sondern ab, und in dem Maße, in dem sich ihr kleiner Bauch rundete, wurde der Rest immer dünner und dünner. Im August hatte ich ein Bühnenstück beim Edinburgh Festival, und wie durch ein Wunder ging es ihr die Woche, die wir da oben verbrachten, besser, aber sobald wir nach Hause kamen, hing sie wieder über dem Kotzeimer, der bei uns ein silberner Sektkühler war. Wie Louise sagte: »Wenn man sich schon irgendwo hinein erbrechen muss, kann es wenigstens nett aussehen.«

Im letzten Schwangerschaftsdrittel ließ die Übelkeit langsam nach, und etwa um die Zeit entwickelte Louise ein Hängelid. Es fing harmlos an, trat zuerst nur auf, wenn sie besonders müde war, und ich glaube, wir nahmen zuerst alle an, es hätte etwas mit den traumatischen Monaten zu tun, die sie gerade durchlebt hatte. Wir gingen zu unserem Arzt, und er überwies sie zu einem Spezialisten. Wir saßen da, und er sah sich Louise an und erklärte ihr, sie hätte etwas, das man Horner-Syndrom nennt. Ich kann mich an all die Tests, die durchgeführt wurden, sehr deutlich erinnern, vor allem weil ich im Laufe der nächsten Monate und Jahre zusehen durfte, wie sie von vielen verschiedenen Ärzten immer aufs Neue wiederholt wurden. Er forderte sie auf, seinem Finger, den er am Rand ihres Gesichtsfelds bewegte, mit den Augen zu folgen, er berührte ihre Haut leicht mit einem Wattebausch, um ihre Sensibilität zu prüfen, er leuchtete ihr mit einer dieser Stablampen in die Augen. Alles in allem dauerte es eine ganze Weile und trug nicht gerade zu unserer Beruhigung bei. Am Schluss sagte er, er hätte gern, dass sich Louise nach der Geburt des Babys den Kopf scannen ließe; vorher ginge es nicht, weil es dem Kind schaden könnte. Ich erinnere mich, dass ich in launigem Ton fragte: »Es ist aber doch kein Hirntumor oder so was, nicht wahr?« Ich lächelte dabei selbst über meine überdramatische und paranoide Frage. Und dann sagte er, und das werde ich nie vergessen: »Nein, von all den Fällen von Horner-Syndrom, die ich im Laufe der letzten 20 Jahre gesehen habe, war kein einziger durch einen Tumor verursacht.« Na ja, man hat schon Pferde kotzen sehen.

Etwa zwei Monate später kam Caitlin zur Welt. Und was für eine Geburt das war! Es fing schon schlecht an, weil wir überhaupt nicht vorbereitet waren, und als mich Louise eines Morgens weckte, um mir zu erzählen, dass sie Wehen hätte, hatte ich noch die Stimme der Leiterin unseres Geburtsvorbereitungskurses im Kopf, wie sie uns riet: »Denken Sie daran, Ihre Taschen frühzeitig vor dem Geburtstermin zu packen, nur für alle Fälle.« Na ja, es war ein paar Tage nach unserem errechneten Termin, und wir hatten noch nicht einmal an die Tasche gedacht. Also summten wir herum und versuchten, alles zusammenzusammeln, was wir brauchten. Wie ich es in Krisensituationen so an mir habe, steuerte ich zuerst mal den Kühlschrank an. Das Einzige, woran ich mich erinnern konnte, war, dass es lange dauern könnte und ein Lunchpaket ratsam sei. Louise kam gerade in die Küche, als die zweite Wehe sie erwischte. »Uff, da kommt wieder eine. Aber weißt du was, es ist gar nicht so schlimm.« Und sie wanderte von dannen, um irgendwas zu suchen, während ich wieder in den Kühlschrank abtauchte, um die Zutaten zu einem Mammut-Sandwich herauszuholen. Ich sah Louise den Flur entlang auf mich zukommen, als die nächste Wehe einsetzte, nur dass diese etwas heftiger war. So heftig jedenfalls, dass sie zu Boden ging. Der Bums war so laut, dass unser Kater völlig verschreckt durch die Katzenklappe nach draußen raste.

»Ich wusste ja, dass es wehtut«, schrie sie, »aber doch nicht so verdammt weh.«

Das war der Moment, in dem mir klar wurde, dass es eine ungemütliche Angelegenheit werden würde. Louise war in einer Familie aufgewachsen, in der Fluchen als Indiz für einen begrenzten Wortschatz gilt, während in meiner Familie niemand über das Fluchen auch nur nachdenkt, wir tun es einfach. Nicht dauernd natürlich, ich möchte nicht den Eindruck vermitteln, dass meine Leute irgendwie unflätig wären; es ist nur so, dass wir, wenn es sein muss, mit großem Temperament und Elan fluchen können. Wenn Louise fluchte, hieß das, dass es wirklich wehtat.

Wir brausten los zum Krankenhaus, und nachdem ich 20 Minuten in die falsche Richtung gefahren war, kam ich schließlich dahinter, wo wir hin mussten, und wendete das Auto, sodass wir gerade rechtzeitig ankamen, um uns sagen zu lassen, wir sollten für ein paar Stunden zurück nach Hause fahren.

»Der Muttermund ist ja noch kaum geöffnet, fahren Sie nach Hause, nehmen Sie ein Bad und ein paar Paracetamol«, sagte die sadistische Hebamme.

»Wird das Paracetamol helfen?«, fragte die verzweifelt dreinschauende Weeze.

»Nicht wirklich.« Und mit dieser freudigen Botschaft machten wir uns auf den Heimweg.

Zu Hause angekommen, beging ich einen der größten Fehler meiner Ehe. Ich half Louise in die Badewanne und rief meinen Vater an, um ihm zu sagen, dass es so weit sei. Daraufhin kam er herüber. An diesem Punkt fiel mir ein, es wäre doch nett, die Geburt für die Nachwelt fotografisch zu dokumentieren. Louise war so damit beschäftigt, sich vor Schmerzen zu krümmen, dass sie keine Einwände dagegen erhob. Als die Fotos aber zwei Wochen später vom Entwickeln zurückkamen, war sie doch ziemlich beeindruckt, wie intim sie waren. Und ihr blieb endgültig die Spucke weg, als sie feststellte, dass ich auf der Hälfte der Fotos mit drauf war, wie ich meiner unbekleideten Frau die Hand hielt. »Aber Tim, wenn du auf diesem Foto drauf bist, wer hat sie dann aufgenommen?« Aus irgendeinem Grunde besänftigte sie das Wissen, dass sie von dem Mann aufgenommen worden waren, ohne den ich gar nicht auf der Welt wäre, kein bisschen.

Als wir schließlich ins Krankenhaus zurückkamen, folgten die Wehen jedenfalls dicht aufeinander, und Louises Jammern wurde mit jeder Wehe schlimmer. Es ist merkwürdig, wie schrecklich nutzlos man sich in solchen Momenten fühlt, in Zeiten des Schmerzes und der Verzweiflung, aber ich erinnerte mich selbst und sie immer wieder daran, dass es ein guter Schmerz sei. Ich hätte alles darum gegeben, ihr das vier Jahre später auch noch sagen zu können. Weeze hatte immer gesagt, sie wolle versuchen, das Baby auf natürliche Weise ohne Schmerzmittel zu bekommen. Eine Nachbarin von uns, Dorothy, hörte das ein paar Tage, bevor Louise die Wehen bekam, und sagte: »Warum um Himmels willen willst du das tun? Du würdest dir doch auch nicht ohne Narkose das Bein absägen lassen.« Wie sich herausstellte, war da was dran. Louise ertrug die Schmerzen acht heroische Stunden lang, bevor sie schließlich nach einer Rückenmarksspritze brüllte. Ich erinnerte sie an ihre bisherigen Prinzipien, und sie erdolchte mich mit Blicken. Also rief ich die Krankenschwester, die sie mit Drogen voll pumpte.

Danach lief alles wie am Schnürchen; wir legten etwas entspannende Musik auf, und sie schaffte es trotzdem noch, das Baby selbst herauszupressen. Um neun Uhr abends hielt ich mein kleines Mädchen im Arm. Ich hielt sie wie ein Ei, das ich jeden Moment zu zerbrechen fürchtete, aber ich hielt sie, und ich verliebte mich. Ich verliebte mich in dieses warme, schnaufende Geschöpf auf meinem Arm, und ich verliebte mich noch einmal von neuem in meine erschöpfte, aber glückliche Frau. Ich hatte und habe immer noch gewaltige Ehrfurcht davor, was für eine ungeheure Tortur eine Geburt ist. Es ist verblüffend, beängstigend und unglaublich erhebend. Ich war einer dieser Männer, die durch diese Erfahrung geradezu umgekrempelt werden. Der Anblick, wie Weeze Caitlin das erste Mal stillte, ist ein Bild, das sich regelrecht in meine Seele gebrannt hat. Es war einer dieser Momente, die einen formen und zu dem Menschen machen, der man danach ist. Von der Sekunde an verändert sich das eigene Leben, man verwandelt sich von einem Jungen und einem Mädchen in einen Vater und eine Mutter. Es ist ein riesiger Schritt, gewaltiger als der, den Neil Armstrong getan hat. Na ja, mich hat es jedenfalls umgehauen. Und dann waren wir zu dritt, und damals dachte ich noch, wir würden für alle Zeit zu dritt sein. Aber das sollte nicht sein. Andere Ereignisse standen uns bevor, die unsere Welt zertrümmern würden.

Wir standen alles durch, wir standen die zwölfstündige Operation durch, wir standen die vielen Behandlungen durch, Weeze schaffte es sogar, die Sucht nach dem heroinähnlichen Schmerzmittel abzuschütteln, das man ihr verordnet hatte, wir standen das alles durch. Und wir lachten, tanzten, umarmten uns, liebten uns, sahen unser Kind größer werden und in den Kindergarten gehen, und dann kam es wieder. Nur, dass es diesmal nichts gab, was wir dagegen tun konnten. Unser Arzt, Professor Gleeson, einer der nettesten Männer, die mir je begegnet sind, musste uns beiden mitteilen, dass es aussichtslos war, dass es nichts mehr gab, was irgendjemand noch tun konnte. Wir verließen sein Büro, gingen den Gang hinunter, zur London-Bridge-Station, setzten uns in eine Bar, kippten rasch einen Brandy, gingen auf den Bahnsteig, nahmen uns in den Arm, schluchzten, und setzten uns dann in den Zug nach Hause, zurück zu unserer Tochter, unserer Familie, mit der Art von Neuigkeit, die genauso schmerzhaft mitzuteilen wie zu erfahren ist.

KAPITEL 2

Die schreckliche Nachricht brachte ein merkwürdiges Gefühl der Erleichterung mit sich. Vor jedem der etwa alle vier Monate stattfindenden Nachuntersuchungstermine war uns beiden vor Nervosität ganz übel gewesen. Wir quälten uns die ganze einstündige Zugfahrt, indem wir uns ausmalten, was besten- oder schlimmstenfalls dabei herauskommen könnte. Aber dieser Tag hatte alles übertroffen, was wir uns je ausgedacht hatten. Wir hatten den Verdacht gehegt, dass es etwas Schlimmes wäre, dass uns neuerliche Chemotherapie oder Bestrahlungen bevorständen. Aber der Professor sagte uns, wir hätten noch ein bis eineinhalb Jahre, und wir sollten losgehen und versuchen, die Zeit, die uns blieb, so gut wie irgend möglich zu genießen. Und das ist genau das, was wir taten.

Wir verschwendeten sehr wenig Zeit darauf, uns selbst Leid zu tun. Wir konzentrierten uns hauptsächlich auf die Dinge, die wir tun wollten, und darauf, wie wir sie zu Stande bringen konnten. Louise wollte etwas reisen, was bedeutete, dass ich meine Flugangst überwinden musste, und sie wollte sich ein paar besonders schöne Tage machen, in Restaurants essen, die sie besonders mochte, schöne Kleider tragen, so viel Zeit wie möglich mit Caitlin verbringen und, was vielleicht schwieriger war, sie wollte Spuren hinterlassen. Etwas hinterlassen, das als Denkmal ihrer Persönlichkeit stehen konnte. Etwa um diese Zeit kamen wir auf die Idee mit dem Internet-Tagebuch. Ich war seit ein paar Monaten zum Internet-Fan bekehrt. Einer unserer besten Freunde,

Gavin, hatte gerade angefangen, Websites zu gestalten. Louise fand Tagebücher immer schon faszinierend, und so steckten wir alle die Köpfe zusammen und erdachten das »Shadow Diary – Tagebuch einer Krebserkrankung im Endstadium«. Weeze wusste sehr genau, was sie sich unter der Website vorstellte: einen Ort, an dem sie ihre Gefühle herauslassen und ehrlich darüber berichten konnte, was in jedem Stadium der Krankheit in ihr vorging. Außerdem wünschte sie sich einen Ort, um ihre Fotografien auszustellen, und einen Ort, an dem sich andere über die Krankheit austauschen und eine Art Internet-Gemeinde begründen konnten. Ich glaube, sie hat alles erreicht, was sie sich erhoffte, und noch mehr. Zum Zeitpunkt ihres Todes verzeichnete ihre Website um die 300 000 Zugriffe, und die Zahl steigt täglich weiter an.

Sie schrieb fast täglich in dieses Tagebuch, und wie man erkennen kann, wurde dies ihre Methode, für sich zu klären, was in ihrem Kopf vor sich ging. Da sie in vieler Weise bemüht war, mich zu schonen, nutzte sie das Tagebuch als eine Art Gesprächstherapeuten oder Partner, mit dem man Dinge durchspricht. Sie sinnierte darin über Dinge, mit denen sie mich nicht konfrontieren wollte, was ich ein wenig bedauere. Obwohl wir viel miteinander sprachen und diese Erfahrung zusammen durchmachten, weiß ich, dass es Teile von ihr gab, die ängstlich und verzagt waren, und ich ließ es zu, dass sie diese für sich behielt oder sie eher der ganzen Welt übers Internet mitteilte, als mit mir darüber zu reden. Das mag der Grund sein, warum ich nur selten in diesem Tagebuch gelesen habe, so lange sie am Leben war. Was sie in ihr Tagebuch schrieb, waren Dinge, die ihre innere Stimme sagte, und ich hatte Angst, sie wären zu schmerzlich, um damit fertig zu werden. Ich konnte es nicht ertragen, zu erfahren, welche seelischen Qualen sie manchmal litt. Mit körperlichen Schmerzen konnte ich umgehen; es gab Dinge, die ich dagegen tun konnte – Ärzte anrufen, ihr mehr Morphium geben –, aber manchmal wollte ich nicht wissen, wo sie in ihrem Kopf war, damit konnte ich nicht umgehen. Weeze war mein Fels in der Brandung. Sie musste stark und für mich da sein; ich konnte mir nicht vorstellen, dass sie irgendwann nicht mehr meine Zuflucht sein würde. Das heißt nicht, dass wir nicht über ihre Krankheit reden konnten; das taten wir, und zwar oft. In den letzten paar Monaten, als sie aufhörte zu schreiben und sehr deprimiert wurde, redeten und redeten wir, und das war die schwerste Zeit für mich. Denn was soll man zu jemandem sagen, der buchstäblich nur noch Wochen zu leben hat: »Kopf hoch, es könnte schlimmer sein«, oder: »Mach nicht so ein langes Gesicht. Man weiß nie, vielleicht kommt alles ganz anders«? Aber natürlich kam es genau so.

Weeze hatte eine rasche Auffassungsgabe und brauchte nur wenige Stunden mit Gav, um zu lernen, wie sie ihre Eingaben auf die Website hochladen konnte, und dann legte sie los. Sie schickte ihre Seele in den Äther hinaus und eroberte sich eine ganze Welt.

1. Februar

Big girls, they don't cry-y-y (they don't cry)

Big girls, they don't cry.

Dem Nächsten, der mir kategorisch erklärt, dass ich nicht sterben werde, werde ich eine langen. Mir ist schon klar, dass dies vermutlich irregeleiteter Zorn ist und ich wütend auf den Krebs sein sollte, wenn überhaupt, aber ehrlich, ich könnte schreien. Na gut, der Freund eines Freundes von jemandem hatte Krebs, und die Ärzte hatten ihn schon abgeschrieben, und dann ist er zu einem Homöopathen gegangen, und der

Krebs ist einfach verschwunden. Okay, das ist großartig. Der Freund eines Freundes von mir hat im Lotto gewonnen. Aber ich erzähle jemandem, der überschuldet ist, deshalb nicht, es wäre eine rationale Lösung seiner Probleme, seine ganze Zeit und sein ganzes Geld für den Kauf von Lottoscheinen zu verwenden. Ja, es könnte einfach weggehen. Aber die Wahrscheinlichkeit spricht eher dagegen. Und ich will verdammt sein, wenn ich unvorbereitet sterbe, nachdem ich nun schon mal vorgewarnt bin. Ich denke, wenn ich in den nächsten paar Monaten eine Menge praktische Vorbereitungen treffe, kann ich mich danach entspannen und mein restliches Leben, wie lang es auch sein mag, IN VOLLEN ZÜGEN *leben. Also. Ein Rezeptbuch für Tim. Ein paar Briefe für Caitlin. – »Wenn du mich vermisst«, »Wenn du heiratest«, »Wenn du 27 bist, so wie ich jetzt« – so was in der Art. »Liebe Caitlin, bitte vergiss all die vielen Male, die ich dir ›Aschenputtel‹ vorgelesen habe. Sei nett zu deiner Stiefmutter.« Verrückt. Der übliche Testaments- und Finanzkram. »Bitte steht mir bei (Zaunpfahl, Zaunpfahl), falls ich völlig überschnappe, wenn es ins Gehirn vordringt.« Dann, wenn »meine Angelegenheiten in Ordnung sind«, kann ich mit den wichtigsten Aufgaben weitermachen, die ich mir selbst gestellt habe:*

So viel wie irgend menschenmöglich mit Caitlin kuscheln – wie viele Erinnerungen habe ich aus der Zeit, als ich drei war?

So viel zu fotografieren wie möglich – SPUREN ZU HINTERLASSEN.

Versuchen, Tim so glücklich zu machen, wie er mich macht.

Manchmal ist es so grässlich, dass ich es nicht ertragen kann, überhaupt zu denken. Aber manchmal ist es wirklich wie in diesem Travolta-Film, ›Phenomenon‹ – das Leben hat eine so wunderbare Intensität, dass es mir vorkommt, als ob es ein Geschenk und keine Krankheit wäre.

Und mit diesem schlichten Eintrag begann sie ein bemerkenswertes Dokument. Der letzte Satz sollte eine Art Leitmotiv ihrer Krankheit werden. Sie war heftig hin- und hergerissen zwischen dem gesteigerten Bewusstseinszustand, den sie durch ihre Konfrontation mit dem Tod gewann, und den handfesten Anzeichen des Preises, den sie dafür würde zahlen müssen. Ich erinnere mich, wie wir durch das Einkaufszentrum bei uns im Ort gingen, einen scheußlichen Konsumtempel. Ich dachte gerade, wie grauenhaft der ganze Laden sei, wie er den Menschen das Leben aussauge und sie ins Kaufkoma versetze, als mich Weeze am Arm packte und küsste.

»Dieser Orangensaft ist unglaublich.« Sie nippte noch mal an dem Getränk, das ich ihr gerade bei Marks & Spencer gekauft hatte. Ihr Gesicht strahlte. »Ich kann dir nicht sagen, wonach er schmeckt, er ist einfach so – mmmm. Alles ist so wundervoll. Küss mich.«

Sie konnte das Schöne in allen Dingen des Lebens sehen. Manchmal fand ich sie weinend, und wenn ich sie in den Arm nahm, sah sie bloß zu mir auf und sagte so etwas wie: »Es ist alles so wunderbar.« Ich bin nicht sicher, ob das eine übliche Reaktion auf eine unheilbare Krankheit ist. Obwohl ich ihretwegen dankbar dafür war, ließ es für mich die Kluft zwischen uns nur noch tiefer erscheinen. Das Sterben ist eine einsame Angelegenheit, nicht nur für denjenigen, der stirbt, sondern auch für jene, die ihn lieben. Weil jeder Mensch diese Reise auf seine eigene Art und Weise antreten muss. Ich besitze nichts von Weezes Optimismus oder Lebensfreude. Für mich war das Ganze trüb und düster und unergründlich. Alles, was diese Erfahrung mir gebracht hat, war der Schmerz des Zusehens und Wartens.

5. Februar

Ich bin so müde. Gestern fühlte ich mich so müde, dass mir der Tod für den Bruchteil einer Sekunde als Möglichkeit zum Ausruhen erschien. Ich bezweifle, dass ich damit irgendwelche Punkte für positives Denken gewinnen würde. Am Mittwoch war ich ziemlich niedergeschlagen und dachte: »O, das ist es, so sollte sich die Aussicht auf das Sterben wohl anfühlen; bisher habe ich es bestimmt nur verdrängt«, aber dann stellte sich heraus, dass es nur das prämenstruelle Syndrom war. Ich muss allerdings sagen, es erscheint mir nicht ganz fair, dass ich unheilbaren Krebs und obendrein noch PMS haben soll.

In der letzten Woche hatten wir mehrfach Leute zum Abendessen da, und das Gespräch kam darauf, wie zynisch die Welt heute ist oder wie schrecklich Politiker sind oder wie wir die Erde zerstören, und ich fühlte mich so unbeteiligt und fast schon gelangweilt – als ob ich überhaupt keine starken Gefühle mehr für all das aufbringen kann, weil es eigentlich nicht mehr meine Probleme sind. Ich nehme an, ich sollte mir um Caitlins willen Sorgen um die Welt machen, aber was sein wird, wird sein, ob ich nun hier sitze und mir Sorgen darum mache oder nicht. Ich denke, das gilt letztlich für alles – und das ist der Grund, warum ich über diese Sterberei nicht allzu deprimiert bin. Ich werde entweder sterben oder nicht sterben (ich meine, in näherer Zukunft), aber was auch immer passiert, ich werde irgendwie damit fertig werden, weil es einfach das ist, was passiert – es werden ständig Menschen krank und sterben, und trotzdem geht das Leben für alle anderen weiter. Ich sehe nicht, dass das so eine große Sache wäre, wirklich, jeder muss sterben, und bloß weil wir als Gesellschaft nicht damit umgehen und noch nicht einmal darüber sprechen können, wird es davon nicht weniger natürlich.

Ich habe den größten Teil des heutigen Tages damit verbracht, auf den Anruf eines Arztes aus Sheffield zu warten, der über ein so genanntes Strahlenmesser verfügt. Er ist bislang der Einzige, der irgendein Interesse gezeigt hat, mit mir über eine Behandlung zu reden – aber er hat nicht angerufen. Ihm liegen meine Aufnahmen und meine Krankengeschichte vor, aber er fliegt nächste Woche für einen Monat nach Australien. Ich hasse es wirklich, auf solche Nachrichten zu warten. In gewisser Weise wäre es mir lieber, er würde anrufen und sagen, dass er mich nicht behandeln kann, statt einfach nicht anzurufen.

Song des Tages: ›Who wants to live forever?‹ (Wer will schon ewig leben?) Von Queen.

Das Warten auf Ergebnisse oder Telefonanrufe war das Schwerste in den Jahren ihrer Krankheit. Nach der ersten Diagnose das qualvolle Warten, ob irgendjemand irgendetwas für sie tun könnte. Nach der Operation das nervöse Warten auf die ersten Nachuntersuchungsergebnisse. Dann fuhren wir alle drei Monate nach London zum Guy's Hospital, wo Professor Gleeson sie untersuchte, um uns Entwarnung zu geben oder auch nicht. Diese regelmäßigen Kontrolluntersuchungen waren das Schlimmste. Weeze und ich wussten immer, wann sie näher rückten, weil wir dann beide nervös wurden und aufhörten, über ihren Krebs zu sprechen. So als ob er, wenn wir über ihn sprächen, vielleicht da sein würde, wenn der Professor Louise das nächste Mal in die Nase schaute.

Während ihrer Remission waren wir rund zwölfmal zu Untersuchungen im Guy's Hospital, und es wurde keineswegs mit der Zeit besser. Tatsächlich empfanden wir diese Termine, je weiter wir die Operation hinter uns ließen und je länger sie in Remission war, als immer beklemmender. Teils, weil wir wussten, dass sie nicht den ganzen Krebs hatten entfernen können und es also nur eine Frage der Zeit war, bis er wiederkäme, und auch, weil wir, je länger es dauerte, immer mehr zu einem normalen Leben zurückfanden, das uns immer kostbarer erschien. Zuzusehen, wie Caitlin größer wurde, die erstaunliche Entfaltung von Weezes fotografischem Talent, meine Fortschritte im Schreiben und Regieführen – das Leben war schön, und keiner von uns wollte, dass uns das weggenommen würde. Ich für meinen Teil wurde vor den Terminen sehr hektisch und überdreht, wäre am liebsten wie ein Gummiball herumgesprungen, während Weeze sich sehr ruhig verhielt. Das war bei uns in Zeiten besonderer Belastung immer so: Ich wurde laut und überreizt, und Louise verwandelte sich in eine Art Zen-Meisterin.

6. Februar

Ich bin etwas aus dem Takt. Es hat so was von: »Meine Damen und Herren, Ihre Welt wird in Kürze untergehen. Bis dahin bitte keine Panik, da der normale Betrieb weitergeht. Bitte bleiben Sie in Ihrer täglichen Tretmühle und beschränken Sie Ihr ›Ausflippen‹ auf die vorgegebenen Zeiten und Orte. Verlangen Sie keine weiteren Informationen, da zurzeit keine erhältlich sind. Wir danken Ihnen für Ihre Aufmerksamkeit und wünschen Ihnen noch einen schönen Tag.«

Während ich heute Abend Essen machte, wünschte ich mir verzweifelt, einfach wegzugehen und alles hinter mir zu lassen. Als ob ich gar nicht sterben könnte, wenn ich nie wieder einen Arzt sehe, oder als ob es uns nichts anhaben könnte, wenn ich nur nicht vor Tims und Caitlins Augen sterben muss.

Seit Tagen wünsche ich mir eine Atempause vom ständigen Strom der Besucher und des abendlichen Ausgehens, aber heute Abend fühlte es sich ganz merkwürdig an, einfach ruhig zu Hause zu sein. Ich hörte ständig Uhren ticken. Ich konnte an nichts denken, als dass ich eigentlich ein bisschen bügeln sollte, aber es erschien mir so lächerlich, auch nur in Erwägung zu ziehen, einen meiner kostbaren Abende mit Bügeln zu verschwenden, dass ich ... irgendwas im Fernsehen anguckte, zu müde, um aufzustehen und ins Bett zu gehen. Aber jetzt, um 23:16 Uhr, sitze ich hier im Bett und habe das Gefühl, als ob das Schreiben das Konstruktivste wäre, was ich heute getan habe. Zumindest versuche ich hier, meine Gefühle zu entwirren und, na ja, wenigstens aus einem Teil des Ganzen schlau zu werden.

Vielleicht haben Glen Hoddle und seinesgleichen ja Recht, und ich habe in meinem letzten Leben irgendetwas Schreckliches verbrochen oder meine Seele hat sich entschieden, in diesem Leben Krebs zu bekommen, um irgendeine wichtige Lektion zu lernen, damit ich als Ganzes wachsen kann, oder vielleicht gibt es auch keinen Grund und es ist einfach so, wie es ist. Oder vielleicht, selbst wenn es einen Grund gibt, werden/können wir ihn nicht erkennen, sodass es ganz egal ist. Wahrscheinlich sollte ich einfach lernen, mich auf alles einzulassen, was diese Sache so mit sich bringt, und die Achterbahnfahrt genießen (oh, Mann).

Na ja, damit habe ich etwas von den Beklemmungen des heutigen Tages abgearbeitet. Ende der Durchsage.

Als Louise das erste Mal krank wurde, erzählte uns jemand von Deepak Chopra, einem New-Age-Guru, der glaubt, dass wir uns selbst heilen können. Kaum hatten wir von ihm gehört, erfuhren wir, dass er einen Vortrag in Kensington halten würde. Das, dachten wir, war offensichtlich Schicksal, ein zu großer Zufall – vielleicht würde uns dieser Mann den Weg weisen. Wir saßen da und hörten ihm zwei Stunden zu. Er ist ganz gewiss ein beachtlicher Redner – spricht ohne Notizen, verströmt Charisma wie eine Dampfwolke, die sein begeistertes Publikum einhüllt –, und jedes einzelne Wort, das er sagte, trieb Weeze und mich zur Weißglut. Es ist absolut möglich, dass wir das waren, was unsere New-Age-Freunde »unempfänglich« nennen würden, und vielleicht »blockten« wir ab, aber die Botschaft, die laut und deutlich rüberkam, machte uns wütend: Wenn man sich selbst und die Menschen um sich herum genug liebt, wird man leben. Und man verursacht seine Krankheit selbst. Das ist Blödsinn, völliger Bockmist, und es ist bösartig. Louise lehnte sich nicht selbst ab, litt nicht an tief sitzendem Selbsthass, war als Kind nicht missbraucht worden. Sie wurde einfach krank, ihr Körper machte das von sich aus. Diese Denkweise beschwört nur ein ganzes System von Schuldgefühlen und Schuldzuweisungen herauf. Die Menschen müssen einsehen, dass Menschen sterben, manchmal sterben sie jung, und manchmal sterben sie, auch wenn sie noch so ausgeglichen und spirituell im Einklang mit dem Universum sind. Wir werden alle sterben. Beängstigend, nicht wahr?

7. Februar

Heute war ein viel, viel besserer Tag. Vielleicht, weil die Sonne schien. Wenn ich in einen blauen Himmel schaue, kann ich spüren, wie sich meine Stimmung hebt – das ist die beste Medizin –, vor allem, wenn es eine Weile düster und trüb gewesen ist. Außerdem ein netter Spaziergang mit Tim und Caitlin und dann ein bisschen Fotoarbeit – Pressefotos für ›The Cherry Orchard‹ –, bei der ich mich wohl fühlte und das Gefühl hatte, die Dinge im Griff zu haben. Habe drei neue Aufträge angeboten bekommen – von denen ich einen abgelehnt habe – aber großartig, die Leute halten mich jetzt anscheinend wirklich für eine gute Fotografin. Typisch. Endlich habe ich etwas entdeckt, was ich furchtbar gerne mache und worin ich gut bin, und dann muss ich hingehen und sterben. Wenn ich es mir wirklich fest genug wünsche, wird mich das dann am Leben halten?

9. Februar

Gestern rief Professor Gleeson an, um zu sagen, dass der »Doktor« in Sheffield meine Aufnahmen angesehen und entschieden hätte, dass er nichts tun könne. Das war ein echt merkwürdiges Gefühl. Dieser Typ hatte Gleeson gesagt, er würde auf jeden Fall mit mir reden und sei wirklich sicher, er könne mir helfen. Dann schaute er sich die Bilder des Tumors an und erkannte, dass es keinen Sinn macht. Ich habe das Gefühl, dass es damit endgültig ist, bestätigt. Man kann nichts tun. Und die Alternativmedizin überzeugt mich einfach nicht. Ich nehme die vom Krebshilfezentrum Bristol empfohlenen Vitamine, um mich so gesund wie möglich zu halten und als Unterstützung, um mit dem zusätzlichen Stress fertig zu werden, aber ich erwarte nicht, dass sie mich heilen. Ich werde leben oder sterben, wie das Schicksal es will.

Gestern hat mir Tim ein Buch mit Liebesgedichten gekauft, und ich habe ein bisschen geweint, während ich darin gelesen habe. Wir hatten noch nicht genug Zeit zusammen – alte Paare zu sehen, macht mich traurig.

Heute habe ich zum ersten Mal seit zweieinhalb Jahren beim Hospiz angerufen. Am Donnerstag kommt ein Psychologe vorbei, um mit mir und Tim zu sprechen – hauptsächlich über Caitlin. Er war sehr nett am Telefon und sagte, ich sei eine wirklich gute Mutter, dass ich mir jetzt schon Gedanken darüber mache – anscheinend können viele Menschen es nicht ertragen, übers Sterben nachzudenken, bis sie dann in letzter Minute ihrer Familie gegenüber damit herausrücken, wodurch es noch traumatischer wird.

Letzte Nacht war ich überzeugt, ich könne es fühlen, wie es in meinem Kopf wächst. Ich bin sicher, dass ich das nicht wirklich kann – ich glaube nicht, dass da viele Nerven sind. Ich denke, ich habe es mir nur eingebildet.

Heute Morgen bin ich aufgewacht, und es schneite. Ich durfte Caitlins Gesicht sehen, als sie aus dem Fenster guckte und mich dann aus dem Haus zerrte, um im Schnee zu spielen. Jeder Tag meines Lebens ist so viel wert wie ein ganzes Lebensjahr. Jetzt ist es halb sechs, und ich schaue aus dem Fenster, und es ist so still und friedlich. Ich finde, der Himmel ist etwas Wunderschönes, etwas, das mich immer wieder über mich selbst erheben kann, egal wo und wie. Wenn ich sterbe, möchte ich dabei aus dem Fenster sehen.

Schnee ist etwas Wunderschönes; er hüllt die Welt ein und lässt alles neu und frisch und anders aussehen. Wir liebten ihn beide. Bevor Caitlin kam, als wir das Haus noch mitten in der Nacht verlassen und lange Spaziergänge unternehmen konnten, gehörte es zu unseren liebsten Gewohnheiten, nachts im Schnee spazieren zu gehen. Ich erinnere mich, wie ich Weeze im Jahr nach unserer Hochzeit zu einem Valentinsessen ausführte, und während wir im Restaurant saßen, schneite Tunbridge Wells richtig dick ein. Wir konnten froh sein, das Auto heil nach Hause zu bekommen. Wir saßen auf unserem Balkon, dick eingemummelt, tranken heißen Kakao und sahen zu, wie der Schnee das Städtchen lautlos zudeckte. Es war vollkommen.

Um etwa zwei Uhr morgens beschlossen wir, einen Bummel durch die Stadt zu unternehmen. Sie war wie ausgestorben, Bürgersteige und Straßen unter der weißen Decke unsichtbar, die Parks einheitlich vermummt. Ein Erlebnis, das nur uns, uns ganz allein gehörte. Wir sahen keinen einzigen anderen Menschen, kein Auto, und ein paar Stunden lang gehörte uns die ganze Stadt. Eine verzauberte Winterwelt. Wir hielten uns an den behandschuhten Händen und dann, weil wir uns Haut auf Haut spüren wollten, trotzten wir der Kälte und zogen die Handschuhe aus, um uns ohne störenden Stoff dazwischen zu berühren. Wir küssten uns, wir lachten, wir rannten die Straßen entlang und veranstalteten Schlitterwettbewerbe, um zu sehen, wer am weitesten rutschen konnte. Weeze gewann immer, weil sie keine Vorsicht kannte; sie stürmte die Straße hinunter, bevor sie die Füße einstemmte und meterweit schlitterte. Meistens fiel sie dabei auf den Hintern, aber das machte ihr nichts aus – das ist der Vorteil des Schnees, er dämpft den Fall.

Wir hatten einen weiten Rundgang durch das Städtchen gemacht und wollten in unsere Straße einbiegen, als wir unseren einzigen Weggenossen in jener Nacht trafen. Ein prachtvoller dunkelroter Fuchs steckte seinen Kopf aus einer Hecke, kaum drei Meter vor uns. Keiner von uns sagte etwas, weil wir ihn nicht verscheuchen wollten; wir folgten ihm einfach nur schweigend die Straße entlang, während er von einer Seite zur anderen huschte, auf der Suche nach irgendetwas – Futter, nehme ich an, aber es hatte etwas von einer Szene aus Alice im Wunderland oder einem der Narnia-Bücher. Er hätte auf der Suche nach einem Schatz oder einem magischen Schlüssel sein können; seine Neugier und Zielstrebigkeit ließen ihn seltsam menschlich wirken. Er schlüpfte in die Vorgärten und wieder heraus, und schließlich, knapp vor unserem Haus, drehte er sich um, sah uns an, hob den Kopf und schnüffelte in die Luft. Dann trottete er durch den Park neben unserem Haus von dannen und verschwand in der Nacht. Immer noch sprachlos krochen wir ins Bett und liebten uns, bis die Morgendämmerung durchs Fenster hereinkroch und wir einschliefen.

14. Februar

Tja. Eigentlich sollten wir in diesem Moment in New York sein. Ein Valentinswochenende mit den coolsten Reservierungen in den coolsten Restaurants, Karten für die Late Show, Woody Allens Jazzclub, Backstage-Besichtigungen bei Broadway-Musicals ... es hätte wirklich nicht aufregender sein können. Und stattdessen ein Vormittag auf dem Flughafen Heathrow, wo wir vom Streik der Piloten der American Airlines hörten. Man hat uns einen Flug angeboten, der »mindestens« acht Stunden später fliegen würde, ohne jede Garantie, dass wir termingerecht wieder nach Hause kommen würden. Haben die Hälfte unserer zurückgetauschten Dollar auf ein wirklich tolles Essen im Criterion verschleudert – Gänseleberpastete und Dom Perignon. Dann liefen wir stundenlang kläglich herum und fuhren schließlich wieder ermattet nach Hause.

Ich kann wirklich nicht glauben, was für ein Pech wir haben. Ich meine, was um Himmels willen mache ich falsch?

Das war ein schwerer Schlag. Ich leide seit unseren Flitterwochen an notorischer Flug- und Reiseangst und hatte all meine Kraft zusammennehmen müssen, um mich zu diesem Trip durchzuringen. Er war eines der Dinge, die sich Weeze wirklich wünschte, eines der Dinge, die sie vor ihrem Tod abhaken wollte, und dieser blöde Fluglinien-Schlamassel versaute uns alles. Ich glaube, es waren die Enttäuschung und das plötzliche Nachlassen der angespannten Erwartung, die zu meinem kurzfristigen Zusammenbruch an dem Abend führten. Als wir durch das abendliche London wanderten, dämmerte mir allmählich die Ungeheuerlichkeit dessen, was uns bevorstand. Wir gingen durch Whitehall und zum Fluss hinunter, plauderten darüber, wie merkwürdig das Leben sei und wie traurig, und dann weinte ich und weinte und weinte, und Weeze hielt mich in ihren Armen und ihr Duft besänftigte mich. Sie streichelte mein Haar und sagte mir immer wieder, es würde alles gut werden.

»Wer weiß, vielleicht sterbe ich ja gar nicht. Obwohl, um ehrlich zu sein, es sieht nicht so gut aus, nicht wahr?«

Sie sollte mir versprechen, nicht zu sterben. Dumm von mir, ich weiß, aber es kam mir so vor, als ob es, wenn sie es nur sagen würde, mir nur schwören würde, dass sie nicht sterben würde, nicht passieren würde. Aber sie, immer ganz die Erwachsene, sah mich an und sagte: »Ich kann das nicht versprechen, mein Süßer, ich kann es einfach nicht, aber ich verspreche dir, du wirst okay sein, was auch passiert. Du wirst nicht zusammenklappen, du wirst keinen Nervenzusammenbruch bekommen, du wirst klarkommen. Du musst, für Caitlin. Es wird alles okay sein.«

Das reichte, um mich zu beruhigen, wie immer. Weeze erzählte mir einfach, dass alles in Ordnung kommen würde, und ich glaubte ihr. Ich Trottel. Aber es sind diese Worte, die mich jetzt, wo sie nicht mehr da ist, aufrecht halten. Ich kann immer noch hören, wie sie mir sagt, ich würde okay sein. Ich bete nur, dass sie die Wahrheit sagt.

21. Februar

Gestern hatte meine kleine Schwester Geburtstag. Sie spricht nicht mehr mit mir, so lange ich mich nicht bei ihrem Mann dafür entschuldige, dass ich ihn gefragt habe, ob er sie schlägt. Angesichts der Tatsache, dass sie Blutergüsse im

Gesicht hatte und ihr Mann sich weigert, irgendjemanden aus unserer Familie zu treffen, erschien mir diese Frage berechtigt, und ich kann mich nicht recht überwinden, mich dafür zu entschuldigen. Ich habe sie gebeten, mit mir Frieden zu schließen, weil ich krank bin, und sie sagte, meine Krankheit täte nichts zur Sache und sie sei nicht interessiert. Ich fürchte, wenn ich sterbe, wird sie sich die nächsten 60 Jahre Vorwürfe machen, weil sie nicht mit mir sprechen wollte, aber sie fehlt mir in meinem Leben nicht besonders. Das ist merkwürdig, weil wir uns als Kinder wirklich nahe gestanden haben.

25. Februar

Ich habe etwas gelesen, das mir geholfen hat, mich besser zu fühlen, was meine Schwester angeht. Es war ein Interview mit Oprah Winfrey, ausgerechnet. Sie sagte, sie habe jahrelang geglaubt, jemandem zu verzeihen, hieße »ihn zu umarmen und zum Abendessen einzuladen«, was sie einfach nicht über sich bringen konnte. Dann sagte ihr jemand, es hieße einfach, alle Hoffnung aufzugeben, dass sich die Vergangenheit ändern lasse. Ich denke, das ist der Schlüssel in der Sache mit meiner Schwester. Ihr zu verzeihen heißt einfach, alle Hoffnung aufzugeben, dass sie sich noch ändern wird.

Dann habe ich neulich noch etwas gelesen – etwas, das mich sehr, sehr wütend gemacht hat. Jemand hat mir ein Buch mit dem Titel ›Mind over cancer‹ von Colin Ryder Richardson geschickt. Die Person, die es mir geschickt hat, ist sehr nett und wollte nur helfen und hatte es selbst nicht gelesen, aber hier jedenfalls mal zwei ausgewählte Zitate:

»Kleine Kinder mit Krebs sind bloß junge Menschen mit ähnlicher Stressbelastung wie Erwachsene. Hier sollte man

bei den Eltern nach der Ursache des Krebses suchen. Wurde das Kind von den Eltern abgelehnt oder war es ein Zankapfel zwischen ihnen? Ist das häusliche oder schulische Umfeld gestört? Wird das Kind schikaniert oder steht es unter anderweitigem emotionalen Druck? Manche Paare sind in einen endlosen Krieg verstrickt. Sie sind die Ursache, aber der Leidtragende ist das Kind, das in einer so vergifteten, krebsigen Umgebung, selbst wenn sie sich Zuhause nennt, kein gesundes Leben führen kann.«

»Vielleicht sind Sie jung und haben Brustkrebs – warum also haben Sie diese Krankheit bekommen? Haben Sie die Pille genommen? Hatten Sie zu viele Liebschaften? Wenn Sie Mutter sind, haben Sie Ihre Kinder gestillt? War Ihr bisheriges Leben völlig untadelig? Haben Sie sich nicht irgendwie selbst sexuell missbraucht? Die meisten Krebserkrankungen sind vermeidbar und treten vor allem bei Menschen auf, die sich des Selbstmissbrauchs schuldig gemacht haben.«

Kann man das glauben? Können Sie sich vorstellen, Sie haben ein Kind mit Leukämie und müssen sich sagen lassen, das sei Ihre Schuld? Oder sich anhören zu müssen, Sie hätten Krebs, weil Sie Ihre Kinder nicht gestillt haben/stillen konnten? Ich weiß, dass meine Freundinnen, die mit dem Stillen Probleme haben, so schon unter genug Schuldgefühlen leiden, ohne dass diese Art von gehässigem Mist verbreitet wird. Erst erzählt der Autor den Lesern, sie sollten keine Schuldgefühle wegen früherer Fehler haben, und dann schreibt er Dinge, die eigens darauf angelegt zu sein scheinen, solche Schuldgefühle hervorzurufen.

Ein guter Rat an alle, die irgendjemanden mit Krebs oder einer anderen Krankheit kennen – man sollte sich ganz genau überlegen, was man ihm gibt. Man sollte jedes Buch und jede Broschüre erst selbst durchlesen und sich die Zeit nehmen, darüber nachzudenken, wie er es aufnehmen wird. Es ist viel besser, ihm einfach gar nichts zu geben, als zu denken, man müsste helfen, und ihm dann das Falsche zu schenken. Ich weiß, dass Weeze ihr Leben ab und zu unter die Lupe nahm und darüber nachdachte, ob irgendetwas darin für ihren Krebs verantwortlich sein könnte, irgendetwas, das sie getan oder gelassen hatte, und das, obwohl sie ein absolut rationaler, guter Mensch war. Ich hasse all diejenigen, die diesen Mist verbreiten, aus genau diesem Grund – ich hätte nicht gewollt, dass sie sich auch nur eine Sekunde lang schuldig fühlte.

Um Herrn Ryder Richardson gegenüber fair zu sein: Mir ist klar, dass all sein Geschreibsel auf der Tatsache beruht, dass er glaubt, er hätte sich selbst vom Krebs geheilt und damit die Verantwortung, die wertvollen Einsichten, die er gewonnen hat, weiterzugeben. Das geht in Ordnung, und ebenso habe ich meinerseits das Gefühl, dass es wichtig ist, die Welt an den von mir gewonnenen Einsichten teilhaben zu lassen. Wer einen solchen Blödsinn veröffentlicht, ist ein Lügner, ein Scharlatan oder völlig verblendet.

Wer die Unterstützung braucht, die solche Leute anbieten – völlig in Ordnung. Jeder muss tun, was immer er kann, um sich gut zu fühlen und so lange wie möglich so positiv eingestellt wie möglich zu bleiben. Aber was immer ihr tut, geißelt euch nicht selbst, untersucht euer Leben nicht darauf, wem man die Schuld geben kann. Daraus kann nichts Gutes kommen. Die Vergangenheit ist Vergangenheit – wenn du nur begrenzte Zeit hast, dann lebe sie, und das gilt für jeden.

26. Februar

Meine Mutter sprach neulich mit mir über Gott und sagte, wenn ich an Gott glauben würde, hätte ich weniger Angst vor dem Tod. Aber ich habe eigentlich keine Angst vor dem Tod – es ist der ganze Kram davor, um den ich mir Sorgen mache. Außerdem finde ich die Vorstellung eines langen, langen Schlafs viel weniger beängstigend als die eines Jüngsten Gerichts.

KAPITEL 3

10. März

Eine merkwürdige Woche. Seit ich das letzte Mal hier geschrieben habe, ist eine Menge passiert. Ein Termin bei meinem Arzt ist gut gelaufen – wir haben uns über Kameras, Krebs und Gott unterhalten, das Übliche eben.

Es gibt einen Menschen im Bart's Hospital, der sich bereit erklärt hat, mit mir über eine Strahlentherapie zu reden, weshalb Tim und ich am Freitag einen Termin in London haben.

Inzwischen entwickele ich ein paar Symptome, was mich etwas schockiert. Ich leide unter heftigen, stechenden Kopfschmerzen und einigen Gleichgewichtsproblemen. Am deprimierendsten ist mein nachlassender Geschmackssinn, weil Schokolade und Sekt die letzten paar Monate meine Hauptträster waren. Na ja, vielleicht nehme ich ein bisschen ab, wenn das Essen für mich im Moment nicht mehr so reizvoll ist.

Es ist viel einfacher, schnodderig übers Sterben zu reden, so lange man sich nicht krank fühlt. Seit dem Wochenende bin ich etwas down. Ich glaube, ich hatte angenommen, ich würde noch ein Weile keine Symptome bekommen, und fühle mich noch nicht so richtig bereit zum Krankwerden. Also habe ich beschlossen, einige der praktischen Details rasch zu erledigen, und habe gestern schon mal mein Testament neu aufgesetzt. Noch etwas unheimlicher ist das, was ich morgen vorhabe: die örtliche Krematoriumsanlage/Friedhofsverwaltung zu besuchen, um zu entscheiden, was für eine Art

Bestattung ich möchte und sie vielleicht sogar schon zu bestellen oder zu bezahlen oder was immer man damit macht. Das ist etwas, das ich erledigen möchte, damit sich Tim nicht darum kümmern muss. Ich dachte, ich mache es besser jetzt, denn wenn ich noch lange warte, verlässt mich vielleicht der Mut. Ich werde eine Freundin mitnehmen, weil ich glaube, da mit Tim hinzugehen, wäre vielleicht doch zu heavy.

12. März

Gestern habe ich meinen Platz auf dem Friedhof reserviert. Äußerst seltsam, aber ich war ganz aufgedreht. Nicht gerade, als ob man ein Haus kauft oder so, aber immerhin ein Grundstück. Die alte steinerne Kapelle ist sehr malerisch, wenn auch ein bisschen klein, und das Grab, das ich mir ausgesucht habe, ist toll – zwischen einem großen Baum und einer Bank, auf der Tim und Caitlin sitzen und mit mir reden können. Der Typ sagte, für zusätzliche 60 Pfund könnte ich es tief genug für zwei graben lassen, was vernünftig klang, also habe ich es so in Auftrag gegeben, was Tim etwas aus der Fassung gebracht hat, glaube ich. Ich habe mich für eine Beerdigung statt einer Einäscherung entschieden. Ich bin auf beiden schon gewesen, und ich finde immer, dass Einäscherungen ein bisschen wie standesamtliche Trauungen sind – hässliche Gebäude, keine feierliche Stimmung, und die nächste Ladung Menschen steht schon Schlange, um hineinzudrängeln, sobald man herauskommt. Außerdem, etwas ernster betrachtet, glaube ich, wenn man sieht, wie der Sarg in die Erde hinabgelassen wird, ist das so endgültig, dass es einem leichter fällt, loszulassen und zu trauern. Als ich sechs war, starb meine Großmutter, und ich träumte, sie würde in unserem Wohnzimmerkamin verbrannt, ein so lebhafter Traum, dass ich mich jetzt noch daran erinnern kann.

Ich sitze gerade im Zug auf dem Weg zum Bart's Hospital, um mit dem Radiologen dort zu sprechen. Ich habe keine Ahnung, was er glaubt, für mich tun zu können, aber ich versuche, mir nicht zu viel davon zu versprechen. Meine Stimmung erscheint mir allerdings ein bisschen verdächtig, zu überschwänglich für meinen Geschmack; falls das Gespräch also nichts bringt, fürchte ich, dass der nächste Eintrag vielleicht etwas trübselig wird. Als ich heute Morgen das Haus verließ, habe ich gesungen: »We're off to see the wizard, the wonderful wizard of Oz« (Wir sind unterwegs zum Zauberer, dem wunderbaren Zauberer von Oz), also weiß der Himmel, was sich mein Unterbewusstsein von dem heutigen Tag erwartet. Oh, Tim möchte mal an den Computer, um »Snood« zu spielen, also melde ich mich jetzt ab. Piep, piep.

Leider oder vielleicht glücklicherweise für meinen Anwalt und meinen Verlag kann ich mich nicht mehr an den Namen des Arztes erinnern, bei dem wir an dem Tag im Bart's Hospital den Termin hatten. Wenn ich es könnte, würde ich ihn hier in Großbuchstaben publik machen, allen seine Adresse und Telefonnummer geben, um die Welt vor ihm zu warnen. Aber wie es nun mal so geht, habe ich nicht mehr den blassesten Schimmer, wie er hieß.

Wir nahmen vom Bahnhof ein Taxi und hielten den ganzen Weg Händchen. So sehr man sich auch bemüht, keine großen Erwartungen zu haben, man kommt davon nicht los. Im Angesicht des Todes ertappt man sich dabei, wie man verzweifelt nach jedem Strohhalm greift. Außerdem ist da eine Menge Nicht-Wahrhaben-Wollen – wenn du mit deiner Frau das Krankenhaus betrittst, weißt du einfach, dass irgendwer irgendwo in der Lage sein wird, ihr zu helfen. Sie müssen es einfach können. Der Mensch, den du kennst, liebst, im Arm hältst, küsst, kann dir nicht einfach wegsterben, irgendwer muss doch etwas tun können. Aber manchmal kann niemand etwas tun. In der Eingangshalle des Krankenhauses fand irgendeine Art Plattenverkauf statt, und ich durchstöberte die World-Music-Kategorie, während Weeze sich erkundigte, wohin wir gehen müssten. Sie kam und zerrte mich weg, und man führte uns zu einem Wartezimmer. Dr. X telefonierte gerade in seinem Kämmerchen.

»Ich weiß, ich weiß, es ist erstaunlich, wie viele von ihnen hier herüberkommen und dann krank werden. Man könnte denken, sie machen es mit Absicht, sie kommen her, heimsen alle Privilegien der diplomatischen Immunität ein, und dann sollen wir auch noch dafür bezahlen, dass sie krank werden, also wirklich. Na ja, dem steht jedenfalls eine böse Überraschung bevor. Ha, ha, ja, es ist unheilbar. Nichts, was wir dran tun können. Okay, ich muss Schluss machen, ja, ja, sicher, wir sehen uns Samstag.«

Noch mehr Gelächter, und dann war das Gespräch vorbei. Ein ergrauender Mann mittleren Alters im weißen Kittel trat aus der Tür und winkte uns herein. Ich weiß nicht warum, vielleicht waren es meine eigenen Vorurteile, aber ich fasste eine sofortige Abneigung gegen ihn. Es könnte an dem Telefongespräch gelegen haben, aber es war mehr als das, etwas, das mit seinem Benehmen zusammenhing. Er war das, was ich einen altmodischen Arzt nennen würde, kein Arzt, der etwas von partnerschaftlicher Zusammenarbeit mit seinen Patienten hält, sondern einer, der meint, er sei der Boss, die Patienten hätten Glück, zu ihm kommen zu dürfen, und er könne einfach tun, was immer er für das Beste für sie hält. Am schlimmsten für mich war die Tatsache, dass er keine Ahnung von Weezes Fall hatte. Er stellte ihr eine Menge Fragen und sagte dann: »Sie haben schon Bestrahlungen erhalten, und bei dieser Dosis können Sie keine weiteren mehr bekommen. Ich weiß überhaupt nicht, warum Sie hier sind.«

Dann sah er sich zum ersten Mal ihre Aufnahmen an. Er hängte die großen Folien vor den Leuchtschirm und blickte flüchtig darauf, wobei er die ganze Zeit den Kopf schüttelte. »Nein«, sagte er äußerst sachlich, »das ist eine sehr ernste Erkrankung, ich kann Ihnen nicht helfen.« Dann nahm er die Bilder herunter, steckte sie in ihre Hülle zurück und reichte sie Louise.

»Sie können sie genauso gut behalten, der Gesundheitsdienst wird sie nur verschlampen.«

Wir wanderten völlig verstört endlose Gänge entlang, zurück ins Licht hinaus. Weeze sah mich an und sagte: »Na ja, ich glaube, das war's dann wohl.«

Ich war am Boden zerstört. Eine Menge Leute haben uns in dem Jahr immer wieder gesagt: »Ihr müsst Hoffnung haben, die Hoffnung wird euch aufrecht halten.« Tatsache ist, dass Hoffnung ungeheuer schmerzhaft sein kann, vor allem, wenn es keine echte Hoffnung gibt.

Von all den Ärzten, die wir im Zusammenhang mit dieser Sache kennen gelernt haben, und das waren eine Menge, war dieser Typ die einzige Niete. Doch innerhalb eines einzigen zehnminütigen Gesprächs wäre es ihm fast gelungen, unseren gesamten Eindruck von der Medizinerzunft zu trüben. Fast, aber nicht ganz. Die Mediziner, mit denen wir am besten auskamen und die ich immer noch als großartige Ärzte ansehe, waren diejenigen, die uns wie Gleichgestellte behandelten, wie intelligente Menschenwesen, die durchaus im Stande sind, zu verstehen, was los ist, und eigenständige Entscheidungen darüber treffen können, welche Behandlungen sie auf sich nehmen wollen.

Unser Hausarzt, Clive, und der Professor erleichterten uns dieses letzte Jahr und die gesamte Zeit, in der Weeze Krebs hatte, indem sie uns das Gefühl gaben, Teil des Teams zu sein, das ihre Krankheit behandelte. Ihre Meinungen hatten genauso viel Gewicht wie die irgendeines anderen Teammitglieds. Man gab ihr die Möglichkeit, das Für und Wider der Behandlungen und Verfahren abzuwägen. Man muss aber auch sagen, dass dies vor allem mit Weezes eigener Einstellung zusammenhing. Sie respektierte die Ärzte, aber sie begegnete ihnen nie mit Ehrfurcht, betrachtete sie nie als irgendetwas anderes als Menschen mit besonderem Fachwissen, das ihr helfen konnte oder auch nicht. Eine sehr gesunde Einstellung Ärzten gegenüber. Ich war mit genug Medizinstudenten auf dem College, um zu wissen, wie sie wirklich sind. Wir sollten sie nicht auf einen Sockel stellen; sie sind nur Leute, die ihren Job machen – es ist dein Körper, deine Krankheit, lass dich nicht zu etwas drängeln oder kommandieren, was du nicht willst. Allerdings gingen unsere Ärzte weit über das hinaus, was die ärztliche Pflicht von ihnen fordert. Sie opferten ihre Freizeit, sie waren immer erreichbar, und sie taten alles nur Menschenmögliche, um Weeze Schmerzen zu ersparen. Dafür werde ich ihnen ewig dankbar sein und sie für immer in meinem Herzen bewahren. Ich glaube nicht im Entferntesten, dass man irgendwie mehr für Weeze hätte tun können, und wenn dieser Idiot im Bart's Hospital nicht gewesen wäre, würde ich mich überhaupt nicht beschweren.

14. März

Muttertag

Ein wirklich großartiger Tag, aber, wie man so sagt, mit einem Anflug von Traurigkeit. Im Sinne von: vielleicht mein letzter Muttertag, noch ein Datum, an dem Caitlin und Tim mich besonders vermissen werden etc. etc. etc. Trotzdem war es ein toller Tag. Tims Bruder Jay, seine Frau Lou und ihre Kinder, Rowan und Holly, sind aus London zu Besuch gekommen, und wir alle und Dave, Tims und Jays Vater, waren zu einem Picknick im Ashdown Forest. Die Mädchen waren begeistert, weil das der Hundertsechzig-Morgen-Wald von ›Winnie Pu‹ ist, und wir hatten einen tollen Tag, weil es so warm war und die Aussicht so großartig ist – so viel Platz, dass man direkt spürt, wie man sich entspannt und tiefer durchatmet.

15. März

Heute ist ein sonniger Tag, und ich fühle mich fabelhaft. Habe beschlossen, dass ich heute, nur für diesen einen Tag, keinen Krebs habe. Ich habe gesungen und Frühjahrsputz gemacht und mich an die unzähligen Male erinnert, die ich diese Küche geputzt und dabei The Mamas and The Papas oder ähnliche Mitsingmusik gehört habe, die Terrassentüren weit geöffnet, sodass die Sonne ins Haus strömt. Ich könnte 20 oder 60 sein, und mein Lebensalltag wäre vermutlich so oder so der gleiche. Wie lange man auch lebt – wenn man ein Leben gehabt hat, ist es okay. Das klingt, als ob es keinen Sinn ergäbe, aber ich glaube, ich habe lange genug gelebt, um zu wissen, worum es im Leben geht.

Das war meine Weeze! So wie ich hoffe, sie in den kommenden Jahren in Erinnerung zu behalten. Nicht putzend – denn ganz gleich, wie oft sie das angeblich gemacht hat, war keiner von uns beiden ein Ausbund an Ordentlichkeit –, sondern in der Küche, tanzend. Das war unser liebster Zeitvertreib. Die Stunden, die wir tanzend in der Küche verbracht haben, dürften sich zu ganzen Wochen summieren. Das Tanzen in der Küche – für alle da draußen, denen es nicht vertraut ist – ist die Art von Tanzen, wie man es für sich allein tut, nur dass man es mit seiner Liebsten in der

Küche tut, wobei die Musik sehr laut aufgedreht ist. Man kann die Filme nachtanzen, in denen man John Travolta gesehen hat, oder Ballettfiguren oder langsame Knutschnummern oder irgendwas, wonach einem gerade ist. Ich kann es gar nicht warm genug empfehlen – es gehört zu den lebensbejahendsten Dingen, die ich mir denken kann.

22. März

Wenn ich in diesem Tagebuch so zurückblättere, mache ich mir Sorgen, dass es so aussehen könnte, als ob ich den größten Teil meiner Zeit damit zubringe, über den Tod zu grübeln oder mich über andere Leute zu ärgern. Es ist ein bisschen wie früher zu meiner Teenagerzeit, als ich Tagebuch geschrieben habe – wenn ich gut beschäftigt und glücklich bin, denke ich nicht ans Schreiben oder habe zu viel zu tun, und dann, wenn ich darauf zurückblicke, sieht es so aus, als sei ich sechs Jahre lang unglücklich gewesen, was überhaupt nicht stimmt.

Deshalb möchte ich mit diesem Eintrag für klare Verhältnisse sorgen. Dies ist ein guter Augenblick dafür, weil ich gerade in Caitlins Zimmer sitze, darauf warte, dass ihre Wände trocken werden, und mich fabelhaft fühle. Tim und ich streichen ihr Zimmer an, während sie in der Schule ist. In einem richtig sonnigen Gelb – wie Cornish Ice-Cream. Das Streichen kommt mir vor, als ob wir Senf auf die Wände schmieren würden. Ich möchte ihr Zimmer richtig nett machen – als Nächstes machen wir alle drei Handabdrücke auf die Wände und schreiben unsere Namen und ein paar fröhliche Worte dazu.

Heute habe ich mit einer alten Schulfreundin gesprochen, die ich seit Jahren nicht gesehen habe, und sie wusste nicht, was sie mit mir reden sollte. Sie sagte: »Normalerweise würde ich sagen, sieh auch mal die positive Seite, aber es gibt keine positive Seite. Es gibt einfach keine positive Seite, nicht wahr?«

Doch, doch, Amanda, es gibt sie.

Ich habe ein wirklich tolles Leben. Ich wohne in einem großen Haus neben einem Park mit einem Spielplatz. Ich habe Massen von hilfsbereiten Freunden, von denen ich weiß, dass sie sich immer um Tim und Caitlin kümmern werden. Auch meine Familie ist fabelhaft – ich würde Caitlin meinen und Tims Eltern jederzeit bedenkenlos anvertrauen, und ich habe zwei liebe Schwestern, mit denen ich wunderbar reden kann.

Wenn ich morgen sterben würde, hätte ich in meinem Leben immer noch mehr Liebe erfahren, als die meisten Menschen in 80 Jahren erleben. Ich halte mich immer noch für einen Menschen, der großes Glück im Leben hatte. Und so merkwürdig es unter den gegebenen Umständen sein mag, glaube ich, dass auch viele meiner Freunde mich immer noch für ein Glückskind halten. Um ehrlich zu sein, würde ich lieber sterben, als mit jemand anderem verheiratet zu sein oder ein anderes Kind zu haben. Also kann ich mit meinem Los nicht unglücklich sein. Wenn ich die Chance hätte, meine Karten wegzuschmeißen und ein neues Blatt zu bekommen, würde ich es wieder genauso spielen, weil Höhen und Tiefen besser sind als ein Leben in Gesundheit ohne Liebe oder die Fähigkeit, all das Wunderbare des Lebens zu würdigen.

Okay, das war jetzt erst mal genug Schmalz, also melde ich mich jetzt ab.

Aber noch ein Letztes – wenn Leute nicht wissen (und sie wissen es meistens nicht), was sie zu mir sagen sollen, wünschte ich, sie würden »supercalifragilisticexpialadocious« sagen. Ich würde mich weglachen, wenn das jemand zu mir sagen würde.

Und tatsächlich beeilten sich Horden von Leuten, ihr das zu sagen. Sobald diese Botschaft auf der Website erschien, bekam sie jede Menge Gästebucheinträge und E-Mails, die genau das sagten. Und sie hat darüber gelacht. Mittlerweile hatte die Website richtig eingeschlagen, und sie war überwältigt, dass Menschen lesen wollten, was sie zu sagen hatte. Obwohl sie immer schreiben und sich einen Namen machen wollte, war ihr Tagebuch die ersten Wochen, nachdem sie mit dem Schreiben angefangen hatte, vor allem für sie selbst da, eine Art Katharsis. Aber mit der Zeit, als sich immer mehr Leute täglich einloggten, um zu sehen, wie es ihr ging, begann sie, für ihr Publikum zu schreiben. Sie fand, sie hätte eine Verantwortung, es fortzuführen und ehrlich darzustellen, was sie fühlte. Wir hatten lange Debatten darüber, wozu die Website da sei und ob sie auf ihr wirklich ehrlich sein könne oder nicht und ob das Ganze eine wertvolle Sache oder bloßer Voyeurismus sei. Es war eine Debatte, die sich bis zum Ende ihres Lebens hinzog, und als sie gegen Ende besonders deprimiert war, bereute sie manchmal, es je angefangen zu haben. Sie blickte auf frühere Einträge zurück und fühlte sich so anders, so völlig anderswo, dass ihr Zweifel kamen, wie ehrlich sie in dem Tagebuch gewesen sei. Aber jetzt, wo ich darin lese, weiß ich, dass sie an jedem einzelnen Tag ehrlich sagte, wie es ihr ging, und ich bin stolz auf sie.

24. März

Der erste Abend allein seit einer Ewigkeit. Und ich kann nicht aufhören zu weinen ...

KAPITEL 4

1. April

Tim und ich sind vorgestern aus New York heimgekehrt, wo wir drei tolle Tage verbrachten. Da unser ursprüngliches Valentinswochenende von der Fluggesellschaft storniert worden war (Streik), bekamen wir als Entschädigung Erste-Klasse-Flugtickets und eine Hotelsuite (mit Blick auf den Central Park). Ein Einblick darin, wie manche Leute leben. Es war großartig. Wir haben ein tolles Broadway-Musical, ›Ragtime‹, gesehen, waren bei der ›Late Show‹ hinter den Kulissen (einmal um die halbe Welt, um Blur zu sehen!) und haben Woody Allen mit seiner Jazzband in einem Club spielen sehen – der Höhepunkt der Reise. Tim hat einen ganzen Koffer voll Klamotten gekauft, und ich habe festgestellt, dass mein Hintern im Saks auf der Fifth Avenue auch nicht dünner ist als in England, weshalb ich lieber Schreibwaren und Kamerazubehör gekauft habe – u. a. edles Papier von Cartier und Spielkarten von Tiffany.

Es war zwar ziemlich anstrengend und auf dem Flug schmerzten meine Ohren, aber das Beste daran war für mich, dass es mir wirklich so vorkam, als ob ich Urlaub vom Krebs hätte. Ich fühlte mich wie eine Touristin auf romantischem Wochenendtrip und war viel zu beschäftigt, um über allzu viel nachzudenken.

Caitlin hat sich hier prächtig amüsiert; sie hat neugeborene Lämmchen besichtigt und solche Sachen und anscheinend kein einziges Mal geweint! Also auch keine Schuldge-

fühle! Das Nachhausekommen hat uns natürlich einen Dämpfer versetzt, aber zumindest ist das Wetter hier schön. Der nächste Urlaub geht nach Frankreich – wir alle zusammen.

Eine merkwürdige Sache: Auf dem Rückflug von New York blickte ich aus dem Fenster und beobachtete, wie wir vom Sonnenuntergang in die Dunkelheit hineinflogen. Wir waren hoch über den Wolken und über dem Meer und konnten nichts sehen als Orangegold, das in Dunkelblau überging und dann in Schwärze. Ich hatte plötzlich das Gefühl, keine Luft mehr zu bekommen, und wünschte mir verzweifelt, umzukehren in Richtung Sonne, als ob ich im Sterben läge.

New York war eine unglaubliche Zeit für mich. Ich habe es wirklich genossen. Schon meine Flugangst so weit zu überwinden, um einen Transatlantikflug zu überwinden, war ein ziemlicher Schritt, aber dann tatsächlich am anderen Ende am JFK-Flughafen in eine Limousine zu klettern und über die Brücke nach Manhattan zu fahren, war eine tolle Sache. Wie Weeze schrieb, war als Entschädigung für den vorigen, vermasselten Versuch fast alles an dem Trip um eine Klasse aufgewertet worden. Für diejenigen, die noch nie Business Class oder Erster Klasse geflogen sind: Es ist einfach fabelhaft! Warum? Es sind die riesigen Sitze – sie sind wie Betten. Ich schwöre, dass ich mich erholt fühlte, als ich in New York ankam, nicht müde und schmuddelig, als ob ich gerade aus einem Viehtransporter geklettert wäre, wie es normalerweise der Fall ist.

Weeze war das ganze Wochenende umwerfend. Sie war strahlend, hinreißend und – am allerwichtigsten – lebendig, so wirklich lebendig, voller Begeisterung, jede Erfahrung aufsaugend. Wir absolvierten das ganze Big-Apple-Programm, fuhren nachts aufs Empire State Building hoch, wanderten im Regen rund um den Times Square, besuchten das Metropolitan Opera House – alles, was man in New York gemacht haben muss.

Weeze litt an Jetlag oder fühlte sich ein wenig erschöpft, aber im Großen und Ganzen war sie in Topform. Morgens hatte sie Schwierigkeiten, aus dem Bett zu kommen, und es gab ja auch keinen Grund, besonders früh loszuziehen. Ich allerdings stand jeden Morgen um fünf auf und wusste nichts Rechtes mit mir anzufangen. Dann sah ich ihr ein halbes Stündchen beim Schlafen zu. Sie wirkte so friedlich, als hätte sie den Krebs in England zurückgelassen. Aber je länger ich sie ansah, desto mehr hatte ich das Gefühl, das Schicksal herauszufordern. Nach einer Weile überkam mich unweigerlich Melancholie, weil mir klar wurde, dass ich eines Tages allein und sie nicht mehr bei mir sein würde, in meinem Bett, friedlich schlafend. An diesem Punkt zog ich Shorts und Trainingsschuhe an und machte mich auf, im frühen Morgenlicht um den Central Park zu joggen. Es war frisch und frostig und erstaunlich leer. Es fühlte sich an, als ob der Park mir gehörte. Die schneidend kalte Luft kühlte meine Lungen beim Laufen. Ich lief rundherum bis zu den Strawberry Fields, dann aus dem Park hinaus zu Lennons Wohnung hinüber, wo er erschossen wurde, weiter bis zum Times Square und dann zurück zum Hotel.

Normalerweise war es um die Zeit, wenn ich mit dem Laufen fertig war, immer noch nicht viel später als 6.30 Uhr, sodass ich mir ein Café zum Abkühlen suchte und einfach ein Stündchen das New Yorker Leben beobachtete.

Wenn ich genug gegafft hatte, ging ich zurück zum Hotel und weckte Weeze mit einem Kuss und einer Tasse Kaffee. Wir kauften ein, als ob es kein Morgen gäbe. Oder vielmehr, ich tat das, während Weeze hier und da irgendeine Kleinigkeit kaufte, die dann in eine wunderschöne Papiertüte eingepackt wurde. Ich kaufte acht Paar Levis, 30 T-Shirts,

Baseballkappen, Schuhe – es gab nichts, was ich nicht kaufte. Ich weiß nicht, warum; normalerweise hasse ich das Einkaufen, aber in New York gab es einfach alles, was ich haben wollte, kübelweise.

Eine reizende Freundin von uns, Sally, hatte den ganzen Trip mehr oder weniger für uns organisiert. Sie war so lieb. Wir hatten Reservierungen zum Abendessen in den tollsten Restaurants, und überall, wo wir hinkamen, wurden wir wie VIPs behandelt, was uns beiden tatsächlich das Gefühl gab, etwas ganz Besonderes zu sein. Na ja, meistens ist es nett, wie VIPs behandelt zu werden, aber der Schuss kann auch mal nach hinten losgehen. Zu den Dingen, die uns am meisten begeisterten, gehörte die Tatsache, dass Sally uns Karten besorgt hatte, um Woody Allen in diesem kleinen Club Jazz spielen zu hören. Wir machten uns also fein und brachen zu dem Lokal auf. Als wir dort ankamen, war uns noch nicht ganz klar, wie sehr sich Sally für uns ins Zeug gelegt hatte. Wir dachten, wir müssten mit allen anderen anstehen, für unsere Tickets bezahlen und uns dann irgendwo hinten reinquetschen. Also verbrachten wir eine halbe Stunde draußen in der Kälte zusammen mit den anderen Leuten, die auf die vage Chance hin anstanden, ein Ticket zu ergattern. Weeze, die fror und langsam ungeduldig wurde, sagte mir, ich sollte nach vorn gehen und feststellen, ob Sally uns Tickets zum Abholen hinterlegt hätte. Also kämpfte ich mich bis zum Maître durch und fragte zaghaft, ob sie vielleicht Tickets für Tim und Louise hätten. Und dieser leicht tuntige Typ sprudelte verzückt: »Sie sind hier, endlich sind Sie hier. Fantastisch, wo ist Louise? Kommen Sie, holen Sie sie rasch herein. Schnell, die Show fängt gleich an.«

Also wurden wir an all diesen wartenden Fans wie Filmstars vorbeigeschleust und in den Innenraum geleitet. Er war winzig und fasste kaum mehr als 100 Leute, die alle schon an ihren Tischen saßen und etwas tranken. Zu unserer ungeheuren Verblüffung wurden wir zum vordersten Tisch geführt. Er stand gerade mal einen halben Meter von dem kleinen Podium entfernt, auf dem die Band spielen würde. Diverse Kellner brachten eilig Champagner und Gläser an den Tisch, und alle Gäste starrten uns an, als fragten sie sich, wer wir wären. Dann kamen Woody und die Band herein. Und da war er, saß genau vor uns, buchstäblich auf Armeslänge, einer der größten Filmemacher des Jahrhunderts.

Tatsächlich war er so nah, dass es schon fast peinlich war – wo man auch hinsah, da war er, genau wie in seinen Filmen, unruhig und zappelig, fingerte an seiner Klarinette herum, wirkte nervös und unbehaglich, voller Hemmungen der Welt gegenüber. Dann spielte er, und die Klarinette sang. Seine gerunzelte Stirn glättete sich, und er war in seine eigene Welt entrückt, nahm den überfüllten Raum vor sich gar nicht mehr wahr. Merkte nichts von den unzähligen Blitzlichtern der Fotoapparate, die jeder mit in den Club geschmuggelt zu haben schien. So viele, dass ich Weeze immer wieder besorgt ansah, weil ich fürchtete, sie könnten durch irgendeine Art Stroboskopeffekt bei ihr einen Anfall auslösen.

Ich bin kein Jazzexperte, wie mein guter Freund Linton, Ex-Jazzredakteur von ›Time Out‹, bestätigen würde (ich habe Duke Ellington immer für irgendeinen entfernten Thronanwärter gehalten), aber er klang wundervoll – ziemlich roh und ungeschult, aber die Musik kam irgendwo tief aus seinem Inneren und nahm einen völlig gefangen. Jedes Bandmitglied kam an die Reihe, seine besondere musikalische Virtuosität zu demonstrieren, und nach jedem Solo applaudierte die Menge und johlte anerkennend. Irgendwo in der Mitte des Gigs übernahm Woody eine Middle-eight und gab ein paar engelsgleiche Riffs zum Besten, die mich vor Begeisterung laut auflachen ließen. Als er fertig war, blieb das Publikum still, und man hörte nur eine vereinzelte englische Stimme, die brüllte: »Nett gemacht, Wood!«

Warum das Publikum ausgerechnet diesen Moment wählte, um nicht zu jubeln, und warum ich gerade diese Worte rief und dies so ausgesprochen laut, bleibt ein Rätsel. Warum habe ich nicht »Woody« oder »Woody Allen« oder sogar »Mr. Allen« gerufen? Alles wäre besser gewesen als dieses übermäßig vertrauliche »Wood«. Ich errötete vor Entsetzen. Louise, ganz die liebende Ehefrau, wandte ihr Gesicht ab und tat die nächste halbe Stunde so, als ob sie nicht mit mir da wäre, sondern mit dem fetten Mafiaboss zu unserer Linken, der an einem sehr jungen russischen Mädchen herumfummelte. Jawohl, sie wollte lieber für ein Mafiaflittchen gehalten werden, als für die Begleiterin des englischen Clowns, der da aus voller Kehle »Nett gemacht, Wood!« gerufen hatte.

Wenn ich auf die New-York-Reise zurückblicke, dann sehe ich sie als den großen Trip, die große Geste. Sie war luxuriös, extravagant und lebensfroh. Ich sehe Weezes Gesicht noch vor mir, wie sie das erste Mal die Tür zu unserer Hotelsuite öffnete und von Zimmer zu Zimmer lief. »Tim, guck mal, hier ist noch ein Zimmer, und schau dir die Aussicht an, Mensch, wir gucken direkt auf den Central Park.« Wir tranken Champagner im Bett und liebten uns bis spät in die Nacht – das waren drei der besten Tage meines Lebens. Aber wie alle guten Dinge mussten sie ein Ende haben, und wir flogen leicht bedrückt nach Hause zurück, wohl wissend, dass wir in unser wirkliches Leben zurückflogen, zum Krebs zurückflogen. Das Bild, das sie erwähnte, wie sie aus dem Fenster des Flugzeugs sah, beeindruckte sie sehr nachhaltig, und sie träumte oft, sie sei tot und schwebe im unwirklichen goldenen Sonnenuntergangslicht über den Wolken. Sie fand das sehr friedvoll, fühlte sich befreit – nicht mehr durch die Schmerzen des sterblichen Körpers an die Erde gefesselt, schwebte sie empor, als reiner Geist, reine Freude.

3. April

Die Welt ist ein seltsamer Ort; an einem Tag ist sie so sonnig, und mir fallen Millionen Dinge ein, die man verpassen könnte und die beweisen, was dies für ein wunderbarer Ort ist, und am nächsten ist der Himmel eine kahle graue Wand, und alle scheinen nur vom Krieg zu reden. Ich kann Krieg einfach nicht verstehen, jetzt noch weniger als je zuvor. Und im Moment will ich auch nicht darüber nachdenken. Die Nachrichten regen mich nur auf, ohne dass ich mich deswegen mit der Welt in engerem Kontakt fühle.

Nächste Woche geht's los nach Frankreich. Immer in Bewegung bleiben!

4. April

Ich schaue mir ›Der große Frust‹ an und werde von nostalgischer Sehnsucht gepackt. Aber ich weiß nicht so recht, wonach. Das letzte Mal, als ich den Film gesehen habe, war ich viel jünger und ging davon aus, ich hätte noch Jahre und Jahre des ... ich weiß nicht was. Von allem. Um Dinge zu tun, idealistisch zu sein und dann zynisch und desillusioniert zu werden und noch mehr Dinge zu tun und innere Weisheit zu entdecken und ... ihr wisst schon, all dieser Kram, den man in Filmen so tut.

Filme wecken so außergewöhnliche Erwartungen in uns. Da ist die Erwartung eines außergewöhnlichen Lebens oder dass wir aus unserem gewöhnlichen Leben Weisheit schöpfen können oder dass unser Leben einen Plot haben wird. Da ist ein Teil von mir, der das Gefühl hat, als ob mein Leben wirklich auf einen Endpunkt zuläuft, als ob alles Unerledigte säuberlich abgeschlossen werden sollte; ich möchte wissen, was mit allen, die ich je gekannt habe, am Ende passieren wird.

E-Mails ins Jenseits bitte.

Es ist komisch, das zu lesen, weil von allen Menschen, die ich kenne, Weezes Leben am ehesten einem Film ähnelte. Sie führte wirklich ein außergewöhnliches Leben. Okay, am Schluss war es eine Tragödie, ein Ende, nach dem die Zuschauer tränenüberströmt und ausgelaugt, aber auch glücklicher als vorher sind, weil sie diese Erfahrung gemacht haben. Es ist auch interessant, weil ich denke, ein Großteil dieses Jahres erschien es uns wie ein Film, das Ganze kam uns unwirklich vor – so intensiv, dass es einfach nicht echt sein konnte. Ich erinnere mich, dass ich mir wie ein Heuchler vorkam, wenn ich Leuten von Weezes Krankheit erzählte.

»Ja, hast du das mit Louise schon gehört?« Pause, bedeutungsschwerer Blick, ein Anflug von Traurigkeit hinter den Augen. »Der Krebs ist wieder da. Sie können nichts mehr dagegen tun.« Eine weitere effektvolle Pause, damit das Publikum den dramatischen Augenblick richtig würdigen kann. »Sie geben ihr ein Jahr, vielleicht zwei, höchstens.« Noch mehr traurige Blicke, vielleicht eine Träne.

Es klang einfach alles so überdramatisch. Ich konnte es selbst nicht richtig fassen. Na ja, das stimmt nicht, manchmal brach es über mich herein, und ich konnte einfach nicht aufhören zu weinen, und in solchen Augenblicken jemandem die Nachricht beibringen zu müssen war emotional verheerend. Aber oft hatte ich einen ganz guten Tag, wurstelte herum, wie man es so macht, und dann lief mir jemand über den Weg und fragte, wie es mir ginge, und ich musste innerlich die Entscheidung treffen – sage ich jetzt einfach, gut, und mache, dass ich wegkomme, oder erzähle ich ihm, welcher Verlust mir bevorsteht und dass es kaum schlechter stehen könnte? Das war für Weeze wie für mich eine echte Zwickmühle, weil die anderen oft sehr erschüttert reagierten und wir ihnen das nicht antun wollten. Und wir wussten nie, wie ein bestimmter Mensch reagieren würde. Einige der stärksten Menschen, die wir kennen, brachen einfach in Tränen aus, während andere, von denen wir gedacht hätten, sie könnten damit nicht umgehen, fabelhaft und sehr sachlich in ihrer Anteilnahme waren. Aus irgendeinem Grund fand ich es immer am schwersten, es jemandem am Telefon zu erzählen. Das ist immer noch so. Ich weiß nicht, warum, aber es fällt mir schwer, am Telefon zu sagen, dass Weeze tot ist, ohne mir die Augen auszuheulen. Von Angesicht zu Angesicht kann ich es den Leuten oft erzählen, ohne dass es mich wirklich berührt. Erklärungen von Psychologen bitte per Postkarte.

12. April

Also, die Burgen sind spektakulär, das Essen ist im Großen und Ganzen köstlich, und wir haben die letzte Nacht in dem reizendsten Hotel verbracht, das ich je gesehen habe, aber es fühlt sich irgendwie unecht an, hier zu sein. Caitlin amüsiert sich prächtig und ist von allem total begeistert, und ich sollte im Stande sein, das Ganze als normalen Familien-Osterurlaub in Frankreich zu betrachten, aber irgendwie kann ich das nicht. Ich habe das Gefühl, als ob ich jede Erfahrung intensiver in mich aufsaugen müsste, als ob diese Urlaubserinnerungen für Caitlin und Tim mit Bedeutung überfrachtet wären. Infolgedessen bin ich nicht besonders entspannt. Ich bin erschöpft und schwindelig. Aber das Essen ist fabelhaft. Und so billig! Und es ist eine Freude, mit Caitlin zu reisen. Sie ist so anpassungsfähig und kann sich für alles begeistern.

Was für ein erstaunlich knapper Eintrag. Die Frankreichreise war, von ein paar wunderbaren Highlights abgesehen, eine Katastrophe. Wir fuhren mit dem Zug bis nach Paris, wo wir einen großen Van mieteten. Dann fuhren wir in mehreren großen Etappen nach Süden und kamen spät in der zweiten Nacht bei diesem Haus mitten in der Wildnis, tief in den Pyrenäen, an. Mein Vater, der uns auf der Reise begleitete, hatte dieses Haus für uns gemietet. Aber als wir dort ankamen, war es doch etwas abgelegener, als wir es uns vorgestellt hatten, und es war kalt und feucht und voller Spinnen. Weeze wanderte rastlos durch die Zimmer und suchte vergeblich nach einem Platz, an dem sie sich wohl fühlen und es sich gemütlich machen könnte. Sie war in vielen Dingen großartig, aber unter einfachsten Verhältnissen zu hausen gehörte nicht zu ihren Stärken. Mein Vater war bemüht, uns bei Laune zu halten, sagte, er würde alles in Ordnung bringen, ein Feuer anzünden, und wir würden es in null Komma nichts warm und behaglich haben. Aber weder Weeze noch ich konnten uns vorstellen, dort zwei Wochen zu wohnen. Tatsächlich konnten wir uns nicht mal vorstellen, dort zwei Nächte zu verbringen. Wir kletterten in unser winziges Doppelbett mit klammen Laken und moderigem Geruch, und Weeze brach zusammen. Sie weinte und weinte. Nicht nur darüber, wo wir uns befanden, sondern über alles, aber das Haus war sicher nicht gerade hilfreich. Innerhalb von zwei Minuten hatten wir beschlossen, nicht länger als die eine Nacht zu bleiben, was Weeze etwas aufzuheitern schien und auch mich ungeheuer erleichterte.

Wir machten die Augen zu, aber es schienen nur Sekunden vergangen zu sein, als Caitlin, die zwischen uns lag, weinend und schreiend aufwachte, sich im Bett herumwälzte und sich den Bauch hielt. Licht an, Action. Ich hielt sie eine Stunde lang im Arm, trug sie herum, gab ihr Paracetamol, sang ihr etwas vor, tanzte mit ihr herum, alles Erdenkliche, damit sie sich besser fühlte, aber nichts half. Ich konnte es ertragen, wenn Louise Schmerzen hatte, wir standen das irgendwie gemeinsam durch, aber ich kann es nicht aushalten, wenn Caitlin Schmerzen hat, dann drehe ich durch. Ich muss ganz bewusst ruhig bleiben und sie nur festhalten und festhalten. Nach einer Stunde hatte ich genug und beschloss, sie ins Krankenhaus zu schaffen. Erst da wurde mir richtig klar, eine wie blöde Wahl dieses Ferienhaus gewesen war. Wir fuhren um ein Uhr morgens los, um 3.30 Uhr kamen wir endlich aus den Bergen heraus, um 4.00 Uhr erreichten wir den ersten Ort. Wir folgten den Schildern zum Krankenhaus, nur um uns, als wir dort ankamen, erklären zu lassen, dass dies eine Klinik für Geisteskranke sei. Der Mensch an der Tür versuchte uns zu erklären, wo das nächste richtige Krankenhaus sei, und eine Stunde später waren wir dort. Caitlin hatte praktisch fünf Stunden lang geschrien, Weeze war völlig aufgelöst, ich hatte auf hypercoolen Papa-Modus umgeschaltet, und mein Vater tat sein Bestes, um die Stimmung im Auto locker zu halten. Es stellte sich heraus, dass Caitlin völlig verstopft war, sie wurde rektal untersucht, und das Problem war rasch behoben.

Wie ich da in Carcassonne im Wartezimmer saß, wurde ich plötzlich von Traurigkeit und dem Gefühl meiner eigenen Dummheit überwältigt. Okay, Caitlin ging es gut, aber was in aller Welt hätten wir getan, wenn Louise krank geworden wäre, wenn irgendetwas in ihrem Kopf geplatzt wäre und sie sofortige Hilfe gebraucht hätte? Ich beschloss, dass es reichte. Ich wollte meine Familie nur noch so schnell wie möglich nach Hause schaffen. Wir blieben noch eine Nacht in dem Haus und machten uns dann auf die Heimfahrt. Wir gingen es langsam und gemütlich an, übernachteten in reizenden Hotels, aßen nur in den besten Restaurants und besichtigten so viele Schlösser und Sehenswürdigkeiten, wie wir nur wollten. Aber es fühlte sich gut an, auf dem Heimweg zu sein. Dies war eine Reise zu weit, und wir würden nie wieder wegfahren. Wir machten für Caitlin einen kurzen Abstecher ins Eurodisney bei Paris und verbrachten triste, langweilige Stunden damit, in Schlangen zu stehen und uns zu fragen, warum in aller Welt wir überhaupt dort waren. Zumal wir zwei Jahre vorher schon mal dort gewesen waren und es uns genauso wenig gefallen hatte. Also blieben wir nur drei Stunden und fuhren dann nach Paris hinein, die wundervollste Stadt der Welt.

13. April

Ich schreibe dies in dem besten Hotel, in dem ich je gewesen bin. Es ist das Hotel in Paris, in dem Oscar Wilde gestorben ist. Natürlich ist es seitdem etwas aufgemöbelt worden, denn er starb völlig verarmt, und heute ist es der tollste Vier-Sterne-Laden. Es ist das einzige Hotel, in dem Luxus (soeben habe ich in einer wunderschönen alten Marmorbadewanne Champagner geschlürft) mit dem Gefühl kombiniert wird, in jemandes Privathaus zu Gast zu sein. Dem Privathaus eines Jemand, wohlgemerkt, der ein ganzes Ende reicher ist als irgendjemand, den man wirklich kennt. Mein entspannter Zustand heute Abend hat, glaube ich, damit zu tun, dass Caitlin vor einer Stunde eingeschlafen ist, sodass ich eine Chance habe, zu mir selbst zurückzufinden, egoistisch zu denken, dies zu schreiben. Ich bin es gewöhnt, jeden Tag ein bisschen Zeit für mich zu haben, sodass es für mich emotional und körperlich anstrengend war, diese ganze Woche meinen Tagesrhythmus an Caitlin anzupassen, die im Auto Schlaf nachholen konnte.

Morgen kommen wir nach Hause, denke ich, zurück ins Leben, zurück in die Realität. Und zu der Freiheit, mich mies zu fühlen, wenn mir danach ist, und mit Tim zu sprechen, ohne alles in Worte kleiden zu müssen, die Caitlin nicht versteht.

15. April

Zu Hause. Es ist merkwürdig, aber ich hatte mich irgendwie verführen lassen, zu glauben, dass es mir besser ginge. Heute sprach ich mit einer Freundin über meine ganze Situation und wurde ganz traurig. Tim war dabei, und er sagte, er hätte hinterher das Gleiche gefühlt: als ob die Krise vorbeigegangen und jetzt wiedergekommen wäre. Vielleicht hat diese Sache mit dem Familienurlaub doch funktioniert. Oder vielleicht kann man dieses intensive »Oh-mein-Gott-ich-sterbe«-Gefühl nicht ewig aufrechterhalten, sodass man es hier und da einfach mal vergisst.

16. April

Ein ganz gewöhnlicher Mamatag mit Caitlin. Tim ist in London, um mit seinem Freund Linton zu Mittag zu essen und über Filmdrehbücher zu sprechen. Caitlin und ich haben den Tag damit zugebracht, miteinander und mit meiner Freundin Uschi und ihrem Sohn Pete zu spielen. Caitlin und ich haben Doktor gespielt, und sie spielte, dass sie ihrer Puppe Madeline den Blinddarm herausnahm, und dann hatten wir folgendes Gespräch:

Ich: »Wen kennst du, der krank ist und dem dauernd schwindelig wird und der Nasenbluten kriegt?«

C.: »Dich.«

Ich: »Weißt du auch, warum?«

C.: »Dein Kopf. Was ist mit ihm?«

Ich: »Da ist ein Stückchen von meinem Kopf, das in die falsche Richtung wächst und auf andere Dinge drückt, und das macht mich schwindelig.«

C.: »Oh.«

Sie hat dann weitergespielt, aber etwas später hat sie einen Clown am Kopf operiert, um »das Stückchen, das in die falsche Richtung wächst« herauszunehmen. Ich habe ihr erklärt, mein Arzt in London hätte das auch machen wollen, es ginge aber nicht. Als sie fragte, warum, habe ich gesagt, es sei zu knifflig. Sie schien das zu akzeptieren, obwohl der Clown erfolgreich operiert wurde, weil »ich eine Pinzette habe« (aus ihrem Plastik-Arztköfferchen!).

Nach diesem Gespräch fühlte ich mich wirklich gut, als hätte ich das Thema zum ersten Mal richtig angeschnitten. Ich kann jetzt sicher sein, dass sie weiß, dass mit mir etwas nicht in Ordnung ist. Ich bin hin- und hergerissen zwischen dem Gefühl, dass es eine Erleichterung sein wird, wenn sie es weiß – für mich, weil ich dann meine Gefühle nicht mehr verstecken muss –, und dem Wunsch, ihr ihre wunderbare, glückliche, ahnungslose Welt so lange wie möglich zu bewahren.

Ich liebe sie so.

Von all den vielen Dingen, um die wir uns während dieses Jahres gemeinsam Sorgen machten, war Caitlin unser häufigstes Gesprächsthema und eines der wenigen, bei denen uns beiden jedes Mal die Tränen kamen. Ich hasste den Gedanken und hasse ihn immer noch, dass dieser kleine Engel, mit dem ich lebe, aufwachsen wird, ohne seine Mutter zu kennen. Viele Leute meinen, sie werde vieles von ihr in Erinnerung behalten und sich durch Dinge wie die Bücher und die Website und all die Menschen, die sie gekannt und geliebt haben, immer an sie erinnern und sie kennen. Aber das stimmt einfach nicht, nicht wahr? Ich weiß, dass da auf irgendeiner Ebene etwas dran ist, aber auf eine sehr reale Weise wird Caitlin Weeze nie kennen lernen. Die körperliche Anwesenheit von Weeze ist für sie auf ewig verloren. Wie oft ich sie auch umarme und küsse, was viel öfter ist, als es einer selbständigen Vierjährigen lieb ist - »Dad, hau ab, hör auf, mich zu küssen, Dad, ich versuche, Dexters Labor zu sehen« –, ist es doch nicht das Gleiche wie eine mütterliche Umarmung. Nichts kann das ersetzen. Als Kind rief ich immer, wenn etwas wirklich Schlimmes war, nach meiner Mama, wollte von ihr in den Arm genommen werden, und selbst jetzt, wo ich meinem Vater genauso nahe stehe wie meiner Mutter, hat die Umarmung meiner Mutter immer noch etwas Besonderes. Mütter sind einfach gut in so was, das ist eine Tatsache, und Weeze war ganz besonders gut darin.

Außerdem sind da all diese Hunderte von Dingen, die sich mit Kindern ergeben und nach Entscheidungen verlangen, knifflige Sachen, die man mit jemandem besprechen möchte. Ich weiß, dass ich ein zuverlässiges Netz von Freunden und Familienangehörigen habe, mit denen ich Dinge diskutieren kann, aber das ist nicht das Gleiche – plötzlich bin da nur noch ich, sie ist meine Verantwortung, und der schwarze Peter liegt ganz allein bei mir. Weeze und ich liefen stundenlang in der Gegend herum und spielten das »Was-wenn?«-Spiel. Ein Szenario, an das ich mich erinnere, lautete: »Okay, also sie ist 15 und will nach Glastonbury fahren mit ihrem Freund, der wie eine Kombination aller Fahndungsplakate aussieht, die du je gesehen hast, was machst du?« Meine Antwort war ungefähr die: »Wie kann sie mit 15 einen Freund haben, wenn ich sie doch ab ihrem elften Lebensjahr in einen Wandschrank einsperre und erst mit Mitte 40 wieder herauslasse?« Wenn ich mich recht erinnere, sagte Weeze, ich solle ernsthaft darüber nachdenken und abwägen, wie vernünftig Caitlin an diesem speziellen Punkt ihres Lebens ist, und dabei nie vergessen, dass das Vertrauen zwischen Eltern und Kind eine lebenswichtige Sache ist. Und dann gibt es noch jede Menge anderen Kram, von dem ich einfach keine Ahnung habe. Zunächst einmal ist da das Schminken. Gegen Ende meiner Teenagerzeit habe ich ziemlich heftig mit Make-up herumexperimentiert, aber mit sehr geringen positiven Auswirkungen auf mein Leben. Hauptsächlich habe ich mir Lippenstift auf den Mund geschmiert, sodass es aussah, als hätte mir jemand bei irgendeiner Prügelei die Lippe aufgeschlagen, und dann war da die ganze Sache mit der schwarzen Wimperntusche und dem Lidstrich, der mich wie einen Panda aussehen ließ. Wie man sich denken kann, sind das kaum die besten Voraussetzungen, um mein Kind in die Geheimnisse von Rouge und Grundierung einführen zu können. Aber all das verblasst zur Belanglosigkeit im Vergleich zu dem Menstruationsthema. Also, nicht dass es mir was ausmacht, darüber zu reden, das ist schon in Ordnung – ich habe mich belesen und weiß, was Sache ist –, aber die praktische Seite des Ganzen bereitet mir etwas Sorge. Ich bin einfach nicht so ganz sicher, wie all die verschiedenen Alternativen funktionieren. Ihr wisst schon, was eine starke oder leichte Menstruation ist, welche Slipeinlagen man für welche Situation braucht ... Ich weiß nicht, es ist alles ein Albtraum.

20. April

Samstagabend waren Tim und ich auf einer Party bei neuen Nachbarn von uns, und es waren ein paar Leute da, die ich nicht kannte. Ich unterhielt mich mit einem Pärchen übers Kinderkriegen, wann die beste Zeit dafür ist und so. Ich sagte, Tim und ich hätten Caitlin relativ jung bekommen –

alle anderen, die wir kennen, scheinen heutzutage zu warten, bis sie dreißig sind –, und sie fragten mich, wie alt ich wäre. Jedenfalls hörte ich mich selbst sagen: »Ich bin froh, dass ich sie so früh bekommen habe, so bin ich, wenn sie auf die Uni kommt, erst 42 und kann noch eine ganz neue Karriere anfangen.«

Das klang wirklich seltsam und hallte geradezu nach, wie es so aus meinem Mund kam. Es ist etwas, das ich früher schon unzählige Male gesagt habe, aber es klang einfach so unecht, als ob es von jemand anders käme. Ich musste mir ein halbes Glas Wein runterkippen, um nicht auf der Stelle in Tränen auszubrechen.

Ich bin an einem Punkt angekommen, wo es so sehr zu einem Teil meines Lebens geworden ist, dass es sich merkwürdig anfühlt, mit Menschen zu sprechen, die nichts davon wissen. Unser Fensterputzer hat mir einen Zeitungsausschnitt gegeben, den er für mich aufgehoben hat – über einen Fotowettbewerb, dessen Hauptpreis ein Fotoauftrag der Zeitung ›Independent‹ ist, und er war ganz begeistert von der Vorstellung, wie das meine Karriere ankurbeln könnte. Es war so lieb von ihm, dass ich ihm nicht sagen konnte, dass ich nicht mehr in meine Dunkelkammer gehen kann, ohne umzukippen ...

23. April

Kippe im Moment ziemlich oft um, und ich habe festgestellt, dass es sich viel normaler anfühlt, schwindelig zu werden und umzufallen, wenn man ein paar Gläser Sekt zu sich genommen hat. Vielleicht macht sich die Krankheit allmählich bemerkbar. Andererseits ist es vielleicht auch die Nebenhöhlenentzündung, gegen die ich Antibiotika nehme.

Ich habe zurzeit merkwürdige Träume, in denen eine

Menge Leute vorkommen, die ich seit Jahren nicht gesehen und an die ich auch lange nicht gedacht habe – Leute aus meiner Grundschule. Mir ist danach zu Mute, mit jedem, den ich je gekannt habe, Kontakt aufzunehmen. Allerdings sind die Träume so lebhaft, dass es mir fast vorkommt, als ob ich all diese Leute tatsächlich wieder sehen würde, ohne es im wirklichen Leben tun zu müssen.

Dieses häufige Umkippen war eines der drastischsten äußeren Anzeichen von Weezes Krankheit. Den einen Augenblick redete sie, den nächsten lag sie auf dem Boden. Ich kann mich noch erinnern, wie mir die ersten Male, als ich sie umkippen sah, fast das Herz stehen geblieben wäre. Noch erschütternder war die beiläufige Art, wie sie es aufnahm. »Ah, das war interessant«, sagte sie das erste Mal, als ich sie vom Boden aufhob. Ich konnte nie sicher sein, dass alles okay war, wenn sie einkaufen oder mit Caitlin allein war. Ein paar Mal blieb sie eine halbe Stunde länger weg, als ich erwartet hatte, und ich war völlig außer mir vor Angst, wo sie sein mochte und was passiert sein konnte. Und das war nicht immer unbegründet – einmal fiel sie im Supermarkt, und ich erinnere mich, wie ich ein anderes Mal, als ich bei ›Time Out‹ arbeitete, einen Anruf vom Kaufhaus Harrods bekam und mir mitgeteilt wurde, sie sei gefallen und liege bei ihnen auf der Sanitätsstation, wo man sich um sie kümmere. Ich holte sie ab und brachte sie nach Hause.

Der kluge Beobachter würde vielleicht sagen, warum habt ihr sie nicht einfach daran gehindert, allein irgendwo hinzugehen? Das mussten wir am Ende auch, aber ein paar Monate lang wehrten wir uns dagegen, wollten entweder nicht wahrhaben, was los war, oder sträubten uns verzweifelt, uns oder die Art, wie wir lebten, durch den Krebs verändern zu lassen, als ob wir ihm, wenn wir zugäben, dass er uns einschränken konnte, irgendwie mehr Macht verleihen würden. Es ist auch erstaunlich, woran man sich alles gewöhnen kann. Bevor man sichs versieht, wird die Tatsache, dass die eigene Frau zwei- bis dreimal täglich umkippt und man sie aufheben und ihr den Staub abklopfen muss, bevor alles weitergeht wie gehabt, zum Normalzustand. Dass das nicht ganz normal ist, fällt einem erst wieder ein, wenn man den Gesichtsausdruck anderer Beobachter sieht. Selbst der Zustand ganz am Ende wird normal, die Rund-um-die-Uhr-Pflege – es ist einfach etwas, das man tut, es ist nicht schrecklich oder unheimlich oder irgendwas. Man macht einfach nur immer weiter, mit dem Menschen, den man liebt, und tut, was man nur kann, um es ihm so erträglich wie möglich zu machen.

Die Tatsache, dass das Umkippen ihre fotografische Arbeit beeinträchtigte, war ein schwerer Schlag für Weeze. Sie war ein Naturtalent im Fotografieren. Ich erinnere mich sehr deutlich an das Gespräch, das sie dazu anregte, damit anzufangen. Mein Vater hatte uns ein wunderschönes Buch mit Fotos von Bruce Chatwin mitgebracht, und obwohl sie Weeze sehr gut gefielen, sagte sie immer wieder: »Ich meine, wie schwer kann das schon sein? Wenn du einfach genug Aufnahmen machst, kommen dabei zwangsläufig auch ein paar tolle heraus, oder nicht?« Ich war anderer Meinung und sagte, da gehöre eine Menge technisches Können und künstlerisches Talent dazu, und das war die Herausforderung.

Sie hatte einen Monat, um fünf ausstellungswürdige Fotos abzuliefern. Kaum stand sie hinter der Kamera, fühlte sie sich ganz in ihrem Element und brachte die fünf Fotos tatsächlich ohne weiteres zusammen, und am Ende des Monats hatte sie mehr als genug, um unseren Ansprüchen zu genügen. Aber dann wollte sie mehr darüber lernen, wollte wissen, warum manche Aufnahmen nichts geworden waren und andere doch. Also richtete sie sich bei uns im Haus eine Dunkelkammer ein und besuchte Abendkurse. Ihre Schwarzweißaufnahmen von Caitlin und unseren Freunden waren hervorragend, und vielleicht hatte es etwas mit ihrem Krebs zu tun, weil sie verzweifelt bemüht war, mehr als nur den Augenblick einzufangen – sie wollte ein Stückchen ihres Selbst einfangen, besonders bei Caitlin. Wenn ich ihre Fotos jetzt ansehe, kann ich erkennen, was sie damit zu Caitlin sagte: »So habe ich dich gesehen, das ist die Liebe, die zwischen uns war.« Es schnürt einem die Kehle zu. Sie hat auch das einzige Foto von mir gemacht, das mir je wirklich gefallen hat, was in sich schon erstaunlich ist. Es ist eins von mir am Telefon, auf dem ich wie ein richtiger Schriftsteller aussehe, und ich habe immer gesagt, wenn ich meinen viel beschworenen Roman jemals veröffentlichen sollte, werde ich das Foto auf die Rückseite setzen. Sie sagte, ich sollte es auf die Rückseite von jedem Buch setzen, das ich über die Jahre herausbringe, als eine gute Methode, Frauen anzulocken. So eine Süße!

25. April

Gestern Abend habe ich mich mit ein paar Freunden über Gespenster unterhalten. Bei einem von ihnen hatte es gespukt, und nach einer Weile haben sie das Haus von einem katholischen Priester exorzieren lassen, und es hat funktioniert. Deshalb finde ich, sie müssten jetzt eigentlich Katholiken werden. Das heißt, wenn sie wirklich glauben, dass sie ein Gespenst gesehen haben, und wirklich glauben, dass der Exorzismus des Priesters gewirkt hat, dann HABEN SIE KEINE ANDERE WAHL, als katholisch zu werden.

So ähnlich sehe ich auch das spirituelle Heilen. Ich habe das Gefühl, wenn jemand meinen Krebs in Jesus Christus'

Namen »heilt«, dann habe ich keine andere Alternative, als Jesus Christus anzunehmen, trotz all meines intellektuellen Sträubens gegen so was. Ich denke darüber nach, weil ein paar Freunde von uns mit mir zu einem christlichen Heilzentrum gehen wollen. Ich bin in Versuchung zuzustimmen, vor allem, weil es nach einem netten Ort klingt, um sich zu entspannen und sich umsorgen zu lassen, und sie eine Menge Erfahrung auf dem Gebiet haben ... und natürlich soll man niemals nie sagen.

Die letzten paar Tage habe ich mich manchmal dabei erwischt, wie ich zu denken wagte, dass es mir vielleicht, nur vielleicht, wieder besser gehen könnte. Diese Aufwallung von Hoffnung, die mich dann durchfährt, ist insofern furchtbar, weil sie den Keim möglicher zukünftiger Enttäuschungen in sich trägt. Und eine Enttäuschung dieser Größenordnung ist zu hart.

26. April

Ich bin meine alten Platten durchgegangen – es ist erstaunlich, welche Wirkung Musik auf einen haben kann, vor allem wenn sie mit starken Assoziationen verbunden ist. Erst habe ich mich durch Massen alter Punk-Singles gewühlt und fühlte mich energiegeladener als seit Wochen. Wohlgemerkt, in diesem meinem hohen Alter fällt es mir sehr schwer, ganze Stücke von dem härteren Zeug anzuhören. Es macht immer noch Spaß, zur Musik von Buzzcocks und Clash herumzuhüpfen, aber viele meiner alten Platten klingen im kalten Licht des Erwachsenseins einfach nur schrecklich.

Dann habe ich ein paar Alben gespielt – ›Donovan's Greatest Hits‹, von dem ich immer noch alle Texte auswendig kann, obwohl ich es seit ungefähr acht Jahren nicht mehr gehört habe. Es ist seltsam, wie einem Liedtexte so lange in Erinnerung bleiben ... ich bin sicher, falls ich am Schluss verrückt werde und mein Gedächtnis verliere, werde ich immer noch den gesamten Text von »Wake me up before you go go« mitsingen können (leider).

Vor ungefähr einer halben Stunde habe ich Pink Floyd aufgelegt – was selten eine gute Idee ist – und fing umgehend an, in Trübsinn zu versinken ...

Wie dem auch sei, werde mich jetzt abmelden und gehen und ein bisschen auf die Specials herumhüpfen.

Seltsamerweise hatte sie Recht – am Ende, als ihr alles andere entglitt, am letzten Tag, schaffte sie es noch, »Come on, Eileen« und »Wombles of Wimbledon« komplett herunterzusingen. Als Teenager hatte Weeze einen untadeligen Musikgeschmack. Während ich mit einem weißen Streifen quer übers Gesicht herumlief und so tat, als ob ich Adam Ant wäre, sammelte Louise rare jamaikanische Dub-Platten. Ich erinnere mich an ein Abendessen, bei dem wir alle herumsaßen und über unsere allerersten Plattenkäufe redeten, und jeder hatte peinliche Geständnisse zu machen – meine erste Platte war ›Granddad‹ von Clive Dunn –, das heißt, jeder außer Weeze. Die Single-Sammlung, die sie auflistete, war so cool, dass kaum einer von uns je von den Interpreten gehört hatte – so cool war Weeze. Und sie war auf diese Weise cool, ohne einen Gedanken daran zu verschwenden. Sie hielt sich nie bewusst an einen Modetrend oder eine angesagte Clique, sie tat, was sie tat, und es ergab sich nur so, dass alles, worauf sie stand, sie zu der Art Mensch machte, die man selbst immer sein wollte. Die Art von Mensch, in dessen Gesellschaft man die meiste Zeit denkt: »Verdammt, ich wünschte, ich hätte das gesagt.« Oder: »Warum habe ich das Buch nicht gelesen?« Ich habe immer gehofft, dass durch meine Heirat mit Weeze etwas von dieser Coolness auf mich abfärben würde. Obwohl ich per se nicht so besonders cool bin, habe ich die Tatsache, dass sie sich entschloss, mich zu heiraten, immer als gutes Zeichen gewertet und gehofft, dass die Leute mich vielleicht ansehen würden und sagen: »Na ja, er sieht ja nicht nach viel aus, aber wenn er sie rumgekriegt hat, muss er schon irgendwas Besonderes an sich haben.«

KAPITEL 5

2. Mai

Vorgestern hat unsere Lokalzeitung einen Artikel über diese Website gebracht. Es ist schon merkwürdig, wie die Leute Dinge interpretieren. Der Artikel war hauptsächlich als Werbung für die Website gedacht, und das war eigentlich alles. Aber manche Leute haben ihn gelesen und beschlossen, ich bäte die ganze Welt um ein Heilmittel gegen Krebs. Ich habe einen Anruf von einem Homöopathen bekommen, und ein paar Leute haben Bücher und die Broschüre einer Krebsselbsthilfegruppe vorbeigebracht.

Also, Letzteres war eine absolut vernünftige Sache – vermutlich würde die Selbsthilfegruppe es geradezu als Fahrlässigkeit ihrerseits betrachten, wenn sie mir nicht mitteilen würde, was sie anzubieten hat. Aber das Problem mit all diesen Behandlungsmethoden ist, dass sie so widersprüchlich sind. Ihre einzige Gemeinsamkeit ist anscheinend die Überzeugung, dass sie helfen. So empfehlen manche eine strikt vegetarische Ernährung – aber es gibt eine Klinik in Südamerika, die behauptet, mit einer Diät aus dem Blut roher Leber sehr gute Ergebnisse erzielt zu haben. Andere empfehlen eine sehr fettarme Ernährung. Und dann ist da meine liebste Genesungsgeschichte:

Ein Mann hatte Krebs und kam zu dem Schluss, der Krebs fräße ihn auf und wenn er ihm etwas Attraktiveres zu essen gäbe, würde er ihn in Ruhe lassen. Also trank er täglich ei-

nen halben Liter extrafette Sahne. Er wurde ganz schön dick dabei, aber von dem Krebs hat er sich geheilt. Na ja, die meisten Leute würden es lächerlich finden, Sahne zu trinken, aber ich denke, es ist auch nicht blöder als die »regelmäßigen Kaffee-Einläufe«, die mir kürzlich empfohlen wurden.

Ich denke, es bleibt dem Schicksal überlassen. Manche Menschen werden wieder gesund. Dann führen sie es auf das zurück, was sie als Letztes getan haben, ob es sich dabei nun um Sahne, Kaffee, Gemüsesaft oder Gebete handelt. Falls ich wieder gesund werde, werde ich ein Buch darüber schreiben, wie ich mich vom Krebs geheilt habe, indem ich mir Vanilleschoten unter die Achseln gesteckt habe, und dann werde ich mal sehen, wie viele Exemplare ich davon verkaufen kann. Aber andererseits werde ich das natürlich nicht, weil ich es für falsch halte, den Menschen gefärbtes Wasser als Allheilmittel zu verkaufen.

Genug gewettert. Und nur, um das klarzustellen: Ich habe das alles schon hinter mir. Ich habe Tausende von Pfund bei verschiedenen Therapeuten gelassen und mein Leben ganz auf Tai-Chi, Meditation und streng vegetarische Ernährung ausgerichtet (drei Jahre lang). Es hat mich nicht vom Krebs geheilt, es hat mich nicht besonders befriedigt, und es hat mir das auswärts Essen vermiest.

In der letzten Broschüre, die ich bekam, heißt es, man müsse entweder überzeugt sein, dass man geheilt wird, oder verzweifeln. Ich sehe nicht ein, warum man das eine oder das andere sein muss: Ich bin keins von beiden.

Die Sahnegeschichte wurde für Weeze zu einer Art Mantra, etwas, das sie immer wieder zitierte. Es war ihre Art, ihr Tun zu rationalisieren. Auf Krebskranken lastet ein starker Druck, gegen ihre Krankheit aktiv zu werden. Ich denke, das ist der Grund, warum man so oft Dinge zu hören bekommt wie »nach einem tapferen Kampf gegen den Krebs«. Aber Weeze und ich haben das nie so empfunden; es gab keinen Kampf, da war nichts, womit man hadern konnte, nichts, was man auf die Nase boxen konnte, es war etwas, das sie akzeptierte und mit dem sie lebte. Aber auch wenn sie es akzeptierte, so gab sie sich doch nie geschlagen oder war fatalistisch; sie lebte einfach damit und ließ den Krebs nicht ihr ganzes Leben bestimmen. Sie war sich auch der Tatsache sehr bewusst, dass viele Leute die letzten paar Jahre ihres Lebens auf der Suche nach einem Heilmittel rund um die Welt jagen, ohne es je zu finden. Und was erreichen sie damit? Sie handeln sich bloß eine Achterbahnfahrt zwischen Hoffnung und Verzweiflung ein, vergeuden ihr letztes bisschen Zeit auf die Suche und verpassen dabei genau das, was das Leben lebenswert macht: die Menschen, die man liebt, und die Dinge, die man mit ihnen gern tut.

3. Mai

Der letzte Eintrag war nicht ganz fair all den Menschen gegenüber, die gern helfen wollen und sich wirklich Gedanken machen ... Ich entschuldige mich bei all denen, die ehrlich an die von ihnen empfohlenen Heilmittel glauben.

Als ich noch jünger war, verbrachte ich gelegentlich Stunden mit dem Versuch, Bleistifte durch reine Gedankenkraft zu bewegen. Ich war überzeugt, nur mein eigener Glaube, dass es unmöglich ist, hindere mich daran, das zu schaffen. Ich habe es bestimmt über 100-mal versucht. Vor ungefähr fünf Jahren habe ich etwas anderes probiert: Ich beschloss, ich könnte zumindest meinen eigenen Körper unter Kontrolle bringen, und ich versuchte zwei Monate lang immer mal wieder, die Härchen auf meinen Armen durch bloße Konzentration dazu zu bringen, dass sie sich aufrichteten bzw. anlegten.

Ein Teil von mir denkt immer noch, wenn ich nur wirklich, wirklich daran glauben würde, dass ich mich selbst heilen kann, dann könnte ich es auch. Aber, und das ist auch mein Problem mit der Religion, Glaube lässt sich nicht vortäuschen.

Ich möchte heute ein paar Worte über Tim einschieben. Ich war in letzter Zeit etwas down, und er ist so großartig. Er kennt mich so gut und weiß immer das Richtige zu sagen, um mich aufzumuntern. Manchmal tut es mir Leid, dass er sich in mich – ein ziemlich defektes Modell – verlieben musste, aber ich weiß, dass wir keine Wahl hatten. Als wir frisch verliebt waren, habe ich gesagt: »Das ist zu perfekt, irgendwas muss schief gehen – wie in ›Love Story‹!«

Hybris.

Die Götter sind eifersüchtig.

Das hat sie tatsächlich zu mir gesagt, und ich denke, ein kleiner Teil von ihr hielt das für den Grund, warum wir vom Unheil verfolgt wären, dass wir uns zu sehr liebten und dass es zu jeder Aktion eine gleich starke Reaktion geben müsste. Wenn unsere Liebe von so gewaltiger Schönheit war, dann musste zwangsläufig etwas Schreckliches passieren. Und so kam es ja auch.

Ich glaube, Weeze und ich, wir waren beide neidisch auf gläubige Menschen. Wir wollten beide verzweifelt glauben, dass da etwas sei, aber aus welchem Grunde auch immer konnten wir uns nicht über die Tatsache hinwegsetzen, dass es einfach nicht richtig plausibel schien. Ich habe auf der Universität drei Jahre Religion studiert und bin daraus als etwas hervorgegangen, was ich einen »hoffnungsvollen

Atheisten« nennen würde. Ich bin dabei auf nichts gestoßen, was ich als Zeichen dafür hätte nehmen können, dass Religion mehr als eine Erfindung oder eine Methode der sozialen Kontrolle oder seelische Stütze sei. Aber ich wünschte mir, dass es so wäre. Und im Rückblick kann ich sagen, dass ich letztes Jahr praktisch allnächtlich zu Gott gebetet habe, er möge etwas tun, eingreifen, alles wieder in Ordnung bringen, die Krankheit und den Schmerz verschwinden lassen. Ich habe ihn mit Tränen in den Augen angefleht, ich habe ihn angeschrien, wenn ich allein im Haus war, ich habe um Hilfe gerufen, ich habe meine Seele entblößt. Aber Weeze ist trotzdem gestorben. Na ja, vielleicht ist es uns nicht bestimmt, alles zu wissen, und die Dinge werden erst im Jenseits enthüllt, und vielleicht sitzt Weeze eben jetzt irgendwo auf einer Wolke, blickt auf die Erde herab und ruft mir zu: »Tim, es ist okay, es ist schön, so schön, dass ich tanzen möchte.« Ich hoffe, dass es so ist, aber von hier aus, aus der Düsternis der Trauer, ist es schwierig, den Sinn des Ganzen zu sehen, so etwas wie Glauben auch nur verstehen zu wollen. Ich bin nicht sicher, dass ich ihn jetzt noch will. Ich will nicht durch Trauer zu ihm gelangen, ich wäre bloß überzeugt, dass ich verrückt werde. Wenn du einen Plan für mich hast, lieber Gott, um mich in die Lage zu versetzen, deine Liebe und Herrlichkeit zu verstehen, könntest du bitte noch etwas warten, bis ich mich wieder etwas berappelt habe, damit ich dann nicht denke, ich hätte einen psychotischen Anfall?

8. Mai

Meine Stimmung ist wieder besser. Im Augenblick bin ich total glücklich, obwohl ich nicht so recht weiß, warum. Bestimmt sind die Reaktionen auf diese Website eine große

Hilfe – ich danke euch allen für die lieben Nachrichten und E-Mails. Tim und ich haben uns auch über eine Zukunft unterhalten, die nicht nur im Warten auf das Krankwerden besteht.

So lange ich zurückdenken kann, wollte ich gern ein Restaurant haben, und wir haben die letzten Tage darüber gesprochen und kennen ein paar Leute, die vielleicht in eines investieren würden ... Ich war mal eine Profi-Köchin und würde so gern – na ja, eigentlich alles auf der Welt machen.

Ich denke, dass vielleicht der Wunsch, Projekte zum Abschluss zu bringen, mich am Leben halten wird. Na ja, das ist auch keine schlechtere Theorie als Kaffee-Einläufe, schätze ich.

Es war wunderbar, mich für die Planung von so etwas wie unserem idealen Restaurant zu begeistern – ich habe mich richtig lebendig gefühlt. Woraus besteht das Leben schließlich, wenn nicht aus Dingen, auf die man sich freuen kann?

Später

Caitlin hat die mit Schrecken erwarteten Worte gesagt: »Aber du wirst doch nicht sterben, oder?« Es war merkwürdig – ich hatte das Gespräch sanft in diese Richtung gelenkt, aber als es so weit war, fühlte ich mich trotzdem völlig unvorbereitet. Ich habe sie gefragt, was passieren könnte, wenn es mir nie wieder besser geht. Dann habe ich gesagt, dass jeder irgendwann sterben muss, und dass ich, wenn es mir nie wieder besser geht, vielleicht eines Tages sterben werde. Sie war ein Weilchen still, und dann meinte sie: »Ich mag meine neue Schulmütze, Mami, du auch?«

Mir war wirklich zum Weinen, aber ich denke, es ist gut, dass die Möglichkeit meines Todes jetzt im Raum steht, und sie kann sie eine Weile auf sich wirken lassen und Fragen stellen, wenn sie so weit ist. Tim sah ein bisschen fertig aus, als ich ihm von der Unterhaltung erzählte.

Unsere Freundin Jane hat ein paar gute Bücher aufgetrieben, die ich mit ihr lesen kann und die die Vorstellung des Todes in einer für ihr Alter angemessenen Weise behandeln – eins über ein Blatt, eins über Dinosaurier und ein paar darüber, wie man mit seinen Gefühlen danach umgeht. Es ist gut zu wissen, dass sie als Hilfsmittel zur Hand sind, wenn wir sie brauchen. Ich hoffe, die langsame Gangart, mit der wir ihr die Informationen vermitteln, sorgt dafür, dass sie keinen allzu großen Schock erleidet.

Ich denke, es ist wie das meiste in der Erziehung – man tut sein Bestes, und dann, wenn sie 20 sind, geben sie einem die Schuld für alles und jedes.

Ich erinnere mich, wie niedergeschmettert ich war, als mir Weeze von dieser Unterhaltung erzählte. Ich floss über, wie ich es das ganze Jahr lang tat, wann immer ich über Caitlin nachdachte.

Sie ist jetzt meine ganze Welt, und das ist sie immer gewesen; von dem Moment, in dem die Hebamme zu mir sagte: »Tim, der Kopf kommt durch, möchten Sie Ihr Kind sehen?«, und ich dieses mandelförmige Stückchen blutige Kopfhaut zwischen Weezes Beinen auftauchen sah, war ich ihr völlig erlegen und ergeben.

Ich war einer von diesen sentimentalen Kerlen, die diese Erfahrung völlig umhaut.

Ab und zu treffe ich einen Typ, den es ebenso umgehauen hat wie mich, und dann steigern wir uns verstohlen in schmalzige Gefühlsduselei hinein, schwärmen von dem überwältigenden Glück, sein Kind zum ersten Mal im Arm zu halten und auf dieses schrumpelige Paketchen hinabzusehen, das einem ein Stückchen der eigenen Seele, des eigenen Herzens geklaut hat. Dann räuspern wir uns und reden weiter über Fußball. Deshalb macht es mich so fertig – meine Liebe zu Caitlin ist so übermächtig, dass ich es nicht hinnehmen kann, dass sie verletzt und Schmerzen leiden wird. Ich weiß, das ist das Leben und man kann und sollte sie nicht vor allem beschützen, aber verdammt noch mal, ich möchte es doch. Ich kann es nicht einmal ertragen, wenn wir im Park spielen und sie zu einem größeren Kind hingeht und es nicht mit ihr spielen will. Dann würde ich am liebsten rübergehen und es verprügeln, ihm eine ordentliche Tracht verpassen. Natürlich mache ich das nicht; es braucht also niemand Angst vor mir zu haben, eigentlich bin ich ganz nett.

Während meiner Schulzeit spielte ich im Rugby-Team der Schule mit. Einmal, so etwa mit 14, traten wir gegen einen unserer zahlreichen Erzfeinde an, und die Spieler der anderen Mannschaft sahen in unseren Augen alle riesig aus. Das war sowieso unser Standardkommentar, sobald wir die Gegenmannschaft zu Gesicht bekamen, egal, wer es war: »Die können nicht unser Alter sein, die sind ja riesengroß, der da drüben – der muss mindestens 30 sein.«

Bei diesem Spiel stürmte mein damaliger bester Freund, ein schottischer Junge namens Ged, gerade über den Flügel nach vorn, als einer der Gegenspieler ihn einholte und sich gar nicht erst mit Tackling aufhielt, sondern ihn einfach auf den Hinterkopf boxte. Ged fiel um wie ein Sack Kartoffeln. Nun, als Geds Vater, ein über 1,80 großer, finsterer Schotte, das sah, stürzte er auf den Platz und jagte hinter dem Angreifer seines Sohns her. Der arme Junge bekam die Panik – er wurde von einem wütenden Schotten gehetzt, der wiederum von einem Schiedsrichter, zwei Vätern der Gegenseite und ein paar von unseren verfolgt wurde. Es war ein einziges Chaos, aber verdammt, haben wir gelacht, und Ged lief knallrot an und rief immer wieder: »Nicht, Dad, nicht Dad, bitte!« Es gibt nichts Schlimmeres als Eltern, die deine Kämpfe für dich ausfechten. Aber jetzt, wo ich Caitlin habe, bin ich nicht sicher, dass ich mich zurückhalten könnte, irgendeine niederträchtige Korbballerin zur Strecke zu bringen, die meinem kleinen Mädchen gegenüber handgreiflich würde.

12. Mai

Mit 15 litt ich an einem mysteriösen postviralen Erschöpfungszustand, mit dem ich praktisch sechs Monate im Bett verbrachte. Ich ging ein Jahr nicht zur Schule und war völlig entkräftet und deprimiert. Heute denke ich, dass dies der Beginn meiner Krebserkrankung war. Jedenfalls, als es mir wieder besser ging, gab ich meiner älteren Schwester Dee ein Buch mit meinen Gedanken und Gedichten, die ich während meiner Krankheit aufgeschrieben hatte. Letzte Woche schickte sie mir diese Werke zu. Es ist merkwürdig, weil ich mich bei den meisten überhaupt nicht daran erinnern kann, sie geschrieben zu haben. Einige sind ganz deutlich das Werk einer 15-Jährigen, aber ich werde ein paar davon hier wiedergeben, weil sie einfach so prophetisch scheinen. Man muss dabei bedenken, dass ich erst neun Jahre später von dem Krebs in meinem Kopf erfuhr.

> *Etwas anderes hat meinen Geist in Besitz genommen,*
> *Kriecht wie eine schleimige Schnecke über die Windungen meines Hirns.*
> *Es tut nicht weh, aber ich kann es fühlen, wenn ich still bin.*
> *Ein Urkleister, der sich auf mein Inneres schmiert,*
> *die Nerven erstickt,*
> *meine Reaktionen dämpft,*
> *die Ritzen ausfüllt,*
> *eine undurchdringliche Gummischicht zurücklässt.*

Wie durchschlagend deine Argumente auch sein mögen, sie werden von meinem Gehirn abprallen.
Jeden Morgen bin ich irgendwie überrascht, festzustellen, dass ich nicht tot bin.
Die Farbtherapeutin hat meiner Mutter gesagt, ich dürfe kein Schwarz tragen, weil das deprimiert. Deshalb habe ich ein scharlachrotes Nachthemd an, das nicht zu meiner blauweißen Haut passen will. Mein Blut ist aus meinem Körper gewichen, und meine Mutter versucht, es wieder aufzumalen ...

Na ja, das ist mehr als genug davon. War ich nicht ein fröhliches Kind?

Um zu etwas Erfreulicherem zu kommen: Tim und ich sind gestern von unserem lokalen Fernsehsender, Meridian, für ein Feature interviewt worden, das sie über diese Website machen wollen. Es war ein bisschen nervenaufreibend, aber ich glaube, wir waren ganz gut. Caitlin scheint einfach alles hinzunehmen, was so passiert – sie fand es toll, vor der Kamera zu stehen. Mir geht es immer noch gut – war heute Morgen mit Caitlin beim Schulschwimmen, und es hat großen Spaß gemacht – habe mich wie eine normale Mutter gefühlt, die sich an der Begeisterung ihrer Tochter erfreut.

Ich glaube, das waren die Zeiten, die Louise in ihrem letzten Jahr am meisten genossen hat, die Gelegenheiten, wenn sie und Caitlin zusammen waren. Ich erinnere mich, wie ich einmal in die Küche kam, nachdem ich den Tag über irgendwo auswärts gearbeitet hatte, und den Raum voller Musik und Mehl fand. Meine beiden Damen tanzten wild umher, Weeze mit einer großen Rührschüssel in der Hand, in der sie beim Tanzen irgendetwas verquirlte, Caitlin mit einem dicken Springseil aus Teig. Ich stand gute zehn Sekunden in der Tür, bevor sie überhaupt merkten, dass ich da war, und dann streckten sie die Hände aus und luden mich zum Mittanzen ein.

Es tut gut, auf diese Zeiten zurückzublicken und sich an sie zu erinnern, denn als Louise sehr krank wurde, distanzierte sie sich oft von Caitlin, als ob es einfach zu schmerzlich sei, sie ins Zimmer kommen zu sehen und zu wissen, dass sie nicht mit ihr spielen konnte. Aber wenn es ihr gut ging, waren die beiden unzertrennlich. Ich erinnere mich, dass ich manchmal eifersüchtig darauf war, wie nahe sie sich waren, die Art, wie sie einander in die Augen sahen und eine unermessliche Fülle von Wissen und Gefühlen austauschten. Weeze sagte regelmäßig zu mir: »Heute hat sie es wieder getan! Sie hat mir die Worte geradewegs aus dem Kopf gepflückt.« Ein paar Mal habe ich das miterlebt. Caitlin sagte aus heiterem Himmel so etwas wie: »Sicher geht es Dee gut!« Und tatsächlich hatte Weeze gerade an ihre Schwester Dee gedacht. Ich denke, es ist vorstellbar, dass Kinder spüren können, woran man denkt, aber bei mir hat Caitlin das nie gemacht. Der einzige Mensch, mit dem ich so etwas je erlebt habe, war Weeze – natürlich. Je länger unsere Beziehung dauerte, desto öfter stellte ich fest, dass wir nur ein einziges Wort zu sagen brauchten, damit der andere einen ganzen Satz oder eine ganze Geschichte verstand. Ich wusste, wann sie mich anrufen würde. Ich bin sicher, dass viele Menschen das mit ihrem Partner erleben, aber es war wunderbar für mich, als ob jemand im gleichen Computernetz wie ich arbeitet, der in meine abgespeicherten Dateien hineinschnuppern kann und auf dessen Dateien ich ebenfalls Zugriff habe.

17. Mai

Die Zeit ist ein sehr elastisches Ding. Ich habe versucht, ein paar Sachen über meine Vergangenheit für Caitlin aufzuschreiben, und mich bemüht, nachzurechnen, wann wir wohin umgezogen sind, aber ich bin zu dem Schluss gekommen, dass die Fakten eines Lebens nicht wirklich wichtig sind. Wie man sich an Dinge erinnert, das wird zur Realität, ob es der Wahrheit entspricht oder nicht. Meine Gedanken und Gefühle zum Leben machen mich zu dem, was ich bin – ob etwas absolut wahr ist, hat letztlich nichts zu bedeuten.

Also notiere ich Erinnerungen und Gefühle, wie sie mir in den Sinn kommen, und sorge mich nicht um die Fakten. Eine der Sachen, an die ich mich erinnere, ist, wie beunruhigt ich mit neun oder zehn war, weil ich Schriftstellerin werden wollte und dachte, ich könnte nie eine werden, weil »meine Kindheit zu glücklich war«. Man hatte mir gesagt, dass große Kunst aus Leiden entsteht. Heute glaube ich, dass es nicht das Leiden ist, das einem zu schöpferischer Tätigkeit verhilft – es ist eher so, dass einem die Fähigkeit, zu schreiben oder zu malen oder irgendetwas anderes, durch harte Zeiten hindurchhilft. Nicht, dass ich das hier mit »großer Kunst« gleichsetzen will, aber es entspringt ganz sicher einem momentanen Schreibbedürfnis.

Gestern Abend waren wir zum Abendessen bei Freunden, und das andere Pärchen, das da war, wusste nicht, dass ich krank bin. Es war sehr nett, mal einen Abend mit anderen Leuten zu verbringen und über andere Dinge als mich zu reden. Wir haben uns wirklich gut über Musik und andere normale Dinge unterhalten. Es kam mir vor, als ob ich einen Abend frei hätte – vor allem, weil keine heiklen Fragen aufkamen – und einfach nur als Mutter akzeptiert würde.

Im Moment ist eine dieser Phasen, in denen ich mich so gut fühle, dass es schwer zu glauben ist, dass ich krank bin, und ich mir folglich wie eine Hochstaplerin vorkomme. Am Freitag habe ich Caitlin zu einer Geburtstagsparty gebracht und musste einer anderen Mutter dort erzählen, dass ich krank bin, und es klang so lächerlich aus meinem Mund. Ich glaube allerdings, dass ich etwas besser darin werde, es Leuten zu erzählen, und wenn ihnen nach dem ersten Schock klar wird, dass ich nicht in Tränen ausbrechen werde, entspannen sie sich. Andererseits werden Tim und ich diese Woche im Fernsehen über die Website sprechen, also brauche ich es den Leuten wahrscheinlich bald gar nicht mehr selbst zu erzählen.

Und damit fing der Medienkram an. Es war unser lokaler Nachrichtensender, der zu uns kam, und sie waren alle nett und freundlich, aber aus irgendeinem Grund war ich ungeheuer nervös. Sie bauten alles in der Küche auf, und wir wurden beide interviewt. Dann machten sie ein paar gestellte Aufnahmen von mir und Weeze bei alltäglichen Beschäftigungen, wobei ich so tun musste, als ob ich spülte, und Louise so tat, als ob sie mir eine Tasse Tee zubereitete. Also für jemanden, der schon als Berufsschauspieler auf der Bühne gestanden und Regie geführt hat und Schauspielunterricht gibt, lieferte ich einen der hölzernsten Auftritte ab, die man je im Fernsehen zu Gesicht bekommen hat. Man hätte denken können, sie hätten mir eine Stange in den Rücken geschoben und mir gesagt, ich solle mich wie ein Roboter bewegen, während Weeze, die immer behauptete, schüchtern und gehemmt zu sein, wenn es ums Theaterspielen ging, regelrecht aufblühte und einen improvisierten Auftritt hinlegte, auf den Peter Brook stolz gewesen wäre.

Als die Sendung ausgestrahlt wurde, hatte ich ein Termin bei jemandem zu Hause, wo zufällig gerade genau dieses Programm lief. Die Frau, mit der ich noch Augenblicke vorher auf sehr geschäftsmäßigem Niveau geredet hatte, sah das Stück und fing an zu weinen. Das bereitete der Besprechung ein ziemlich plötzliches Ende, und ich fühlte mich den ganzen Nachhauseweg deprimiert. Ich war wütend auf den Krebs. Ich hasste die Tatsache, dass er mein Leben auf so vielerlei Weise vermasselte. Nicht nur in der offensichtlichen Weise, sondern weil er eine so alles durchdringende Wirkung hatte – jeder Aspekt meines Lebens war von ihm angesteckt. Ich flehte und betete nur um ein normales Leben, mit einer Frau, die gesund war, und einer Zukunft, die nicht voller düsterer Wolken hing.

18. Mai

Ein merkwürdiger Vormittag. Ich war bei zwei Bestattern, um meine Beerdigung auszusuchen/zu arrangieren/zu bezahlen. Der erste war reizend und hatte Sinn für Humor. Der Sohn wird sich um meine Beerdigung kümmern, weil der Vater allergisch gegen Pferde ist! (Jawohl, ich will es ganz dramatisch haben.) Die zweite Firma war grässlich; ich kam mir vor wie in einem spießigen 50er-Jahre-Wohnzimmer. Ich und meine Freundin Jane, die zur Gesellschaft mitgekommen war, konnten gar nicht schnell genug wieder rauskommen.

Letztlich habe ich mich jedenfalls für die große Show entschieden: Leichenwagen mit Glaswänden, der von einem mit schwarzen Federn geschmückten Pferdegespann gezogen wird, und ein mit lila Velours bezogener Sarg. Ich habe gelernt, dass es unterschiedliche Sargformen gibt, körperbetontere und rechteckige, und mich für letztere entschieden. Sie haben auch »grüne« Särge aus Pappe, die, wie sie sagten, ganz okay sind, solange es nicht regnet ... Man darf gar nicht darüber nachdenken. Und die Familie wird in zwei Rolls-Royce aus den 1950ern hinterherfahren. Alles sehr theatralisch, aber wenn man sich schon beerdigen lässt, kann man es schließlich auch stilvoll tun. Den größten Teil des Vormittags ging es mir gut dabei, außer als wir über die Blumen sprachen und ich plötzlich das Bild vor mir sah, wie Tim und Caitlin Blumen auf den Sarg legen.

Ich weiß, die meiste Zeit wirke ich sehr nüchtern, was die ganze Sache angeht, aber es muss mal gesagt werden, dass ich eigentlich nicht sterben möchte ...

Und ich möchte nicht, dass du tot bist. Ich kann es nicht ertragen. Diesen Eintrag zu lesen zerreißt mir das Herz. Ich kann die Tränen nicht aufhalten, sie fließen und fließen und fließen. Inzwischen habe ich die Blumen auf den Sarg meiner Frau gelegt. Eine einzelne schwarze Rose von mir, eine einzelne weiße Rose von Caitlin. Ich sage euch, es gibt keine schwerere Aufgabe, nichts, was den Geist so völlig lähmt. Es ist wie ein Betäubungsmittel für die Sinne, zu intensiv, als dass man es richtig aufnehmen könnte. Die Tatsache, dass sie alles vorab regelte, war so typisch für sie. Selbst nach ihrem Tod kümmerte sie sich noch um mich. Als ich am Tag nach ihrem Tod beim Bestatter war, las man mir die Anweisungen vor, die sie hinterlassen hatte, und derjenige, der sie damals aufgenommen hatte, hatte sie offenbar Wort für Wort niedergeschrieben, so klar und deutlich hörte ich sie aus dem Grab zu mir sprechen.

Mann, oh Mann, das ist schon eine harte Methode, dieses dumme Buch zu schreiben. Ich wünschte, ich hätte das Tagebuch vorher gelesen, dann würde es sich nicht jedes Mal, wenn ich zu ihrem nächsten Eintrag blättere, anfühlen, als ob mir ein Ziegel auf den Kopf fällt, und dabei sind wir erst beim Mai.

Tims Seite, 19. Mai

Ein dumpfer Schmerz breitet sich in meiner Brust aus, wenn ich an die Vergangenheit oder an die Zukunft denke. Er wird langsam stärker, steigt durch meine Kehle hoch, kriecht wie ein langsamer Schauder mein Gesicht hinauf, bis er die Augen erreicht. Ich weiß, dass Tränen den Schmerz mildern, diese Intensität der Trauer wegspülen würden, aber ich will nicht weinen, jetzt noch nicht. Es wird später noch genug Tränen geben, um die ganze Welt reinzuwaschen, aber im Moment will ich einfach über die Runden kommen. Ich will es genießen, mit Weeze zusammen zu sein.

Der Interviewer von unserem Lokalsender hat mich gefragt, wie es uns gelingt, so guten Mutes und so positiv zu bleiben. Und ich antwortete: »Ich will einfach keine Zeit verschwenden. Wenn ich nur noch eine begrenzte Zeit mit Louise habe, möchte ich sie nicht damit vergeuden, Trübsal zu blasen, ich will wirklich mit ihr zusammensein, mit ihr lachen, sie festhalten, sie lieben. Wenn wir von jetzt bis dahin nur weinen würden, würde es sich anfühlen, als ob der Trauerprozess schon angefangen hätte, noch bevor ich etwas verloren habe.« Okay, ich hab es nicht ganz so klar rübergebracht, aber das ist das, was ich sagen wollte.

20. Mai

Tut mir Leid, wenn dieser letzte Eintrag irgendjemanden zu sehr runtergezogen hat – ich bin froh, dass ich es erledigt habe, aber dieser Bestattungskram war schon recht unheimlich; ich habe mich danach die letzten beiden Tage emotional ziemlich ausgepumpt gefühlt. Heute Abend gehen Tim und ich zum ersten Mal seit einer Ewigkeit alleine essen, um überhaupt mal darüber zu sprechen, wie es uns geht und ob wir irgendwelche Hilfe im Haushalt oder so was organisieren müssen, weil ich im Moment ziemlich oft umfalle.

Über Tims letzten Eintrag musste ich weinen. Seht ihr, was ich damit meinte, dass unsere Liebe zu vollkommen ist, um von Dauer zu sein? Es ist wirklich wie im Märchen ... wie bei Romeo und Julia. Manchmal wünschte ich, er hätte sich in eine Frau verliebt, die gesund wäre und ihm nicht solchen Kummer gemacht hätte. Er übt gerade auf der Gitarre - »All My Life« von den Beatles. Er übt es, weil es mein Lieblingslied ist, damit er es für mich spielen kann. Ich singe so gern mit ihm. Wir sitzen in der Küche und schmettern alles Mögliche – das gehört zu den nettesten Dingen, die man mit jemand zusammen tun kann. Ich singe nicht gut, aber unheimlich gern, und er hat eine tolle Stimme. Als wir frisch verliebt waren, langweilte ich meine Familie zu Tode, indem ich ihnen dauernd erzählte, wie genial er ist, und jetzt ist mir danach zu Mute, euch damit ebenfalls zu Tode zu langweilen, aber ich werde es lassen. Stattdessen werde ich gehen und etwas Make-up auflegen und ihm beim Abendessen in einem netten Restaurant tief in die Augen schauen und ihm sagen, wie sehr ich ihn liebe.

Ich sollte hier mal auf ein Gespräch eingehen, das ich mit einem Freund darüber hatte, wie ich mich selbst sehe. Wie viele Teenager sah ich meinen Körper schrecklich kritisch. Ich fand mich zu fett, zu hässlich, meine Haare komisch, ich hatte Pickel, das Übliche halt ... Aber als ich mit Weeze zusammen war, war das alles weg. Bei ihr fühlte ich mich schön. Nicht sehr männlich, aber sie gab mir das Gefühl, toll und schön und sexy zu sein. Zum ersten Mal im Leben schämte ich mich nicht dafür, wie ich aussah, ich konnte nackt im Haus rumlaufen, ohne mich befangen fühlen zu müssen. Und was war es, was mich schön machte? Na ja, die Liebe, denke ich. Weeze hat mich so sehr geliebt, dass jedes kleine Stückchen von mir genauso geliebt und akzeptiert wurde, wie es war. Genauso fiel es mir schwer, irgendeinen Fehler an Weeze zu finden. Ich weiß, dass sie nicht der schönste Mensch war, der je erschaffen wurde, aber für mich war sie das.

Seit Weeze gestorben ist, sind all diese alten Unsicherheiten zurückgekehrt; es ist, als ob ich wieder 15 wäre, dabei bin ich doch fast 30. Es ist schlimm genug, sich als Junge mit so einem Blödsinn herumschlagen zu müssen, aber in diesem Alter ist es einfach nur lächerlich, viel zu energieraubend und stressig.

21. Mai

Ich fühle mich fantastisch. Tim und ich hatten gestern einen wirklich großartigen Abend, und ich fühle mich wieder motiviert, was mein ganzes Leben angeht. Wir werden versuchen, eine Hilfe zu bekommen, die mir im Haushalt zur Hand gehen und sich über die Sommerferien um Caitlin kümmern kann, und ich werde in meine Dunkelkammer zurückkehren. Nach New York und Frankreich war ich von meinen Bildern etwas frustriert, aber ich glaube, das hat damit zu tun, dass ich mit Gebäuden nichts anfangen kann – Menschen sind mir viel lieber. Außerdem werden wir das Haus renovieren. Und ich werde Caitlin einen Holzkasten bauen, um besondere Dinge hineinzutun.

Ich habe heute Morgen zwei Stunden in der Dunkelkammer verbracht, ohne umzufallen – allerdings blutete meine Nase auf ein paar Abzüge, bevor ich überhaupt merkte, dass ich Nasenbluten hatte. Trotzdem fühlte es sich gut an, wieder in der Dunkelkammer zu sein – ich denke, es war vielleicht mehr eine mentale als eine körperliche Hürde.

Das war eines der konstruktivsten Gespräche, die wir während dieses ganzen Jahres hatten, weil es tatsächlich eine Menge Müll aus dem Weg schaffte. Was immer gut ist. Wenn man mit dem Tod konfrontiert ist, wird es oft sehr schwierig, irgendwelche Probleme zu diskutieren, ohne dass schließlich einer so was sagt wie: »Ja, ich weiß, aber es ist ja alles egal, es ist sowieso alles sinnlos, weil du sterben wirst.« Beziehungsweise: »... weil ich sterben werde.« Je nachdem, wer gerade spricht. Aber wir schafften es, über all die kleinen Probleme zu sprechen und Weeze zu motivieren, wenn auch nur für kurze Zeit. Ich machte mir wirklich Sorgen, wenn sie nicht beschäftigt oder kreativ war. Ich glaube, es hatte mit dem Gefühl zu tun, dass, solange sie kreativ tätig war, die ganze Sache noch einen Sinn hatte, es alles etwas bedeutete. Vielleicht hegte ich auch ein bisschen die Hoffnung, solange sie noch kreativ tätig war und arbeitete, könne sie nicht sterben, aber natürlich konnte sie das und tat es auch.

25. Mai

Ich habe eine Ohrenentzündung, was vielleicht auch der Grund ist, warum ich so oft umfalle – ich bin heute Nachmittag im Guy's Hospital, weshalb ich dies hier später weiter schreiben werde. Mir fiel nur gerade ein, dass ich schon lange nichts mehr geschrieben habe, deshalb wollte ich schnell »Hi!« sagen. Diese Website ist mir sehr wichtig; ich finde es so schön, dass mir Menschen aus aller Welt Mut machen. Ich möchte heute auch meine Schwester Dee erwähnen, die gerade an einem »Walk« für die Krebsforschung teilgenommen hat. Sie hat sich selbst gerade erst von dieser Krankheit erholt; deshalb war es eine tolle Leistung, dass sie bei diesem Walk mitgemacht hat. GUT GEMACHT, DEE!

Es ist schon merkwürdig, dass beide Schwestern gleichzeitig Krebs hatten. Dee und George, meine Schwägerin und ihr Mann, gehören zu den nettesten, freundlichsten und lustigsten Menschen, die ich kenne, obwohl sie ständig im Schatten drohender Katastrophen leben. Dee hat Krebs, der zurzeit in Remission ist, und George ist herzkrank, trotzdem machen sie immer weiter, stehen die Dinge durch und strahlen dabei so viel Liebe aus. Die Menschen sind schon erstaunlich, nicht wahr?

26. Mai

Also, der Termin gestern war okay, wenn auch etwas anstrengend. Der Vorteil des unheilbar Krankseins ist der, dass man sich keine Sorgen um schlechte Nachrichten machen muss, wenn man zu Kontrolluntersuchungen geht – was können sie einem schon noch Schlimmeres mitteilen? Wie die Dinge liegen, sieht es nicht allzu schlecht aus. Ich habe eine Ohrenentzündung, und mein Ohr wird dafür weiterhin anfällig bleiben, weshalb Professor Gleeson angekündigt hat, dass er mir eine Art Öse einsetzen will, wenn diese Entzündung ausgeheilt ist. Ansonsten haben wir über Kameras und dergleichen gesprochen – ich habe ein paar Fotos von seinen Händen gemacht. Chirurgen, Pianisten, Künstler ... all diese Menschen haben faszinierende Hände. Gute Zauberkünstler oder Taschendiebe vielleicht auch. Das Anstrengende an einem Termin bei Guy's ist, dass ich jedes Mal die Last all meiner früheren Besuche dort auf mir spüre. Sobald ich an der London Bridge aus der Bahn steige, muss ich daran denken, wie oft ich zu Untersuchungen, zur Chemotherapie, zur Strahlentherapie, überaus traumatischen Gesprächen mit ganzen Ärzteteams ... na ja, all diesen Dingen halt, dort war.

Andererseits bin ich erleichtert, dass ich nicht zur Behandlung komme. Das mag etwas merkwürdig klingen, aber so ist es.

28. Mai

Gestern Abend war ich mit ein paar Freunden im Restaurant und mir war so sehr zum Weinen zu Mute wie schon seit einer Ewigkeit nicht mehr. Tim und ich waren in dem Film ›Notting Hill‹ gewesen, und ich habe mich sehr stark mit der Frau im Rollstuhl identifiziert. Sie spricht über die Willkür des Schicksals und auch darüber, wie viel Glück sie in vieler Weise hat – vor allem wegen der wunderbaren Beziehung zu ihrem Mann.

Jedenfalls gingen wir vom Kino geradewegs in ein überfülltes Restaurant, wo eine Freundin von uns ihren Geburtstag feierte. Sie sahen alle so jung und lebendig aus. Ich fühlte mich völlig abgeschnitten und ungefähr fünfzig Jahre älter als alle anderen, die da waren. Ich kämpfte den halben Abend darum, nicht zu weinen, aber ich wusste, dass ich mich zu Hause noch schlechter fühlen würde, deshalb blieb ich und aß und trank und lachte, bis es mir besser ging. Aber als ich nach Hause kam, schaltete ich diesen Computer ein und tippte einen ganzen Absatz nur »Wie lächerlich«.

Wir hatten beide das akute Gefühl, uns auf einer ganz anderen Wellenlänge zu befinden als unsere Freunde und Altersgenossen. Wir hätten ein Leben der Entfaltung und der Gesundheit führen, unserem kleinen Mädchen beim Großwerden zusehen und sie verhätscheln sollen. Stattdessen lebten wir praktisch fünf ganze Jahre lang im Niemandsland des Todes. Es war nicht so, dass wir erwachsen und weise oder reifer wurden, es war einfach so, dass wir uns mit einer Tragödie auseinander setzen mussten, mit der niemand sonst, den wir kannten, konfrontiert war. Um uns herum wimmelte es von Menschen, die einfach nur versuchten, mit ihrem Leben zu Rande und mit sich selbst ins Reine zu kommen und Spaß am Leben zu haben, und mittendrin waren wir, allein und verzweifelt bemüht, einander angesichts der Katastrophe beizustehen. Und dieses Gefühl der Entfremdung hält immer noch an. Ich bin 29 und Witwer. Irrsinn. Es muss noch andere meiner Sorte da draußen geben, aber im Moment fühlt es sich wirklich einsam an. All meine Freunde leben immer noch wie zu College- oder Schulzeiten; alles dreht sich nur ums Trinken, ums Frauen- oder Männeraufreißen, ums Abhängen und all den Mist. Und ich bin ein allein erziehender Vater, der um seine tote Frau trauert und sich fragt, wo der Sinn des Ganzen liegt.

Ich will meine Frau zurück und alles wieder so haben, wie es war.

29. Mai

Nun, ich habe gestern mein erstes Zugeständnis ans Kranksein gemacht und einen Handgelenkschoner gekauft. Ich bin in letzter Zeit immer öfter umgekippt (bis zu zehnmal an manchen Tagen), also muss ich es wohl doch langsam mal zur Kenntnis nehmen. Irgendwie scheine ich dabei immer auf die linke Hand zu fallen und das Handgelenk fing langsam an wehzutun, also legte ich mir einen coolen Skateboard-Handgelenk-Schützer zu, den ich jetzt ständig trage. Damit fühle ich mich viel sicherer. Außerdem sind wir dabei, etwas Hilfe im Haushalt zu organisieren, sodass ich eigentlich nicht mehr sehr viel allein bin.

Es fühlt sich wie ein großer Schritt an. Ich meine, in die-

sem Tagebuch sinniere ich über meine Sterblichkeit, aber jetzt fange ich an, praktische Dinge in meinem Leben zu verändern, weil ich krank bin. Bisher hatte ich eigentlich noch gar keine Zugeständnisse gemacht – weil ich mich nicht wirklich krank fühlte. Aber in letzter Zeit ist mir klar geworden, dass ich keinerlei Vertrauen mehr in meine Stabilität habe. Ich trage Caitlin überhaupt nicht mehr auf dem Arm, und ich rufe nach Tim, wenn ich aus der Badewanne steige. Vor ein paar Tagen saß Caitlin in der Badewanne und versenkte ein Schiffchen, mit dem sie spielte. Sie sagte, es sei tot, deshalb begrub sie es unter ein bisschen Badeschaum. Dann sagte sie: »Lasst uns beten. Lieber Gott und Jesus, bitte gebt uns das Schiffchen wieder, weil wir es vermissen.« Wozu ich bemerkte: »Aber wenn etwas wirklich tot ist, kann es doch nicht wiederkommen, oder?«

»Jesus ist gestorben, und er ist wiedergekommen; wenn Gott also will, kann er jemanden zurückbringen.«

Danke Religion. Danke Schulgottesdienst. Ich habe ihr erklärt, dass manche Menschen an Gott glauben und andere nicht, aber sie betet in der Schule, also ... Ich weiß nicht, vielleicht mache ich mir zu viele Gedanken um alles.

Um zu etwas Fröhlicherem zu kommen: Es sind Schulferien und das Wetter ist fabelhaft, also werden wir schöne Familienferien haben und eine Menge Picknicks veranstalten. Ich empfehle euch allen, das Gleiche zu tun. Jetzt gehe ich und lege mich in den Garten ...

Eines Tages um diese Zeit ging Weeze auf die Terrasse hinaus, um ein Sonnenbad zu nehmen, und ich gab ihr einen Kuss und ging rauf in mein Büro. Ich war unruhig und konnte mich nicht aufs Schreiben konzentrieren, also zog ich meinen Stuhl ans Fenster, öffnete es und ließ mir die warme Brise ins Gesicht wehen, während ich hinuntersah und meine Frau beobachtete. Ich sah sie gern an, wenn sie nicht wusste, dass ich da war. Nicht aus irgendeiner Art von krankhaftem Voyeurismus, ich sah ihr nur einfach gern zu. Ich stützte meinen Kopf auf die Arme, die ich aufs Fensterbrett gelegt hatte. Ohne es recht zu merken, begann ich zu weinen und zu schluchzen, bis die Tränen mein Hemd durchweichten. Ich sah auf sie hinunter, und sie war so schön, aber ich konnte nicht anders, als sie mir tot vorzustellen. Es traf mich wie ein Hammer. Ich wusste genau, dass ich irgendwann so auf Weeze hinuntersehen würde und sie würde tot sein. Und dann flippte ich fast aus, als mir klar wurde, dass sie sich seit einer ganzen Weile nicht mehr bewegt hatte. Ich bekam plötzlich die Panik, sie wäre dort unten einfach entschlummert. Ich stand auf und rannte nach unten. Ich sah sie durch das Küchenfenster, und sie hatte sich immer noch nicht bewegt. Ich war voller Entsetzen – war sie mir weggestorben, würde ich zu ihr hingehen und sie erkaltet finden? Ich konnte einfach nicht rausgehen und sie anfassen, deshalb rief ich leise nach ihr, aber sie antwortete nicht. Ich rief etwas lauter, und da bewegte sie sich. Ihr Kopf drehte sich in Richtung Haus, sie lächelte und sagte: »Ja, Schatz? Alles in Ordnung?« Ich lief zu ihr nach draußen und nahm sie in die Arme und schluchzte. »Was ist denn los?«, fragte sie, aber ich bat sie nur, mich im Arm zu halten. Es war, als ob sie gestorben und dann zu mir zurückgekommen wäre, es war eine solche Erleichterung. Aber es machte mir klar, dass sie irgendwann nicht mehr aufwachen würde.

KAPITEL 6

2. Juni

Gestern waren wir bei meiner Schwester Dee und ihrer Familie, George, Harry und Twig. Wir wollten einen Strauch in ihrem Garten pflanzen, der sie immer an mich erinnern soll. Es war eine gute Sache, und Caitlin und alle anderen halfen, sodass es sich nicht zu düster und bedeutungsschwer anfühlte.

Manchmal habe ich das Gefühl, ein Teil von mir glaubt vielleicht, je mehr Vorbereitungen ich für meinen Tod treffe, desto unwahrscheinlicher wird es, dass es wirklich passiert. Als Tim und ich versuchten, schwanger zu werden, und ich fast jeden Monat einen Schwangerschaftstest machte, habe ich einmal zehn Packungen Tampons im Sonderangebot gekauft – nach dem Motto: Wenn ich mich wirklich damit abfinde und mich auf meine Regel einstelle, kommt sie diesmal vielleicht nicht. Es hat funktioniert – wir bekamen Caitlin. Dann, vor ihrer Geburt, sagten alle, das erste Baby käme meistens mit Verspätung, und dabei war ich so erpicht darauf, dass sie endlich käme, also beschlossen wir, uns gar nicht vorzubereiten – die Krankenhaustasche blieb ungepackt, wir hatten keine Windeln im Haus –, und es funktionierte, sie kam zu früh.

Also bestünde jetzt, wenn ich die Welt mit Andenken an mich fülle, die kosmische Ironie darin, mich am Leben zu lassen ...

3. Juni

Caitlin hatte gestern ihre Routineuntersuchung für Dreieinhalbjährige, bei der die körperliche und geistige Entwicklung kontrolliert wird. Ich war in letzter Zeit so mit mir selbst beschäftigt, dass ich über ihre allgemeine Entwicklung gar nicht richtig nachgedacht habe. Tim ist da besser – ihm war schon vor einiger Zeit aufgefallen, dass ihre Aussprache ziemlich lausig ist, anscheinend aufgrund der Tatsache, dass ihre Schneidezähne vorstehen, weil sie immer noch mit Schnuller schläft. Jetzt nicht mehr. Wir haben sie gestern alle weggeschmissen. Ich fühlte mich mies, ihr ihren wichtigsten Trostspender wegzunehmen, obwohl es auf lange Sicht besser für sie ist. Letzte Nacht hatte sie es jedenfalls ziemlich schwer. Im Nachhinein tut es mir so Leid, dass ich ihr überhaupt je einen gegeben habe.

Ich glaube, einer der Gründe, warum es mir so schlimm vorkam, war der, dass Caitlin, wie sie sich weinend im Bett wälzte, mich an meine eigene Entwöhnung von den morphinhaltigen Schmerzmitteln vor ein paar Jahren erinnerte. Nachdem ich das erste Mal krank war, wurde ich völlig abhängig von einem Medikament namens Palfium, und der Entzug war wirklich schlimm. Natürlich ist Caitlin nicht körperlich abhängig von ihrem Schnuller, aber es erinnerte mich einfach an eine der schwersten Sachen, die ich je durchgemacht habe. Die Entwöhnung fiel mir sehr schwer, und am Anfang schien mir das Ganze etwas sinnlos, wenn ich sowieso wieder krank werden würde, aber in Wirklichkeit war es sehr wichtig, wieder einen klaren Kopf zu bekommen, um mit meiner derzeitigen Situation umgehen zu können. So war es doch zum Besten.

Caitlins Beziehung zu Weeze war immer sehr intensiv. Von dem Augenblick an, in dem sie zum ersten Mal an Weezes

Brust trank, waren sie in einer Weise verbunden, die ich mir nur vorstellen kann. Bis in die letzten Monate suchte Caitlin immer bei Weeze Trost und Rat. Papa war der große, spaßige Kerl, der herumalberte und mit komischer Stimme sprach. Ich machte mir große Sorgen, dass sie die Beziehung, die sie zu Weeze hatte, nie auf mich übertragen würde und das Gefühl haben würde, sich an niemanden mehr halten zu können, wenn Weeze nicht mehr da wäre. Solange Weeze gesund genug war, brachten wir Caitlin abends abwechselnd ins Bett. An Weezes Abenden hüpfte Caitlin fröhlich ins Bett, blickte anbetend in die Augen ihrer Mutter auf und plapperte aufgeregt darüber, welche Gutenachtgeschichte sie hören wollte. An meinen Abenden schrie Caitlin, trat nach mir und brüllte nach Weeze, bis es mir endlich gelungen war, sie auszuziehen und ins Bett zu stecken, wo sie sich dann schließlich erschöpft und trostbedürftig einkuschelte.

Das verursachte mir geradezu körperliche Übelkeit, nicht wegen der Sache an sich, da ich von verschiedenen Freunden gehört hatte, dass viele Kinder sich dem einen oder anderen Elternteil gegenüber so verhalten, sondern wegen dem, was auf uns zukam. Wenn wir uns nicht zu einem Team zusammenraufen konnten, würde die Zukunft noch schwerer werden. Außerdem tat und tut mir das Herz weh vor Liebe zu Caitlin – auch wenn sie, während ich dies schreibe, gerade die Dusche aufgedreht und den Badezimmerboden sowie die Küchendecke darunter ruiniert hat. Sie ist das Kostbarste, was mir je begegnet ist, und dafür bin ich wirklich dankbar, aber die Verantwortung, die Anstrengung, sie nicht zu verkorksen, sind gewaltig. Manchmal möchte ich mich nur hinsetzen und darüber weinen, was uns passiert ist. Aber ich kann es nicht. Ich bin verzweifelt bemüht, vor ihr nicht die Fassung zu verlieren. Natürlich, wie ich eilends hinzufügen möchte, weiß ich, dass das verkehrt ist, aber es ist eben so ein Vatertick – man möchte für seine Kinder immer stark sein. Ich weiß, dass das großer Blödsinn ist, aber es ist einfach so, es ist das, was ich fühle.

Louises Palfium-Abhängigkeit war die wohl traumatischste Zeit unserer Ehe. Sie bekam es für irgendwas verschrieben, ich weiß gar nicht mehr, für was genau – Kopfschmerzen oder die Schmerzen von der Strahlentherapie oder ihre Endometrioseschmerzen oder irgendwas. Jedenfalls, da man sie sowieso für unheilbar hielt, verschrieben ihr die Ärzte damals Palfium gegen die Schmerzen. Soweit ich es verstanden habe, ist das eine stark abhängig machende Droge, ähnlich wie Heroin, die gegen bestimmte Schmerzen sehr wirksam hilft. Jedenfalls wurde Weeze süchtig danach, und zwar gründlich.

Das Beängstigende daran war, dass ich nicht erkannte, wie stark die Sucht war, bis es längst zu spät war – vor allem, weil sich ihre Persönlichkeit nicht besonders veränderte, wenn sie es nahm. Aus irgendeinem Grund dachte ich, dass Süchtige mal auffallend angespannt und dann wieder ganz entspannt wären. Aber Weeze war immer noch Weeze. Dass wir ein echtes Problem hatten, merkte ich zum ersten Mal eines Samstagabends, als Weeze klar wurde, dass sie nicht genug von dem Medikament übrig hatte, um über den Sonntag zu kommen, und dass es sehr schwierig werden würde, ein so strikt verschreibungspflichtiges Medikament am Wochenende zu bekommen. Sie wurde nervös und ärgerlich, und ich fand sie mitten in der Nacht hin- und herschaukelnd im Badezimmer, wo sie die Wände hochging. Ich erinnere mich, wie ich in scherzhaftem Tonfall zu ihr sagte: »Nun, das sieht aber gar nicht so gut aus, nicht wahr?«

Selbst zu dem Zeitpunkt konnte sie noch lachen, und ich wickelte sie in einen Bademantel und redete ihr die ganze

Nacht über gut zu. Da öffnete sie sich schließlich und weinte und weinte. Sie hatte die angegebene Dosis um das Dreifache überschritten. Sie fraß das Zeug geradezu in sich hinein – es war für sie eine Krücke geworden, die ihr durch den Tag half.

Wir baten um Hilfe, und man schickte uns zu unserer örtlichen Suchtberatungsstelle, wo wir plötzlich eine ganz neue Seite unserer schläfrigen Kleinstadt zu sehen bekamen. Bei unserem ersten Besuch lief ein Junkie wild schreiend in der Eingangshalle umher und übergab sich schließlich auf den Teppich. Weeze hasste es, dahin zu gehen; sie hasste es, mit der Art von Leuten, die dort herumliefen, in Verbindung gebracht zu werden. Sie war abhängig geworden, ohne die Gefährlichkeit des ihr verschriebenen Medikaments zu kennen, während sie hier von Crack- und Heroinsüchtigen umgeben war.

Wir fingen ein Programm an, um die Dosis langsam immer weiter zu reduzieren. Es dauerte drei Monate, in denen sie eine große Willenskraft aufbringen musste. Unsere Beraterin sagte uns damals, es sei eine der Drogen, die am schwersten aufzugeben wären, aber sie schaffte es. Sie zitterte, sie schrie, sie weinte, und sie schaffte es. Und sie hörte nie auf, Weeze zu sein, sie wurde nie wütend auf mich, sie war immer die perfekte Mutter, sie hielt alles am Laufen und besiegte ihre Sucht. Sie war eine starke, starke Frau.

4. Juni

Ich habe gerade den Eintrag von gestern gelesen. »Klarer Kopf« – Ha! Heute fällt es mir schon schwer, bloß in der Senkrechten zu bleiben. Mein Kopf fühlt sich alles andere als klar an. Benommen und schwindelig und kribbelig wäre eine wesentlich bessere Beschreibung. Ich fühle mich so außer Kontrolle, was mich sehr frustriert. Gestern Abend hatte ich ein, zwei Minuten lang Krämpfe in der rechten Gesichtshälfte, was ziemlich beängstigend war, weil ich nicht wusste, ob es wieder aufhört oder nicht. Hat es dann aber, und jetzt fühlt es sich okay an (immer noch taub, aber ich habe meine Muskeln unter Kontrolle).

Als wir noch dachten, mein Krebs wäre vielleicht in Remission, pflegten Tim und ich uns jedes Mal, wenn ich Nasenbluten oder Kopfschmerzen hatte, gegenseitig zu beruhigen, indem wir so was sagten wie: »Keine Sorge, es ist wahrscheinlich nur ein Infekt/die Hitze/Schlafmangel etc. etc.« Jetzt umarmen wir uns und sagen: »Keine Sorge, es ist bestimmt bloß der Krebs.« Zumindest gibt es nichts mehr, wovor wir Angst haben müssten.

Nach einem Tag, der praktisch nur aus dauerndem Umfallen bestand, kann ich darüber nur noch lachen – es kommt mir vor, als ob ich in irgendeiner verrückten Slapstick-Komödie mitspiele. Ich habe den Abend damit verbracht, im Geiste einen futuristischen Cyberpunk-Rollstuhl zu entwerfen, der mit bizarren Maschinenteilen und Sprühfarbe dekoriert ist. Wenn ich nur irgendeinen verrückten Erfinder kennen würde, der ihn für mich zusammenschustert. Es kommt mir so lächerlich vor, dass ich mich eigentlich so gut fühle und trotzdem nicht normal herumlaufen kann.

Heute Nachmittag war ich mit Caitlin auf dem Spielplatz auf der anderen Straßenseite, und es endete damit, dass ich mir von einer schwangeren Frau helfen lassen musste, deren errechneter Entbindungstermin ausgerechnet heute war, die aber zu dem Schluss kam, ich wäre in schlechterer Verfassung als sie!

Ab ins Bett, hoffentlich, um vom Fliegen zu träumen – viel sicherer als das Gehen.

20 Min. später ...

Ich habe gerade Caitlin ins Bett gebracht, und sie lag da im Dunkeln und sagte: »Andere Mütter sind nicht so wie du, oder?« Ich wappnete mich innerlich gegen eine Frage nach dem Umkippen und fragte sie, was sie meinte.

»Andere Mütter sind nicht so nett, oder? Ich wette, andere Mütter sind nicht so nett zu ihren Kindern wie du.« Und sie drehte sich um und schlief ein.

Ist doch scheißegal, ob ich Probleme mit dem Laufen habe. Heute Nacht kann ich fliegen.

5. Juni

Ich denke, das Problem ist, dass ich mich philosophisch völlig auf die Vorstellung eingerichtet habe, dass ich Krebs habe und sogar dass ich sterben werde, aber nicht darauf, wirklich krank zu sein. Über den Tod nachzudenken ist etwas so Wahnwitziges, dass es die ganze Sache mit dem Kranksein irgendwie in den Hintergrund gedrängt hat. Nicht, dass ich mich wirklich krank fühle, aber ich kann nicht gehen, ohne hinzufallen. Oder vielmehr scheint eher das Stehen das Problem zu sein. Und ich finde es so frustrierend. Ich habe mich jetzt auch irgendwie an das Umkippen gewöhnt, sodass ich das Gefühl habe, ich möchte trotzdem gern weiterhin normale Dinge machen und »mich einfach wieder aufrappeln und von vorn anfangen«, aber ich kann Caitlin diesem Risiko nicht aussetzen, und ich mache mir auch etwas Sorgen ums Kochen und Straßenüberqueren.

Als mein Gesicht im Dezember taub wurde, habe ich ewig darauf gewartet, dass das Gefühl zurückkehrt – es hat ungefähr einen Monat gedauert, bis ich aufgehört habe, mit einer Veränderung zu rechnen. Jetzt denke ich über-

haupt nicht mehr darüber nach. Ich denke, so ähnlich wird es mit den anderen Symptomen auch gehen, obwohl ich Schokolade immer noch vermisse, nachdem meine Geschmacksknospen nun schon über einen Monat außer Gefecht sind. Caitlin scheint sich schon ziemlich daran gewöhnt zu haben, dass Mami dauernd umfällt – ich denke, ich werde mich irgendwann auch daran gewöhnen. Wie zum Ausgleich für meinen Mangel an Mobilität sind meine Träume zurzeit megaintensiv. Mit 21 verbrachte ich ein paar Schweigewochen in einem buddhistischen Kloster, wo ich Klarträume hatte (das sind Träume, die man selbst steuern kann). Die Träume, die ich im Moment habe, fühlen sich sehr real an – in ihnen kommen viele Menschen vor, die ich kenne, und sehr intensive Farben. Kurz nachdem Tim und ich uns ineinander verliebt hatten, ging ich noch mal in das Kloster zurück, um für einen ähnlichen Retreat zu kochen, dessen Thema die Bindungslosigkeit war – mit dem Grundgedanken, dass Bindungen an Menschen unweigerlich Leid nach sich ziehen, weil damit zu rechnen ist, dass sie einen enttäuschen oder sterben. Das stimmt, aber sicher ist ein bindungsloses Leben noch schlimmer als Schmerz – Schmerz lässt einen zumindest fühlen, dass man wirklich am Leben ist. Selbst wenn Tim und Caitlin später leiden müssen, werden sie wissen, dass sie bis an die Grenzen des Menschenmöglichen geliebt haben und geliebt worden sind.

Darüber habe ich in letzter Zeit viel nachgedacht. Was, wenn ich Weeze nicht geliebt hätte? Oder wenn ich sie wenigstens nicht ganz so sehr geliebt hätte? Ich könnte mein Leben angenehm und fröhlich weiterführen, ohne eine Ahnung von dem unglaublichen, rasenden Schmerz, zu dem Menschen fähig sind. Ich weiß, dass man so nicht denken kann, dass es sinnlos und dumm ist. Aber zwischen all den

Tränen und Nervenkrisen und der Verzweiflung schießen einem solche Dinge schon mal durch den Kopf. Warum musste ich mich in sie verlieben? Warum konnte ich mich nicht in eine andere vergucken, eine, die nett und freundlich, aber nicht an Geist, Körper und Seele so schmerzlich schön wie Weeze gewesen wäre? Dann könnte ich weiterleben, ohne mich zu fühlen, als ob mir gerade eine Hälfte meines Selbst amputiert worden wäre.

Die Antwort lautet natürlich, dass ich keine Wahl hatte. Ich tat, was ich tat, und würde dasselbe auf der Stelle wieder tun, aber man denkt halt darüber nach, und dann wird man wütend. Nicht auf Weeze oder irgendwen, einfach so, und wenn man dann mitten in der Nacht brüllt: »Ich wünschte, ich hätte sie nie geliebt!«, geißelt man sich hinterher auch noch mit Schuldgefühlen. Amüsant an diesem Eintrag finde ich, wie deutlich er den grundlegenden Unterschied zwischen mir und Weeze macht. Etwa zur gleichen Zeit, die Weeze in ihrem Kloster verbrachte, war ich in einem tibetischen Buddhistenkloster in Schottland. Während Weeze jeden Morgen um vier aufstand und ihr Schweigegelübde einhielt und am Schluss tatsächlich eine Vision in einem Baum sah, hatte ich vergessen, meinen Wecker mitzunehmen. In dem Tempel spielte sich alles vor sechs Uhr morgens ab, und als junger Kerl, der es gewöhnt war, lange zu schlafen, war ich ohne Wecker völlig aufgeschmissen. Ich wachte irgendwann so um elf Uhr vormittags auf, kroch gegen 12 aus dem Bett und um eins herum war ich dann munter und bereit für den Tag. Gerade noch rechtzeitig, um die letzte Mahlzeit des Tages mitzukriegen. Ich verpasste praktisch alles. Ich war zu der Zeit da, als der Tempel eröffnet und geweiht wurde, und so schaffte ich es jeden Morgen der Woche, seltene Lama-Tänze, nie zuvor außerhalb von Tibet gesehene Rituale, außergewöhnliche Gesänge und Meditationsübungen zu verschlafen. Selbst wenn ich wach war, konnte ich nicht zur Ruhe kommen und mich entspannen. Meine Meditationsversuche waren jämmerlich, meine innere Beteiligung nicht existent. Außerdem fand ich die Gelassenheit der Mönche und Nonnen aufreizend. Alles ging so langsam, dass es mich zum Wahnsinn trieb.

Letztlich hielt ich es nur vier Tage aus.

Weeze war von Natur aus spirituell veranlagt, auch wenn sie keinen bestimmten Glauben hatte und entschieden nicht an das christliche Gottesbild glaubte. Ihre Spiritualität war durch kein Glaubensbekenntnis eingeengt. Sie war einfach ein spiritueller Mensch, und jeder, der mit ihr in Kontakt kam, merkte das.

7. Juni

Ich habe heute Morgen mit meinem Arzt im Guy's Hospital gesprochen, und er wird mir am Donnerstag eine Öse ins Ohr setzen. Merkwürdig, sich vorzustellen, dass das meine erste Krankenhausbehandlung seit meiner Untersuchung vor sechs Monaten ist. Die meisten Leute denken, ich wäre alle naselang im Krankenhaus und bekäme alle möglichen Medikamente.

Mit dem Gleichgewicht ist es immer noch nicht besser, und anscheinend kann es bis zu einem Jahr dauern, bis man sich daran gewöhnt, also mache ich mir keine allzu großen Hoffnungen. Man hat uns empfohlen, ein zusätzliches Geländer an der Treppe und eine Haltestange an der Badewanne anzubringen. Wegen dieser Sache bin ich zum ersten Mal seit einer Ewigkeit wirklich sauer auf den Krebs. Warum müssen wir unser wunderschönes Haus verschandeln, um uns auf diese frustrierende neue Entwicklung einzustellen? Im Augenblick bewältige ich die Stufen kriechend und auf dem Hintern rutschend, was Caitlin zum Schreien ko-

misch findet, wo sie doch jetzt so ein großes Mädchen ist und die Treppe wie eine Erwachsene geht.

Für die Operation am Ohr ist eine kurze Vollnarkose erforderlich, aber ich komme am gleichen Tag wieder raus. Ich bin so froh, dass ich nicht dauernd ins Krankenhaus muss. Ich habe keine Angst vor Krankenhäusern oder so was, aber sie erinnern mich an Zeiten voller Schmerz und Einsamkeit. Ich sehe keinen Grund, in den Erinnerungen an meine Chemotherapie zu wühlen – es würde ganz sicher niemandem helfen, dem gerade eine bevorsteht. Sagen wir einfach nur, es hat keinen Spaß gemacht, und ich bin froh, Donnerstag nicht über Nacht bleiben zu müssen.

9. Juni

Ich habe gerade einem Freund, der hartgesottener Christ ist, versprochen, ein Heilerpaar zu besuchen. Sie wohnen ganz in der Nähe und sind hier in der Gegend recht bekannt. Ich habe nichts zu verlieren. Der Hauptgrund, warum ich mich bereit erklärt habe, hinzugehen, ist der, dass er Zungenredner ist. Ich habe noch nie jemand im wirklichen Leben in Zungen reden hören und bin schon sehr gespannt. Ich denke, ich bin auch neugierig, was sie tun oder sagen werden. Ich erwarte mir nichts davon, aber da ich meinem Freund versprochen habe, hinzugehen – schon um der Unterhaltung willen, habe ich gesagt –, werde ich es auch tun.

Heute Abend gehe ich ins Kino, um meine Gedanken von morgen abzulenken – ich bin ein bisschen nervös, nicht wegen der Operation, sondern einfach, weil ich ins Krankenhaus gehe. Immerhin, im Krankenhaus gibt es wenigstens gebügelte Bettlaken, etwas hier bei uns völlig Unbekanntes. Wenn ich über unbegrenzte Mittel und Dienstboten verfügen würde, hätte ich jeden Tag frisch gebügelte Bettlaken. Aber so spanne ich die Bettlaken nur so stramm wie möglich. Das Leben ist, wie man so sagt, zu kurz, um viel mehr als Hemden zu bügeln.

Ich hatte immer viel mehr Angst vor dem Krankenhaus als Weeze. Jede Operation, die sie durchmachen musste, egal wie harmlos, kam mir wie eine weitere Gelegenheit vor, bei der ich sie verlieren könnte. Und dann wusste ich, dass ich sie verlassen und allein nach Hause in unser Bett zurückkehren musste, in dem Wissen, dass sie allein an einem fremden Ort zurückblieb, von Menschen umgeben, die sie nicht so liebten, wie ich es tat. Am schlimmsten war natürlich die große Operation beim ersten Mal, um den Krebs herauszuschneiden. Es war eine Riesenoperation, bei der sie ihr praktisch das Gesicht abnahmen, den Tumor verkleinerten und sie dann wieder zusammennähten.

Eine Woche vor der Operation nahm mich ein netter Arzt beiseite und fragte, ob ich ein Video von Weeze für Caitlin gemacht hätte. Mir war nicht ganz klar, warum er mich das fragte. Erst als er mir erzählte, dass sein Vater gestorben sei und er ein paar Filmaufnahmen von ihm hätte, die ihm ein gewisser Trost seien, kapierte ich, dass er sagen wollte, die Operation könne schief gehen und sie sie vielleicht nicht überstehen würde. Ich war am Boden zerstört.

Man sagte uns, es könne sein, dass sie nachher blind wäre, und so verbrachte sie am Abend, bevor ich sie ins Krankenhaus fuhr, eine Ewigkeit damit, einfach nur mein Gesicht anzusehen, jeden Höcker mit den Händen nachzufahren, mir in die Augen zu sehen, als ob sie versuchte, meinen Anblick in ihr Gedächtnis einzubrennen. Sie tat das Gleiche mit Caitlin. Am nächsten Tag musste ich sie ins Krankenhaus bringen und sie dort über Nacht allein lassen mit den Dämonen, die sie wegen der Aussicht auf die Ereignisse des nächsten Tages plagen mochten. Auf dem Weg zum King's Hospital konnte ich nicht aufhören zu weinen. Ich wandte mich zu ihr um und sagte: »Weeze, es tut mir wirklich Leid, aber ich glaube nicht, dass ich im Stande bin, dir auf Wiedersehen zu sagen. Ich glaube, ich würde zusammenklappen.«

Also schlossen wir einen Pakt. Ich würde mit auf die Station gehen, warten, bis sie sich eingerichtet hatte, mich vergewissern, dass alles okay war, und dann, in einem passenden Moment, würde ich einfach sagen, ich ginge eine Tasse Tee holen – und dann würde ich weggehen. Und genauso habe ich es gemacht. Ich packte ihre Sachen aus, steckte sie ins Bett, half ihr, ihre Formulare auszufüllen, küsste ein Weilchen ihre Hände und dann stand ich auf, reckte mich so beiläufig wie möglich und sah auf sie hinab.

»Ich bin ein bisschen durstig; ich glaube, ich gehe mir einen Tee holen.«

Sie lächelte so tapfer zu mir auf und sagte: »Okay, Tim, mach das. Ich liebe dich.«

Ich drehte mich um und ging von ihr weg, ohne zu wissen, ob ich sie je lebendig wiedersehen würde. Ich schaffte es ungefähr zehn Schritte den Gang hinunter außer Sichtweite, bevor ich zu weinen anfing, und ich ging einfach weiter. Ich unterdrückte jeden Impuls, zurückzugehen und sie in den Arm zu nehmen. Ich ging weiter, durch die Tränen hindurch, aus dem Krankenhaus, in die kalte, regnerische Nacht hinaus und setzte mich ins Auto und schluchzte und schluchzte. Sie war mein Ein und Alles, und sie sah so verletzlich, so hilflos aus. Ich muss eine gute Stunde in diesem Auto gesessen und zum Krankenhaus hochgeblickt haben, bevor ich schließlich auf Autopilot schaltete, das Auto startete und nach Hause fuhr.

Ich kann mich an die nächsten 24 Stunden nicht erinnern. Ich weiß, dass ich nach Hause gefahren bin, ich weiß, dass meine Mutter auf Caitlin aufgepasst hat, ich weiß, dass ich irgendwann während des Tages einen Spaziergang unternommen habe, ich weiß, dass ich bei Habitat zufällig meinem Schwiegervater über den Weg gelaufen bin und nicht wirklich über das sprechen konnte, was sich abspielte, während wir uns unterhielten. Dann fing ich an, auf die Uhr zu sehen. Die acht Stunden, die die Operation dauern sollte, waren lange vorbei, und es hatte sich immer noch niemand gemeldet. Schließlich rief ich an und wurde zu Professor Gleeson durchgestellt, der sich noch im OP befand. Er sagte mir, die Operation sei erfolgreich gewesen und sie wären gerade dabei, sie wiederherzustellen. Ich war immer noch wie benommen. Sie hatte es überlebt. Ich umarmte unsere winzige Tochter.

Und das war die Bedeutung, die das Wort Krankenhaus danach für mich hatte: Es hieß, sich das Herz herausreißen zu lassen. Jedes Mal, wenn man ihr sagte, sie müsse kommen und über Nacht bleiben, war meine erste Reaktion, in Tränen auszubrechen. Wie man leicht erraten kann, weine ich ziemlich viel.

11. Juni

Im Krankenhaus war es alles in allem okay. Mein Ohr tut im Moment ziemlich weh, soll sich aber angeblich wieder beruhigen. Gestern war ich von der Narkose und meiner bevorstehenden Periode so grantig und verkatert, dass es kein Vergnügen war, in meiner Nähe zu sein. Heute fühle ich mich aber schon wieder viel positiver. Ich habe Lust auf einen Imagewechsel und möchte mich mondäner fühlen, deshalb habe ich lila Nagellack gekauft und mir die Zehen lackiert. Ich sollte wahrscheinlich Zehennägel sagen, aber in meinem Fall sind es wirklich eher die ganzen Zehen. Ich bin nicht so gut mit diesem ganzen Girlie-Kram. Ich bin ungeduldig und habe nicht viel Übung im Schminken und Frisieren und so was. Meine Mutter hat nie viel Make-up getragen, und meine Teenagerjahre habe ich damit verbracht, mir die Haare schwarz zu färben und auszuprobieren, wie viel schwarze Mascara und Lidstrich ich auf meine Augen klatschen konnte, bevor sie sich nicht mehr öffnen ließen. Deshalb habe ich nicht viel Hoffnung, als elegant zurechtgemachte Erwachsene auftreten zu können. Ich habe mir allerdings einen ruinös teuren Hut gekauft, der von meinen verschmierten Augen ablenken dürfte. Ich weiß noch nicht genau, wo ich in dieser ganzen Pracht hingehe, aber in letzter Zeit verspüre ich allgemein einen starken Drang zum Extremen und Extravaganten. Es gibt ein Gedicht, das heißt: »When I'm old I'll wear purple« (Wenn ich alt bin, werde ich Lila tragen), und so ähnlich fühle ich mich. Ich habe nichts zu verlieren und keine Angst, dass ich lächerlich oder exzentrisch wirken könnte. Also juckt es mir in den Fingern, mich etwas verrückt aufzuführen ...

Ich glaube, das hat ein bisschen auf mich abgefärbt. Während ich dies tippe, blicke ich auf meine Fingernägel, die mit ihrem lila Nagellack lackiert sind. In Tunbridge Wells tragen Männer keinen Nagellack, geschweige denn grell lilafarbenen Nagellack. Ich finde einfach nur, dass es cool aussieht, und ich nehme an, alle um mich herum denken, ich trage ihn, weil ich in tiefe Trauer versunken und deshalb nicht ganz bei Trost bin. Vielleicht haben sie Recht, aber es ist nicht gerade das Rebellischste auf der Welt, oder? Außerdem lasse ich mir einen Bart wachsen. Vielleicht versuche ich dadurch, die mädchenhafte Wirkung des Nagellacks auszugleichen. Völlig egal – worauf es wirklich hinausläuft, ist die Tatsache, dass ich niemanden mehr beeindrucken muss und für niemanden mehr irgendwas darstellen muss.

Ich habe die große Liebe meines Lebens gehabt, ich versuche nicht, irgendjemanden anzulocken, und der einzige Mensch, für den ich jemals gut aussehen wollte, ist nicht mehr da. Also kann ich genauso gut ein Weilchen mit meinem Aussehen experimentieren – mal schauen, ob ich mich als Macho-Transvestit neu erfinden kann. Entschuldige, Caitlin, es ist sicher nur eine Phase und wird sich auswachsen, bevor deine Freunde anfangen, dich wegen deines völlig ausgeflippten Vaters zu hänseln.

13. Juni

Mein Computer ist kaputt. Mein schöner Mac-Laptop stürzt fast ständig ab, deshalb schreibe ich dies hier auf Tims Mac. Tim hat meine Website-Software nicht auf seinem Computer, deshalb war ich ein paar Tage von der Außenwelt abgeschnitten, und das hat mir erst klar gemacht, wie wichtig diese Website für mich ist. Ich habe mich wirklich abgeschnitten gefühlt ohne die Möglichkeit, mit euch allen zu sprechen. Dieses Tagebuch ist für mich so viel mehr geworden als nur ein Ventil für meine Gefühle – es ist das, was ich tue. Trotzdem ist es etwas beängstigend, so von der Technik abhängig zu sein.

14. Juni

Ich habe heute Morgen ein bisschen in diesem Tagebuch geblättert, wobei mir ein paar Dinge aufgefallen sind. Zuerst einmal, wie schnell die Zeit vergeht. Jetzt sind es schon sechs Monate, seit ich die Prognose erhalten habe, und ich hatte gehofft, viel mehr zu schaffen, denke ich. Ich hatte jedenfalls erwartet, viel mehr praktischen Kram erledigt zu bekommen.

Das Rezeptbuch, zum Beispiel, und die Briefe an Caitlin. Ich habe angefangen, ein bisschen etwas für Caitlin in ihr eigenes, besonderes Buch zu schreiben, denn ich glaube zwar, dass dieses Tagebuch auch für sie etwas zum Lesen sein wird, aber ich denke, sie wird sich etwas wünschen, das nur für sie geschrieben ist und das sie nicht mit aller Welt teilen muss. Ich dachte, ich fange vielleicht an, hier ab und zu ein Rezept unterzubringen, für den Fall, dass ich nicht dazu komme, ein ganzes Rezeptbuch zu schreiben.

Das Wetter hat sich nach wochenlangen Wolken endlich aufgeheitert, was sich wie immer augenblicklich auf meine Stimmung auswirkt. Ich bin motiviert und voller Energie. Nur um alle auf dem Laufenden zu halten – die Idee mit dem Restaurant, die ich neulich aufgebracht habe, ist abgeblasen. So oft, wie ich umkippe, ist mir klar, dass ich einem so großen Projekt körperlich nicht gewachsen bin; stattdessen werde ich meine Energien auf die Renovierung unseres Hauses konzentrieren. Meine Freundin Lorraine, die Innenarchitektin ist, vollbringt hier wunderbare Dinge – einschließlich einer Wolkenlandschaft an unserer Schlafzimmerdecke.

Außerdem werde ich diese Woche nach London zu Harvey Nichols fahren, um etwas Geld für Klamotten zu verprassen – ich verspüre den Drang, absolut umwerfend auszusehen. Ich werde dieses Jahr eine Mammut-Geburtstagsparty feiern (im August) – da es vermutlich die letzte sein wird, bei der es mir gut genug geht, um zu essen, zu trinken und Spaß zu haben. Im Augenblick habe ich das Gefühl, dass ich eine Phase der Neubewertung meiner Ziele durchmache – ich möchte sichergehen, dass ich immer noch alles mache, was ich machen will. Aus irgendeinem Grund ist da ein neues Gefühl der Dringlichkeit. Ich habe meine jüngere Schwester angerufen – die, die nicht mit mir spricht – und eine Nachricht auf ihrem Anrufbeantworter hinterlassen, aber sie hat nicht zurückgerufen. Ich fühle mich wieder so wie am Anfang, als ich es erfahren habe – ich möchte sichergehen, dass alles Unerledigte abgeschlossen ist ... Na ja, für heute habe ich genug geschwafelt, also werde ich jetzt mal zusehen, dass ich das hier auf die Website hochgeladen bekomme.

Und was ist nun mit Anthea, Weezes jüngerer Schwester? Na ja, sagen wir einfach, jeder muss selbst mit den Dingen fertig werden, die er getan oder gelassen hat. Jeder muss selbst die Verantwortung für sein Leben und sein Handeln tragen und mit den Entscheidungen leben, die er getroffen hat. Sie hat eine Menge eigene Probleme, sowohl gesundheitlich als auch mit ihrem Mann, der seinerseits sehr krank ist, und ich habe das Gefühl, sie konnte mit Weezes Krankheit einfach nicht umgehen – also hat sie es gelassen. Ich habe mir lange geschworen, ich würde nie wieder mit ihr sprechen, aber der Tod hat eine merkwürdige Art, einen milder zu stimmen, und jetzt fühle ich weder Hass noch Liebe für sie, nur Traurigkeit, weil sie es verpasst hat, Weeze ganz am Ende zu kennen.

Anthea war ganz und gar nicht die Einzige, die mit der Krankheit nicht umgehen konnte. Einige gute Freunde von uns meldeten sich nicht mehr bei uns und gingen teils so weit, die Straßenseite zu wechseln, um nicht mit uns darüber sprechen zu müssen. Das hatte nichts damit zu tun, dass sie uns nicht mochten oder dass sie gefühllos waren; oft lag es eher daran, dass sie zu sensibel waren. Sie konnten nicht mit der Trauer und dem Schmerz umgehen, die sie fühlten, wenn sie mit uns sprachen, selbst wenn wir guter Dinge waren. Niemand sollte sich deswegen schlecht fühlen – ich weiß ehrlich nicht, wie ich an ihrer Stelle reagiert hätte. Die meisten von ihnen waren in unserem Alter oder jünger, und ich denke, die eigene Sterblichkeit ist einfach das Letzte, woran man erinnert werden möchte, wenn man gerade erst an der Schwelle des Erwachsenenlebens steht.

16. Juni

Ich war bei diesem Heilertypen mit seinen Zungenreden. Ein Glück, dass ich mir keine großen Hoffnungen gemacht hatte, geheilt zu werden, da er Einzelheilungen nur noch »in besonderen Fällen« vornimmt und ansonsten Heilgottesdienste auf Einladung von Kirchen abhält. Er hat mir eine Heilbehandlung durch eine Frau angeboten, die er ausbildet, aber sie ist nur in den Schulferien verfügbar. Das alles beweist nur wieder, denke ich, wie enttäuschend es sein kann, wenn man zu viele Hoffnungen hegt. Trotzdem glaube ich, dass Tim etwas erleichtert war, weil er meint, Zungenredner könnten es mit dem »raus mit euch, Dämonen« ein bisschen übertreiben, was vielleicht etwas gruselig geworden wäre.

Ich habe es wirklich langsam satt, mich in Sachen Umkipperei so hilflos zu fühlen. Heute Morgen habe ich im Scherz zu Tim gesagt, vielleicht sollte ich abtreten, solange ich noch auf der Höhe bin, weil es mir nicht wirklich verlockend erscheint, monatelang zuzusehen, wie mir mein Leben Stückchen für Stückchen weggenommen wird. Ich erwähnte, ich könnte mich ja bei meiner Geburtstagsparty um Mitternacht auf der Bühne erschießen, woraufhin er sagte, er werde sich, sobald ich zu einer Rede anzusetzen schiene, unverzüglich im Rugby-Stil auf mich werfen und mich zu Boden ringen. Ich möchte betonen, dass es nur ein Scherz war – ich tue hier nur kund, was mir so in den Sinn kommt. Zumindest verleiht mir die Frustration Energie, was eine durchaus sinnvolle Kanalisierung ist, denke ich. Also, ich mach mich jetzt auf, die Einkaufsfreuden von Sainsbury's auszukosten – die ich zurzeit wirklich ziemlich genieße!

19. Juni

Es ist plötzlich wieder da. Dieses ganz intensive »Wie-wunderbar-ist-das-Leben«-Gefühl, mit dem die Natur einen für das Sterben entschädigt. Ich fühle mich FANTASTISCH. Es kommt und geht, aber im Moment habe ich es definitiv – diesen Zustand, in dem das Wissen, dass die eigene Zeit begrenzt ist, wie ein Bonus erscheint – als ob man der einzige Mensch auf weiter Flur wäre, der das Leben richtig zu schätzen weiß und wirklich für die Freude jedes einzelnen Tages zu leben versteht ...

Es erinnert mich daran, wie während meiner Schwangerschaft die Dinge, auf die ich wirklich einen Riesenappetit hatte, so erstaunlich intensiv schmeckten. Ich weiß noch, dass ich zu Tim gesagt habe, wie Leid er mir täte, weil er diese Intensität nicht erleben könne. Heute tut mir jeder Leid, der diese Intensität, den Wert dieses Lebens nicht erfährt. Na ja, es muss ja schließlich hier und da mal einen Ausgleich für die missliche Lage geben, in der ich mich befinde. Oder vielleicht ist der Tumor gerade ins Gehirn hineingewachsen und ich bin einfach übergeschnappt – falls das so sein sollte, ist es eine nette Art, zu sterben! Meine Botschaft des Tages an alle, die dies lesen: Geht raus und tut irgendetwas Spontanes und Spaßiges, was ihr normalerweise nicht tun würdet. Carpe Diem.

Später am Tag ...

Und sei gegrüßt, du Königin der Stimmungsschwankungen. Habe gerade den letzten Abschnitt gelesen, und er scheint von jemand anderem geschrieben zu sein. Ich mache mir manchmal Sorgen, dass dieses Tagebuch ein zu deprimierender Lesestoff wird, deshalb schreibe ich oft, wenn ich in guter Stimmung bin, und lasse es mal einen Tag bleiben, wenn ich es nicht bin. Im Interesse der Ehrlichkeit und um alle zu beruhigen, dass ich keine Heilige bin, die mit all dem die ganze Zeit blendend zurechtkommt, dachte ich, ich schreibe heute Abend noch ein paar Worte. Heute Abend bin ich eine bittere, schlecht gelaunte, frustrierte, weinerliche, niedergeschlagene Frau. Ich war heute furchtbar zu Tim, von dem ich offenbar erwarte, dass er, ganz egal was passiert, unfehlbar guter Laune bleibt. Ich weiß nicht, was ich mit meinem Leben mache. Ich fühle mich verloren. Ich weiß, es ist zu erwarten, dass man all diese Dinge von Zeit zu Zeit fühlt, und ich weiß, dass es mir morgen vermutlich wieder besser geht, aber jetzt im Moment scheint das nicht zu helfen. Wenn man an Gott glaubt, hat man vielleicht jemand anderen, auf den man wütend werden kann, als den leidgeprüften Ehemann. Ich gehe jetzt ins Bett und hoffe, dass ich glücklicher aufwache.

Ich kann mich nicht erinnern, dass sie je wütend auf mich war, also bin ich entweder ein unsensibler Mensch, der es einfach nicht gemerkt hat, oder ihre Vorstellung vom Wütendsein war so zahm, dass es nur als leichte Verärgerung rüberkam, und damit kann ich leben. Im letzten Jahr habe ich ihr mein Herz nur ganz selten ausgeschüttet, und zwar aus dem Grund, weil es sie geradezu körperlich zu beeinträchtigen schien. Wenn sie wusste, dass ich mich schlecht fühlte oder litt oder unglücklich war, verfiel sie sichtlich. Innerhalb kurzer Zeit begann sie, sich krank zu fühlen, was oft mehrere Tage anhielt. Egal, wie man es formulierte, es klang immer wie eine Kritik an ihr, weil sie diejenige mit dem Krebs war, und wenn es Probleme damit gab, wie wir mit der Krankheit lebten, hielt sie es immer für ihre Schuld.

Das machte es auch für mich sehr schwierig. Ich war allein und gezwungen, erwachsen zu werden, und das ist bemerkenswert schwierig für ein großes Kind wie mich, das im Grunde sein Leben lang verhätschelt worden ist. Trotzdem redeten wir immer noch eine Menge über alles Mögliche, aber meist auf einer sehr sachlichen Ebene. Sie durfte emotional werden, und ich musste die meiste Zeit stark bleiben. Ich fühle mich deshalb im Rückblick aber keineswegs schlecht behandelt – ich glaube, ich war froh, einmal der Starke in unserer Ehe sein zu können.

20. Juni

Ich entschuldige mich für diesen letzten Eintrag. Ich bin tatsächlich in besserer Stimmung wach geworden.

Jedenfalls bin ich heute wieder ich und viel besser drauf. Trotz aller Tiefs in meinem Leben hätte ich es nicht anders haben wollen, wirklich. Ein eintöniges Leben wäre mir viel zu langweilig. Als ich den gestrigen Eintrag noch mal las, fiel mir auf, dass er ein bisschen wie mein Leben zwischen Krankheit und Liebe ist; man könnte ihn lesen und denken, wie schrecklich, aber seht euch den Eintrag vom Vormittag an. Was für eine Achterbahn!

21. Juni

Montagmorgen. Zurück ins Leben, zurück in die Realität. Das Renovieren geht zügig voran. Das Esszimmer sieht aus wie ein Bühnenbild zu Shakespeares ›Sturm‹ – lauter schwermütige, ineinander fließende Blautöne. Und das Wohnzimmer wird gerade rot-golden gestrichen – im Look der »verblichenen Pracht eines Bordells aus dem 19. Jahrhundert«.

22. Juni

Heute war ich wirklich ungezogen. Ich habe ein Bad genommen, obwohl ich allein zu Hause war, und bin dann zur Geschäftsstraße runtergegangen. Es fühlte sich wunderbar verboten an, wie wenn man sich als Teenager im Dunkeln aus dem Haus schleicht. Manchmal fehlt mir das Alleinsein, und ich habe das Gefühl, dass ich zu alt (oder zu jung) bin, um die ganze Zeit einen Babysitter zu brauchen.

Ich habe eine Nasen- und möglicherweise auch eine Ohrenentzündung und nehme deshalb Antibiotika. So endet Louise, nicht mit einem Knall, sondern mit einer Aneinanderreihung lästiger kleiner Jammerlaute ...

Ich habe übrigens bei meiner Einkaufstour am Freitag ein paar tolle Klamotten erstanden und fühle mich recht elegant, wenn ich das mal so sagen darf. Zur Zeit weiß ich, wenn mir jemand ein Kompliment macht, nie, ob das heißen soll: »Für jemand, der gerade an Krebs stirbt, siehst du aber noch ziemlich gut aus«, oder ob er wirklich findet, dass ich gut aussehe. Es gibt auch kaum eine Möglichkeit, das herauszufinden, denke ich. Ich nehme an, dass es mir egal sein sollte, dass ich mir weniger Sorgen um äußerliche Schönheit machen sollte als andere meines Alters, aber ich habe das Gefühl, als ob ich alles mitnehmen müsste. Wer weiß, vielleicht hätte ich meine körperliche Glanzform erst mit 35 erreicht. Obwohl ich eher den Verdacht habe, dass ich mit 15 am besten aussah. Das war, als ich Tim kennen lernte – obwohl wir beide noch gute sechs oder sieben Jahre mit anderen Dingen zubringen mussten, bevor wir so weit waren, miteinander zu gehen.

Ich kann euch sagen, was die Leute meinten: Sie meinten, dass sie fantastisch aussah, für wen oder was auch immer. In ihrem letzten Jahr, bevor sie richtig krank wurde, sah sie so schön aus wie niemals zuvor in ihrem Leben, finde ich. Sie trug wunderbare Sachen, ihre Figur war großartig in Form, ihre Haare waren göttlich, und sie strahlte ein Selbstvertrauen aus, das unwiderstehlich war. Am Tag nach der großen Operation fuhr ich zum King's Hospital, um meine Frau zu besuchen.

Ich war so aufgeregt, sie zu sehen, dass ich nicht darüber nachgedacht hatte, wie sich eine zwölfstündige Operation optisch auswirken würde.

Ich betrat die Intensivstation, und der ganze Laden machte mich fix und fertig. Überall Maschinen, die Menschen so gerade eben am Leben hielten. Ich lief an Weeze vorbei, so überzeugt war ich, dass sie es nicht sein könnte. Mein Geist konnte keine Verbindung herstellen zwischen dem Ding in Bett Nr. 3 und der Frau, die ich zwei Tage zuvor oben zurückgelassen hatte. Sie sah aus wie etwas aus einem Frankenstein-Film, eine aus Fetzen anderer Menschen zusammengeflickte Kreatur. Oder als ob sie von einer Motorradgang mit Ketten zusammengeschlagen worden wäre. Da waren Schläuche, Nähte, piepsende Maschinen, Blut, Schleim, Blutergüsse und irgendwo unter dem allen Weeze. Als ich endlich kapiert hatte, dass das tatsächlich Weeze war, setzte ich mich neben sie und hielt ihre Hand. Von ihr kam keinerlei Reaktion, sie lag im tiefen Koma. Ich hielt etwa zwei Minuten durch, bevor es alles zu viel für mich wurde und der Kloß in meiner Kehle mich am Weitersprechen hinderte. Ich tätschelte sie und stürzte zur Tür. Draußen im Flur weinte ich in den Armen meines Vaters. Ich war völlig verstört. Es war das Einzige in der ganzen Zeit, vor dem ich einfach weglaufen wollte. Wirklich weglaufen. Jeder Teil meines Körpers schrie: »Lauf, lass das alles hinter dir, das ist zu viel.« Aber das ist das, was man nicht tun kann, man kann nicht weglaufen, man muss die Dinge durchstehen.

Und sie erholte sich. Langsam begann sie, wieder normal

auszusehen, und langsam kam sie zu mir zurück. Und das Bemerkenswerte dabei war: Sie kam noch hübscher zurück. Ein Teil des Tumors war in ihre Nase gewachsen, und der Professor musste ihn herausnehmen. Die Nase, die er ihr verpasste, war eigentlich nicht so viel anders, nur ein bisschen kleiner und ein bisschen niedlicher. Sie sagte immer, es sei eine etwas extreme Methode, sich eine Nasenkorrektur zu verschaffen. Aber wie auch immer, sie sah jedenfalls hinreißend aus.

24. Juni

»Wenn man mit dem Motorrad Ferien macht, sieht man die Welt mit anderen Augen an. Im Auto sitzt man ja immer in einem Abteil, und weil man so daran gewöhnt ist, merkt man nicht, dass alles, was man durchs Autofenster sieht, auch wieder bloß Fernsehen ist. Man ist passiver Zuschauer, und alles zieht gleichförmig eingerahmt vorüber.

Auf dem Motorrad ist der Rahmen weg. Man ist mit allem ganz in Fühlung. Man ist mitten drin in der Szene, statt sie nur zu betrachten, und das Gefühl der Gegenwärtigkeit ist überwältigend. Der Beton, der da fünf Zoll unter den Füssen durchwischt, ist echt, derselbe Stoff, auf dem man geht, er ist wirklich da, so unscharf zwar, dass er sich nicht fixieren lässt, aber man kann jederzeit den Fuß darauf stellen und ihn berühren; man erlebt alles direkt, nichts ist auch nur einen Augenblick dem unmittelbaren Bewusstsein entzogen.« Robert M. Pirsig.

Im Zustand der Krankheit, mit dem Tod konfrontiert, ist der Schutzraum des Autos weg, und das Leben ist unmittelbar und real. Ich lese gerade mal wieder Zen und die Kunst, ein Motorrad zu warten. Zuletzt habe ich es gelesen, als ich 14 oder 15 war, und woran ich mich haupt-

sächlich erinnere, ist das »Dieses-Buch-hat-mein-Leben-verändert«-Gefühl.

Vor einiger Zeit habe ich über all die Bücher nachgedacht, die ich lesen wollte, die Klassiker, von denen ich dachte, dass ich schon noch zu ihnen kommen würde. Aber eigentlich möchte ich eher Dinge, die mich beeinflusst haben, noch einmal lesen. Ich möchte diese Persönlichkeit, die ich habe, konsolidieren, um sicherzugehen, dass ich weiß, wer ich bin. Ich denke, das ist der Grund, warum ich nicht so erpicht aufs Reisen bin; die Leute denken, ich müsste doch die Welt sehen wollen, aber eigentlich möchte ich lieber meine unmittelbare Umgebung auswendig lernen und all die Häuser und Schulen noch einmal aufsuchen, in denen ich gewohnt bzw. die ich besucht habe. Es ist, als wollte ich ein für alle Mal begreifen, wer ich bin und was ich auf dieser Erde getan habe.

Ich hoffe, es wird verständlich, was ich meine. Ich verstehe es selbst erst, während ich es hinschreibe. Das ist im Großen und Ganzen die Methode, wie ich diese Seite schreibe – sie gibt mir Gelegenheit, herauszufinden, was ich über die Dinge denke. Die übrige Zeit bin ich damit beschäftigt, mein Leben zu leben.

26. Juni

Es gibt ein paar Symptome zu melden. Tinnitus. Er ist sehr störend und verändert seine Frequenz häufig genug, um die Aufmerksamkeit immer wieder auf sich zu ziehen.

Außerdem habe ich leichte Schmerzen hinten im Rachen, und mein rechtes Auge fühlt sich träge an, als ob es nach unten gezogen würde. Aber bisher sieht noch alles normal aus.

Gestern hatte ich ein langes Gespräch mit Professor

Gleeson, der so nett und anteilnehmend ist. Es gibt verschiedene Dinge, die sie gegen einige meiner Symptome tun können, wenn sie auftreten: Straffungen, falls mein Gesicht absackt, eine Prismenbrille für mein träges Auge. Er sagt, ein Gehwägelchen wäre nicht elegant genug für mich – ahh, ein Arzt, der mich versteht.

Zu diesem Thema: Montag kommt die Bezirkskrankenschwester vorbei, um meine Bedürfnisse abzuklären. Sie hat mir einen Gehstock mit Dreifuß bestellt und will mir all die wunderbaren Hilfsmittelchen vorführen, die ich mir zulegen kann, damit mein Zuhause wie das einer 92-Jährigen aussieht. Hurra. Professor Gleeson glaubte nicht, dass die Symptome auf zentrales Wachstum schließen lassen, nur auf peripheres. Was vermutlich heißen soll, dass mein Ableben nicht unmittelbar bevorsteht.

Um zu etwas Fröhlicherem zu kommen: Mein süßes Töchterchen hat beim Schulsporttag ihren ersten Wettlauf gewonnen. Wir sind so stolz. Sie ist auf Tims Schultern zurück nach Hause geritten, wobei sie ihre Fäustchen in der Luft schwenkte und mit breitem Grinsen auf den Gesicht »gewonnen« brüllte. Das sind die Momente, für die wir leben.

Das kann man wohl sagen. Ich konnte es nicht glauben, als ich sah, wie sich meine kleine Dreijährige zu ihrem ersten Wettlauf aufstellte. Das Herz schlug mir bis zum Halse. Sie sah so winzig aus am anderen Ende des Schulsportplatzes. Die Väter standen alle herum und versuchten, so zu tun, als ob das alles nicht so wichtig wäre, aber man konnte an ihren verkrampften Kiefern sehen, dass sich jeder von ihnen insgeheim wünschte, sein Kind solle alle anderen in Grund und Boden rennen. Dann knallte die Startpistole und los ging's. Zehn Paar kleine Beinchen begannen, mit Höchstgeschwindigkeit auf das Zielband loszuwackeln. Zwanzig Eltern schrien und brüllten. Die Väter der Jungen strahlten eine gewisse klammheimliche Erfolgsgewissheit aus, aber diese Selbstzufriedenheit hätten sie sich sparen können, sie blieben alle im Kielwasser zweier mächtiger Athletinnen zurück – Caitlin und ihre beste Freundin India. Die beiden nahmen mit gesenkten Kopf Kurs auf den Hauptpreis, einen Lutscher und einen Aufkleber. Während all die anderen zur Seite taumelten oder hinfielen oder einfach stehen blieben, um ein paar Blümchen zu pflücken und dann ein kurzes Nickerchen zu halten, waren Caitlin und India konzentriert und entschlossen. Es war die ganze Strecke äußerst knapp, Nase an Nase. Alle fünf Meter wechselte die Führung, und auf dem letzten Meter waren sie gleichauf, kein Zentimeter dazwischen. Dann, als letzten Geniestreich, hob Caitlin den Arm und schob ihre beste Freundin beiseite, schubste sie zu Boden, während sie die Zähne zusammenbiss und sich das Band schnappte.

Es fiel mir schwer, nicht über alle Maßen stolz auf meine kleine Heldin zu sein; ich bemühte mich, die anderen Eltern zu trösten, Dinge zu sagen wie: »Es ist ja eigentlich nicht so wichtig, nicht wahr?« und »Mehr Glück fürs nächste Jahr«, aber ich konnte mich kaum davon abhalten, auf und ab zu hüpfen und zu brüllen: »Jawohl! Euch haben wir's gezeigt! Euch haben wir's gezeigt! Ich hab gewonnen ... ich meine, sie hat gewonnen ...« Ich bin selten, wenn überhaupt je, so aus dem Häuschen gewesen. Es war nicht nur, weil Caitlin einen glorreichen Sieg errungen hatte, sondern auch, weil Weeze dabei gewesen war, um es zu sehen. Es war einer dieser herausragenden Augenblicke, die einen daran erinnern, warum man Kinder hat, und einer, an dem Weeze noch teilhaben konnte.

28. Juni

Uh-oh, ich spüre, wie sich eine Tirade anbahnt. Und das Thema heute Morgen, liebe Freunde, ist Gott. Also, nicht Gott, darüber will ich nicht streiten, aber »Menschen, die mich retten wollen«. Ich würde gern mal ein paar Dinge klarstellen. Und zwar Erstens, dass meine Ungläubigkeit nicht mit Uninformiertheit zu verwechseln ist. Wenn mir jemand mitteilt, dass Gott Menschen heilt oder dass sein Sohn Jesus heißt, werde ich davon auch nicht gläubiger. Falls Gott mich als seinen Sonnenstrahl will, wird es durch Gnade und Offenbarung geschehen, nicht durch den Glauben anderer. Was ich wirklich nicht verstehe, ist, warum ausgerechnet die Menschen mit dem stärksten Glauben so besonders betroffen über mein Sterben zu sein scheinen. Sie sollten doch sicher grenzenloses Vertrauen in Gottes Gesamtplan haben. Gott wird mich heilen, wenn das für seinen Plan das Beste ist, oder mich sterben lassen, wenn das nicht der Fall ist.

Hört mich: Der Tag, an dem ich auf dieser Website erkläre, dass Jesus mein persönlicher Erlöser ist, ist der Tag, an dem ihr wisst, dass ich mich vor dem Tod fürchte.

Und ich habe jetzt das Gefühl, dass ich sterbe. Nicht sofort, aber es ist nicht mehr ein Fall von »wenn ich die Aufnahme nicht gesehen hätte, würde ich nicht glauben, dass ich Krebs habe«, wie ich es früher gesagt habe. Ich fühle mich jetzt krank. Mein Sehen ist sehr merkwürdig – es ist, als ob ich in einem Film lebe, in dem jemand unter Drogen gesetzt worden ist, sodass alles unwirklich scheint. Ich bin müde, und mein Mund tut ein bisschen weh ..., aber heute Nachmittag lasse ich mir die Haare schneiden, um mich nach dem Besuch der Bezirkskrankenschwester wieder etwas aufzuheitern, also ist das Leben nicht nur schlecht. Ich werde euch später mitteilen, welche Farbe meine Haare angenommen haben ...

Später ...
Danke an alle, die auf meine Nachricht von heute Morgen geantwortet haben. Ich war etwas niedergeschlagen und deshalb vielleicht ein bisschen zu hart mit den religiös Wohlmeinenden, die mir wirklich so sehr helfen wollen. Ich weiß die Liebe, die ich von allen Seiten empfange, zu schätzen.

Ich bin heute Nachmittag mit meinem neuen Dreifuß-Stock ausgegangen und war sehr wütend auf ihn (dieses arme unbelebte Objekt). Er hält mich sehr auf und schien mir ebenso oft im Weg wie eine Hilfe zu sein. Geduld und Übung, nehme ich an. Mein Haar sollte eigentlich shocking-blond werden, hat aber stattdessen nur ziemlich langweilige blonde Strähnchen bekommen – mein Friseur ist ein großartiger Typ, aber ich bin anscheinend unfähig, mit dieser Spezies richtig zu kommunizieren! Nun gut, ich werde demnächst noch einmal hingehen und mich radikal bleichen lassen – als Ausgleich dafür, dass ich mich mit dem Stock ungefähr wie 80 fühle!

29. Juni

Ich bin völlig, total high. Ich hatte einen supertollen Tag. Konnte über die körperlichen Einschränkungen hinaussehen ... bin heute Nachmittag auf dem Spielplatz wirklich hoch hinausgeschaukelt, und es hat sich angefühlt, als könnte ich fliegen. Ich war alterslos und körperlich frei, und es war FANTASTISCH. Ich habe gesungen.

Außerdem komme ich gerade aus dem Film ›Matrix‹ zurück. Von den grässlichen Dialogen mal abgesehen, hat er mir einen ähnlichen Rausch verschafft wie ›Phenomenon‹ – die plötzliche klare Einsicht, dass der Krebs ein Geschenk ist und dass ich alles sehen und mich stark und unbesiegbar fühlen kann. Als ob ich körperlich unmögliche Dinge tun möchte, weil ich weiß, dass es in Ordnung ist und ich keinen Schaden nehmen oder Angst fühlen kann. Jemand möge mir eine Wagenladung Filme vorführen, bevor ich sterbe. Ich fliege und fühle mich unsterblich.

KAPITEL 7

1. Juli

Ich habe das Gefühl, dass ich mich, je schwieriger meine körperliche Realität wird, ein Stück weit in eine geistige zurückziehe. Während meiner Chemotherapie verbrachte ich Stunden damit, mir im Geiste eine Welt voller Schönheit und Frieden als Zuflucht zu konstruieren – einen Ort, an den ich mich flüchten konnte vor etwas, das mir fast unerträglich erschien. Das ist ein Ort, an den ich jetzt gelegentlich zurückkehre. Ich nehme an, dass jeder ähnliche Fantasien hat – wahrscheinlich sind sie das, was sich der Einzelne vorstellt, wenn er das Wort »Himmel« ausspricht. Meiner besteht aus Bildern aus Büchern und Märchen und anderen Dingen, die sich über die Jahre in meinem Unterbewusstsein angesammelt haben. Es gibt seltsame mittelalterliche Bauwerke zu erkunden, und auch die Hängenden Gärten von Babylon findet man dort. Es versteht sich von selbst, dass es niemals regnet.

Ich brauche diesen Ort im Moment, weil die Dinge anfangen, unangenehm zu werden. Letzte Nacht konnte ich nicht schlafen, weil mir ein sehr deutliches Bild davon vorschwebte, wie Caitlin nachts aufwacht und nach mir ruft, und Tim sie daran erinnern muss, dass ich tot bin. Es war, als würde man einen furchtbar indiskreten Dokumentarfilm sehen – man will ihn nicht sehen, man findet es falsch, dass er überhaupt gedreht wurde, man weiß, dass es niemandem etwas bringt, ihn zu sehen, aber er läuft nun mal, und man kann sich ihm nicht entziehen. Es beunruhigt mich, über das Danach nachzudenken, und ich glaube nicht, dass es konstruktiv ist, deshalb denke ich die meiste Zeit nicht darüber nach. Erst beim Einschlummern, wenn unsere geistigen Schutzmechanismen erlahmen, können sich diese Dinge einschleichen. Jetzt, wo ich wieder wach bin, bin ich auch zurück in der Gegenwart und genieße die Dinge, die ich habe ...

Die Szene aus ihrem Traum ist bislang noch nicht eingetreten. Caitlin und ich stolpern durch unsere Tage, so gut wir können. Na ja, ich stolpere durch die Tage, während sie strahlend und blühend wirkt, ein starkes und intelligentes kleines Mädchen.

Neulich kam sie angerannt und rief dabei: »Mummy? Mummy? Ach, ich meine, Daddy? Daddy?« Sie lachte über ihren Fehler, und als sie mich in der Küche fand, lachte sie immer noch und sagte: »Ich hab dich Mummy gerufen, aber du bist gar keine Mummy, du bist ein Daddy. Bin ich nicht dumm?« Dann umarmte sie mich ganz fest. »Du bist der wärmste Daddy auf der ganzen Welt, nicht wahr, Daddy? Jetzt komm und guck, was ich gemacht habe.«

Und los ging's, Hand in Hand die Treppe hinauf, um nachzusehen, was für ein Chaos sie im Badezimmer verbrochen hatte.

Es ist komisch, dass Weeze ihrer Beschreibung des Himmels hinzufügte: »Es versteht sich von selbst, dass es niemals regnet.« Denn wenn ich an den Himmel denke, denke ich oft an den Park neben unserem Haus. Eines Nachts während einer besonders schlimmen Hitzeperiode in dem Sommer, bevor Caitlin zur Welt kam, saßen Weeze und ich auf unserem Balkon und stellten uns vor, wir wären in New Orleans, derweil wir irgendeinen kühlen Fruchtmix schlürften. Es war schwül und spät und angesichts der Aussicht auf eine drückend warme, ungemütliche Nacht wollte keiner von uns beiden ins Bett gehen. Dann, ohne jede Vorwarnung, oder so kam es uns jedenfalls vor, öffnete sich der Himmel, und es ergoss sich ein Wolkenbruch aus der Schwärze der Nacht, der die Hitze, die stickige Schwüle augenblicklich wegspülte. Er kam und wusch die Welt rein. Wir brauchten einander nur eine Sekunde anzusehen, um zu einer stummen Übereinkunft zu kommen; wir eilten Hand in Hand nach unten, rissen die Tür weit auf und liefen in den warmen Schauer hinaus.

Es war wie eine Dusche für die Sinne. Der warme Regen umfing uns, während wir über die Straße in den Park liefen. Unsere Sachen wurden nass und schwer und klebten am Körper. Ich schleuderte meine Schuhe von den Füßen und wanderte barfuß über den quietschnassen Grasteppich. Dann zog Weeze ihre Schuhe und die Shorts aus, sodass sie nur noch mit ihrem langen, durchweichten Hemd bekleidet war. Ich zog mein T-Shirt, dann meine Hose und zuletzt die Unterhose aus, Weeze tat es mir nach, und bevor wir uns versahen, liefen wir in diesem Park mitten in unserer Stadt nackt und wasserglänzend durch den strömenden Regen. Wir kamen gar nicht auf die Idee, dass das anstößig oder unanständig sein könnte. Wir liefen einfach singend und kreischend und lachend umher. Das einzige Licht, das auf unsere Körper fiel, kam von den vereinzelten viktorianischen Straßenlaternen, die hier und da rund um den Park stehen. Dann hörten wir anderes Gelächter und das Geräusch rennender Füße. Wir standen unter einer großen Kastanie und sahen ein anderes junges Paar, unter einer Zeitung zusammengedrängt, um sich vor dem Regen zu schützen. Sie kicherten und umarmten sich, während sie vorbeiliefen, und keiner der beiden sah auf und erblickte das nackige Pärchen, das ihnen kichernd und sich umarmend zusah. Wir legten uns auf den Boden und küssten uns, und der Regen hielt uns warm und wusch uns rein und erneuerte uns. Ich glaube, ich habe mich nie in meinem Leben so lebendig, so verliebt gefühlt – es war magisch und einzigartig. Es hat nie wieder so geregnet, und wir haben uns nie wieder so frei gefühlt. Wir gingen zurück nach Hause, tranken einen heißen Kakao, gingen ins Bett und schmusten bis zum Einschlafen. Ich glaube, wenn ich in den Himmel komme, möchte ich, dass er genauso ist. Ich bin sicher, dass ich Weeze überreden kann, ihren Himmel ein Weilchen zu verlassen, um in meinem spielen zu kommen.

5. Juli

Tut mir Leid, dass ich die letzten Tage nichts von mir habe hören lassen, aber es geht mir nicht gut. Dies ist seit Freitag das erste Mal, dass ich mich an den Computer schleppe. Ich habe ein neues Symptom, das darin besteht, dass ich mich übergeben muss, wenn ich mich zu viel bewege, deshalb liege ich seit ein paar Tagen flach. Ich fühle mich ziemlich schwach und schwindelig. Mein Arzt war vor ein paar Stunden da und hat sich mit Professor Gleeson kurzgeschlossen. Sie haben entschieden, ich sollte am besten ein paar Tage ins Hospiz gehen, um rehydriert zu werden, ein paar Medikamente gegen die Übelkeit zu bekommen und um hoffentlich Freitag ess- und trinkfähig wieder zu Hause zu sein. Ich will es hoffen. Ich betrachte es als kostenlosen Aufenthalt auf einer Gesundheitsfarm – eine Erholungspause von der Renovierung hier. Sie werden unser Schlafzimmer streichen, solange ich weg bin, also kann ich mich bei meiner Rückkehr auf eine nette Überraschung freuen – ich denke, ich werde einfach ein bisschen schlafen. Es ist nah genug, dass Tim und Caitlin mich besuchen kommen können, und es ist in einem neuen Gebäude, das hübscher sein dürfte als unse-

re hiesigen Gesundheitsdienst-Krankenhäuser! Ich melde mich jetzt ab, weil ich mich nicht so gut fühle, aber ich werde wieder schreiben, sobald ich kann, und ich bin sicher, dass Tim die E-Mails im Auge behalten wird. Alles Liebe euch allen.

9. Juli

Das hier ist nur ein Quickie – ich habe Krankenhausurlaub, um Caitlin in ihrer Kindergartenvorführung von ›Ein Sommernachtstraum‹ zu sehen, die wirklich bezaubernd war. Ich hab mich nach Hause geschlichen, um den Fortgang der Renovierung zu bewundern und ein paar Kamerazubehörteile sowie das eine oder andere saubere Kleidungsstück mitzunehmen. Dann geht es zurück ins Hospiz. Mein Scherz, es würde wie auf einer Gesundheitsfarm sein, war gar nicht so abwegig, wie ich dachte – es ist so ruhig und luxuriös. Ich habe ein eigenes Badezimmer, Fernsehen, Video, Kühlschrank und eine Terrassentür, die sich auf einen wunderhübschen Garten mit Tümpeln und einem Wasserfall öffnet.

Die Übelkeit hat aufgehört, und Montag werde ich vermutlich ganz entlassen. Bis dahin schlafe ich und werde bestens umsorgt, was ab und zu auch nicht schlecht ist. Natürlich vermisse ich Tim, aber es ist nah genug, dass er jeden Tag zu Besuch kommen kann, und ich habe ein Telefon am Bett. Ich sehe die Dinge jetzt viel ruhiger und abgeklärter... Unser Schlafzimmer sieht fantastisch aus – total luftig und hell und wie ein Himmelszelt. Tim und ich haben heute Abend ein Vorstellungsgespräch mit einer potenziellen Kinderfrau/Haushaltshilfe, dann geht es zurück ins Hospiz.

Ich hab mal wieder Listen gemacht. Sachen, die ich tun, kaufen, schreiben, was auch immer will, bevor... ich sterbe. Auf eine merkwürdige Weise vermittelt mir das ein sehr po-

sitives Gefühl, weil es mir ein Ziel, etwas Konkretes zu tun gibt ...

Ich wünschte, die Leute mit einer religiösen Botschaft würden sich nicht immer an den traurigen Aspekte des Tagebuchs festbeißen – sie sagen oft, sie könnten mein Leid hören und die Angst/den Schmerz/negatives Zeug spüren –, aber ich finde nicht, dass das der Hauptschwerpunkt dessen ist, was ich fühle/schreibe. Ich habe völlig gesunde Freunde, die die Hälfte der Zeit viel mehr zu leiden scheinen, einfach nur am Leben im Allgemeinen. Auf dieser Website geht es wirklich nicht darum, dass ich irgendjemanden/irgendetwas/irgendeine Wesenheit um Hilfe bitte. Es geht darum, anderen Menschen zu vermitteln, wie es ist. Und diese Woche ist es größtenteils so, als ob man durch ein Fenster auf den Himmel starrt.

Und damit fing es an. Das war für mich der Anfang vom Ende. Während Weeze den Hospizaufenthalt als Ruhepause und eine Art Urlaub betrachtete, war er für mich ein Augenblick des Entsetzens, ein Markstein, das Überschreiten einer Schwelle, mit dem ich den Tod wirklich in mein Leben lassen musste. Es machte mich krank und weinerlich. Das Haus war ein einziges Chaos, in dem die Maler drauflos schufteten, um das Ganze so schnell wie möglich fertig zu kriegen. Das Wohnzimmer war in Plastikfolie eingepackt, der Boden nicht begehbar; unser Schlafzimmer war ähnlich abgeschottet. Das hieß, dass es abends, wenn ich aus dem Hospiz nach Hause kam, keinen Platz gab, wo ich mich hinsetzen, an dem ich zur Ruhe kommen konnte. Ich ging mit Caitlin essen, meist zum verruchten McDonald's, dann brachte ich sie ins Bett und war mit mir allein. Ich schaffte es, den Fernseher in Richtung Flur zu drehen, und saß da draußen, mit dem Rücken an der Heizung, bis es zu spät oder zu ungemütlich wurde, und dann ging ich nach oben und kletterte zu Caitlin ins Bett. Das gefiel ihr und mir auch. Jetzt, wo Weeze weg war, brauchte ich es, Caitlin in den Arm zu nehmen. Ihr durch meine Umarmung das Gefühl zu vermitteln, dass alles okay sei, ließ mich irgendwie hoffen, es sei vielleicht wahr.

Das Hospiz ist fantastisch, und die Krankenschwestern gehören zu den fürsorglichsten und großartigsten Menschen, die mir je begegnet sind, aber ich wollte trotzdem nicht dort sein. Jeden Tag musste ich mich erst innerlich wappnen, bevor ich die kurze Strecke dorthin fuhr. Ich hätte viel mehr Zeit dort verbringen können, aber ich wollte einfach nicht. Ich wollte nicht in diesem Gebäude sein, mit einer Frau, die an Krebs starb, mit einem Kind, das mit Spielzeug spielte, das eigens für Kinder bereitgelegt ist, deren Eltern an Krebs sterben. Ich wollte nicht, dass meine Frau in einem Zimmer lag zwischen einer unheilbar krebskranken alten Frau auf der einen Seite und einem unheilbar krebskranken alten Kerl auf der anderen Seite. Ich wollte nicht hören, wie die alte Dame auf der anderen Seite des Flurs während ihrer letzten Lebenstage nach ihrem lang verstorbenen Ehemann rief. Ich wollte nicht, dass der Mittfünziger im ersten Zimmer der Station mir jedes Mal, wenn ich dorthin kam, auf nette, kumpelhafte Art zuwinkerte. Jeden Tag schaffte ich es, so etwa eine Stunde dazubleiben, bevor ich Weeze die Hand tätschelte und irgendwas sagte wie: »Also, okay, Kleines, ich sollte dann besser mal losdüsen und Caitlin bettfertig machen.«

Die wirkliche Bedeutung des Ganzen wurde mir überhaupt erst an diesem Punkt so richtig bewusst. Die Tatsache, dass es eine ernsthafte Diskussion darum gab, ob Weeze zu Caitlins Auftritt rauskäme oder nicht, war ein regelrechter Schlag ins Gesicht. Ein Teil von mir wollte einfach sagen: »Stell dich nicht so an, steh schon auf und komm mit. Komm schon, es ist doch dein kleines Mädchen.« Es dauert eine Weile, bis man akzeptiert, dass der Mensch, mit dem man zusammen ist, wirklich krank ist, und ich konnte nicht anders, als mir einreden, dass Weeze nur so täte als ob oder zumindest ein bisschen übertriebe und dass sie, wenn sie nur wirklich gewollt hätte, sich hätte zusammenreißen und früher nach Hause kommen können. Tatsächlich hielten sich schäbige Gefühle dieser Art in einem sehr kleinen, abgelegenen Winkel meines Kopfs noch sehr lange. Sie kommen daher, dass man nicht wahrhaben will, was wirklich vor sich geht, denke ich. Ein großer Teil von dir wehrt sich einfach gegen jede Veränderung, und es endet damit, dass man dem Menschen, den man liebt, die Schuld dafür gibt, dass er einem das zumutet. Was ich bei Weeze einfach nicht ertragen konnte, war, wenn sie müde wurde. Es ärgerte mich einfach, denke ich, weil Müdigkeit so etwas Unquantifizierbares ist. Innerlich, auf irgendeiner Ebene meiner Dummheit und Engstirnigkeit, dachte ich, sie täte nur so als ob. Ich habe diese Gefühle ihr gegenüber niemals laut werden lassen, und selbst dafür, dass ich sie hier erwähne, fühle ich mich schon schäbig, aber das sind die Dinge, die einem durch den Kopf gehen. Wenn wir von einer Esseneinladung früher nach Hause gehen mussten, wenn ich Caitlin den achten Abend in Folge ins Bett bringen musste, wenn sie nicht einmal zu einem Spaziergang aus dem Haus gehen wollte, dann waren dies die absurden Dinge, die mir durch den Kopf gingen. Als sie immer kränker wurde, verflogen diese Gedanken restlos, da völlig klar war, dass sie das Erbrechen und die Ohnmachten nicht vortäuschte. Sie hatte mir nie irgendwas vorgemacht; es war reiner Egoismus, das zu denken, aber es dauert eine Weile, sich darauf einzustellen.

13. Juli

Also, ich bin wieder zu Hause. Und was für ein Zuhause. Die Maler sind mit unserem Schlafzimmer fertig, und es ist, als ob man in einem Märchenschloss mitten in einer Wolke liegt. So hell und luftig bei geöffneter Balkontür... es gibt keinen Ort, an dem ich lieber wäre, solange das Wetter so herrlich ist. Der arme Tim hat eine viel anstrengendere Woche gehabt als ich – er hat auf Hochtouren am Haus gearbeitet und sich um Caitlin gekümmert und dieses alles, während ich geschlafen habe und von dem reizenden Hospizpersonal umsorgt wurde. (Danke, ihr habt mir die Woche wirklich angenehm gemacht.)

Ich trage jetzt eine Augenklappe, was der Umkipperei ein Ende bereitet hat! Offenbar war die dauernde Anpassung an mein Doppeltsehen für einen Großteil meiner Gleichgewichtsstörungen verantwortlich. Tims Bruder Jay hat einen Freund, der Designer ist und mir ein paar schicke Designer-Augenklappen machen wird – wir haben uns telefonisch über Samt und Perlenstickerei und dergleichen exotischen Kram unterhalten! Ich kann es kaum erwarten. Ich finde, wenn man schon eine tragen muss, hat es nicht viel Zweck, wenn man versucht, sie zu verstecken – ich kann genauso gut damit protzen.

Ich werde heute Abend noch etwas schreiben, wenn Caitlin im Bett ist, und ein paar von den Notizen ins Reine tippen, die ich mir im Hospiz gemacht habe.

Die Augenklappe wurde ein nicht wegzudenkender Teil von Weeze, und wenn ich jetzt an sie denke, sehe ich sie oft mit Augenklappe, obwohl sie sie tatsächlich nur fünf Monate getragen hat. Sie stand ihr sehr gut, ließ sie ein bisschen wie eine Piratenprinzessin aussehen. Ich weiß, dass sie Angst hatte, die Augenklappe würde Caitlin erschrecken oder, noch schlimmer, dass Caitlins Freunde sich davor grausen und sie deswegen hänseln würden. Sie wollte keinesfalls, dass Caitlin das Kind mit der »komisch aussehenden Mutter« würde. Aber es schien niemanden zu stören. Sie trug die Augenklappe mit Selbstverständlichkeit und Bravour, sodass sie eher wie ein modisches Accessoire als wie ein medizinisches Hilfsmittel wirkte. Der Unterschied, den sie für ihr Gleichgewicht machte, war erstaunlich. Vom dauernden Umkippen zum Nicht-mehr-Umkippen mit einem einzigen, simplen Schritt. Sie war wie früher, fand ihr Selbstvertrauen wieder. Wie alles, was passiert war und noch passieren sollte, wurde die Augenklappe einfach Teil unseres Lebens.

14. Juli

Okay, ich bin gestern Abend nicht mehr zum Schreiben gekommen, und heute ist es schon Nachmittag. Im Moment fühle ich mich morgens eher schlecht, sodass der Tag für mich eigentlich erst um zwei so richtig anfängt.

Das Haus sieht großartig aus, weil Toni (Tims Mutter) bei uns war und einen ganzen Tag nur sauber gemacht hat. Meine Mutter hat ebenfalls hart gearbeitet – Unordnung ist wenigstens etwas Greifbares, auf das man wütend werden und gegen das man etwas tun kann, denke ich.

Das Hospiz hat mir geholfen, mich wieder auf »Dinge, die ich tun will, bevor ich sterbe« zu konzentrieren – was ja auch das war, womit dieses Tagebuch im letzten Februar angefangen hat, glaube ich.

Briefe. Briefe sind sehr wichtig für mich. Im Hospiz habe ich einen meiner absoluten Lieblingsfilme noch mal gesehen – den ›Cyrano de Bergerac‹. Liebesbriefe – so unendlich viel bedeutungsvoller als jede andere Form der Kom-

munikation. Ich werde jede Menge wundervolles Papier und Siegelwachs kaufen – die Briefe, die ich jetzt schreibe, sind zum Aufbewahren bestimmt ...

Mein zweiter Lieblingsfilm, den ich letzte Woche ebenfalls gesehen habe, ist ›Babettes Fest‹. Er handelt von einer Frau, die alles für eine einzige wunderbare, extravagante Geste verjubelt ... ich möchte es jedem ans Herz legen, ihn zu sehen. Mein eines Auge hat für die Untertitel gereicht.

Ich habe einen ganzen Nachmittag damit verbracht, zuzusehen, wie das Sonnenlicht auf meinen Füßen spielte, und war traurig, dass ich keine Zeit mehr haben werde, Kunst und Licht und Fotografie zu studieren ... dann wurde mir klar, dass ich eigentlich solches Glück gehabt habe – manche Menschen verbringen ein ganzes Leben, ohne eine Leidenschaft für irgendetwas zu entdecken, ohne das Wunderbare zu sehen, das uns von allen Seiten umgibt – und hier war ich, mit der Fähigkeit, die Schönheit des Lichts zu sehen, und der Muße, mich daran zu erfreuen!

15. Juli

Endlich habe ich das Gefühl, die Dinge ein bisschen im Griff zu haben. Seit ich wieder zu Hause bin, haben wir eine Hilfe, womit jetzt weitgehend für das Haus gesorgt wäre und dafür, dass ich nicht allein bin. Tim geht heute Abend aus, um sich irgendeinen Schwank in London anzusehen, was eine schöne Abwechslung für ihn sein wird – ich möchte nicht, dass sein Leben nur noch daraus besteht, sich um mich und Caitlin zu kümmern – er muss auch mal seinen Spaß haben. Natürlich macht es auch Spaß, mit mir zusammen zu sein, aber ihr wisst schon, was ich meine.

Ich bin in der Stimmung, Geld zu verprassen. Ich verspüre im Moment einen starken Hang zum Luxus. Ich habe den größten Teil meines Lebens damit verbracht, Dinge für besondere Anlässe aufzuheben – ich denke, das tun wir alle. Wir tragen unsere wirklich guten Sachen nicht, die, in denen wir fantastisch aussehen und uns fantastisch fühlen, weil wir sie für wichtigere Tage aufsparen. Wir essen nicht mit dem Silberbesteck, weil es nur für festliche Einladungen ist. Nun, ich habe jetzt wirklich begriffen, was der Satz »das Leben ist keine Probevorstellung« zu bedeuten hat. Er heißt, dass man so leben sollte, als ob jeder Tag dieser besondere Anlass sei. Wenn man wunderbare Dinge haben oder sich leisten kann, sollte man sie auch benutzen. Sie geben einem ein gutes Gefühl. Ich habe ein mehrlagiges, fließendes Chiffonnachthemd passend zu unserem luftigen neuen Schlafzimmer gekauft, in dem ich mich äußerst glamourös fühle. Wenn ich schon bettlägerig sein muss, möchte ich für meine Gäste wenigstens gut aussehen.

Ich stelle fest, dass mein Tagebuch im Augenblick eine sehr eitle Person rüberbringt – ich glaube, Eitelkeit ist eine dieser Sachen, wie Wut, von denen man ein Leben lang denken kann, es seien »schlechte« und egoistische Gefühle. Jetzt, wo ich weniger Hemmungen in Bezug auf alles und jedes habe, kann ich mir selbst und der Welt eingestehen, dass ich SCHÖNE DINGE LIEBE. ICH LIEBE ES, SCHÖNE, TEURE KLEIDER ZU TRAGEN, UND ICH LIEBE ES, IN EINEM SCHÖNEN HAUS ZU SEIN, MEINEM HAUS, EINER ERWEITERUNG MEINER UND TIMS UND CAITLINS PERSÖNLICHKEIT.

Louise ist in einer privilegierten Familie aufgewachsen, für die Geld nie ein echtes Problem darstellte. Klar waren sie auch gelegentlich mal pleite, aber nie in der Weise, wie das anderen Familien passiert. Es gab immer noch familiäre Rücklagen, auf die sie zurückgreifen konnten. Mit 18 trat Weeze ein Erbe an und erhielt von da an ein solides monatliches Einkommen, von dem sie leben konnte. Sie war sehr hin- und hergerissen, was diese Sache anging – sie hatte das Gefühl, dass sie niemals irgendetwas getan hätte, um sich dieses Geld zu verdienen, und deshalb war ihr nicht immer ganz wohl dabei. Was die Sache noch schwieriger machte, war die Tatsache, dass ihre beiden Adoptivschwestern, Dee und Jan, die in ihren Augen genauso sehr ihre Schwestern waren wie ihre leibliche Schwester Anthea, keinen Anspruch auf das Geld hatten; es war eine Erbschaft, die sich nur auf Blutsverwandte erstreckte. Trotz aller Schuldgefühle wusste sie aber zu schätzen, was das Geld ihr gab: Die Freiheit, zu tun, was sie wollte, ein schönes Haus zum darin Wohnen, regelmäßige Restaurantbesuche, nette Kleider und ganz generell ein Leben, in dem sie nicht jeden Pfennig zweimal umdrehen musste. Aber der Fluch des Geldes bestand darin, dass es ihr lange schwer fiel, eine Motivation oder ein Ziel im Leben zu finden. Sie wurde nicht von der Notwendigkeit angetrieben, ihren Lebensunterhalt zu verdienen, sie wurde von dem Bedürfnis getrieben, herauszufinden, wer sie war. Und das ist eine beängstigende Sache. Wenn einem die Welt zu Füßen gelegt wird und jemand sagt, »geh einfach los und mach, was immer du willst«, was macht man dann?

Sie probierte vieles aus: Aromatherapie, Akupunktur, Buddhismus, Taoismus, Vegetarismus, Farbtherapie, Tai-Chi, Qigong, sie kochte, bereitete Chutneys zu, gestaltete Mosaike, tönte ihr Haar, führte ein Hippie-Dasein, rauchte Marihuana, spielte Saxofon. Und noch tausenderlei andere Sachen. Sie hatte eine natürliche Begabung für die meisten Dinge, denen sie sich zuwandte, was bedeutete, dass kaum etwas eine echte Herausforderung für sie darstellte. Sie konnte sich fast jede Sache innerhalb weniger Wochen aneignen – geradezu widerlich. Aber aus diesem Grunde blieb sie selten lange genug dabei, um in irgendetwas wirklich hervorragend zu werden, es war keine Herausforderung für sie. Außerdem musste sie nie aus finanziellen Gründen an einer Sache dranbleiben. Der Krebs schärfte ihren Blick auf das Leben. Das Leben war nichts, was man als Selbstverständlichkeit betrachten durfte, es würde nicht immer ein Morgen geben, um Dinge zu tun. Und in den fünf Jahren, die sie Krebs hatte, wurde sie konzentriert und kreativ und, seltsamerweise, diszipliniert.

Ich schreibe hier nichts, was Weeze nicht auch selbst zugegeben hätte. Wirklich traurig daran war die Tatsache, dass die eine Sache, für die sie schließlich ihr wahres Talent und ihre Leidenschaft entdeckte, die Fotografie, etwas war, das nach Zeit verlangt, um einen eigenen Ausdruck zu entwickeln und zu finden. Sie wusste, was sie gut konnte, und das war, Menschen einzufangen, ihr innerstes Wesen einzufangen, und wenn sie noch fünf Jahre gehabt hätte, bin ich sicher, dass ihre gesammelten Werke überragend gewesen wären.

Ich muss hier klarstellen, dass sie nie eine reiche Frau war, aber sie hatte genug, um sich das Leben leichter zu machen, und sie sagte immer wieder, sie wisse nicht, wie sie mit dem Krebs hätte fertig werden sollen, wenn ihre Lebensumstände anders gewesen wären. Wenn sie in irgendeiner winzigen Hochhauswohnung von der Hand in den Mund hätte leben müssen, hätte der Krebs als Dreingabe sie zum Wahnsinn getrieben. Wenn es ihr gut ging und sie im Stande war, rauszugehen und sich etwas Einkaufstherapie zu gönnen, dann war das Geld ein gewaltiger Pluspunkt. Aber als sie gegen Ende wirklich krank wurde, hätte alles Geld der Welt ihr nichts mehr genützt. Das ist der Moment, in dem man die Wahrheit über die Macht des Geldes erkennt: dass sie letztlich nicht existent ist.

16. Juli

Es war kein Witz, dass ich in verschwenderischer Stimmung bin. Ich habe ... eine Digitalkamera gekauft!!! Tim hat mich überredet, nicht dass viel Überredung nötig war, und ich habe eine Sony 950 gekauft. Sie hat einen kleinen Bildschirm an der Rückseite, sodass ich nicht durch einen Sucher sehen muss – ein großer Vorteil für mich Einauge –, manuelle Einstellmöglichkeiten, Schwarz-Weiß-Fotografie und ist einfach rundum fantastisch. Sie ist auch drehbar, sodass ich Selbstporträts machen und dabei auf dem Bildschirm sehen kann, was ich tue. Der andere große Vorteil ist der, dass ich die Fotos ruck, zuck hier reinladen kann, ohne sie erst entwickeln, scannen etc. zu müssen. Ich habe sie gestern Abend bekommen und ein bisschen damit herumgespielt; allerdings war mir dann heute den ganzen Tag übel, aber bis nächste Woche sollten hier ein paar Bilder von unserer neuen Raumgestaltung und von mir erscheinen ...

Das mit der Übelkeit war ganz und gar meine Schuld, weil ich gestern Abend vergessen habe, meine Pillen dagegen zu nehmen. Das machte mir bewusst, wie abhängig ich im Augenblick von meinen Medikamenten bin – aber immerhin ermöglichen sie es mir, in der Senkrechten zu bleiben, wenn ich daran denke, sie zu nehmen.

Tim und Caitlin haben eine ganze Menge gekocht, seit ich im Hospiz war. Vor ein paar Tagen haben sie hervorragende Wallace-und-Gromit-Plätzchen gebacken, die ziemlich gut zu erkennen waren.

Heute haben sie sich an Karamellmasse versucht, was nicht ganz so gut geklappt hat. Caitlin saß heute Abend auf meinem Bett und erzählte: »Daddy und ich haben Karamell gemacht, und es sollte Vanillekaramell werden, aber es ist so doll angebrannt, dass es wie Schokokaramell aussah.«

Sie hielt sich die Hand vor den Mund und flüsterte: »Daddy musste den Topf wegschmeißen.«

Ich finde das so süß, wie die beiden lernen, Dinge zusammen zu unternehmen. Es hilft mir, weil ich an Dingen wie diesen sehen kann, dass sie es schaffen werden. Ab und zu wird etwas schief gehen, aber sie werden über ihre Fehler lachen und daraus lernen und weitermachen. Manchmal drückt Caitlin Tim ganz fest und sagt: »Mummy wird kränker, aber wir werden immer stärker, nicht wahr, Daddy?« Ich sehe das als Einsicht darein, dass ihre Zweiereinheit stärker wird, und das beruhigt mich. Je stärker sie sind, desto geringer ist die Gefahr, dass einer von ihnen völlig zusammenbricht, wenn ich sterbe.

17. Juli

Ein besserer Tag heute – ich habe heute Vormittag mit Caitlin ›Krieg der Sterne‹ (den Ersten) auf Video gesehen. Dann war sie zum Spielen bei meinen Eltern, während ich mich noch ein bisschen mit der Digitalkamera auseinander gesetzt habe – eine sehr aufregende Sache. Dann habe ich mit Caitlin zu Abend gegessen, und wir haben ausführlich Krieg der Sterne gespielt – sie war R2D2 und hat den ganzen Abend in Pieptönen kommuniziert.

Von meinen Eltern habe ich gehört, dass meine Cousine Kate gerade ihr Baby bekommen hat, ein Mädchen. Wir haben in letzter Zeit eine Reihe von Geburten im Bekanntenkreis gehabt, und sie erinnern einen immer wieder an den Kreislauf des Lebens und daran, dass der Tod seine Berechtigung hat, weil es ja auch die Geburt gibt. Und eine Geburt ist etwas so Wundervolles. Wir hoffen, es bald nach Devon zu schaffen, um das Baby zu sehen.

Es ist ein herrlicher Abend heute, und wir haben jede

Menge nachtduftendes Geißblatt neben der Haustür. Ich kann einfach auf dem Balkon vor unserem Schlafzimmer sitzen und atmen ... Ich fühle mich heute Abend sehr friedvoll.

Es wird sich alles finden, und die Dinge werden entweder passieren oder nicht. Alle zeigen sehr viel Verständnis dafür, dass ich Termine absage, wenn mir nicht danach ist. Ich vertraue auf das Schicksal – ich werde das richtige Maß an Zeit bekommen.

19. Juli

Jippie! Habe wieder mein altes Ich ... na ja, mein Ich von vor einem Monat oder so. Vor dem Hospiz jedenfalls. Ich hatte einen äußerst produktiven Tag. Ich habe meinen Schreibtisch und die Schubladen aufgeräumt und von altem Papierkram befreit – Theaterkarten, Gratispostkarten aus Gestellen im Kino, Telefonnummern von lang vergessener Bedeutung, dringlich unterstrichene Nachrichten auf der Rückseite von Kontoauszügen und jedes einzelne Bild, das Caitlin je gemalt hat (die meisten natürlich undatiert).

Danach fühlte ich mich gleich viel leichter und als ob ich die Dinge unter Kontrolle hätte – als ob ich jetzt die nötige Klarheit besäße, um diese ganzen Briefe zu schreiben. Ich habe all die Telefonnummern zusammengestellt, die Tim anrufen muss, wenn ich tatsächlich sterbe – ihr wisst schon, lauter fröhlichen Kram dieser Art. Ich habe beschlossen, dass ich das Sterben vielleicht hinausschieben kann, indem ich mich so in Trab halte, dass ich den Tod auf Abstand halten und zu ihm sagen kann: »Ich bin absolut gewillt zu sterben, aber warte doch bitte noch, bis ich hiermit fertig bin ...« Die andere große und schrecklich aufregende Neuigkeit heute ist die, dass meine entzückende Mutter für Tim und mich eine Ballonfahrt organisiert hat! Ich habe schon eine ganze

Weile gesagt, ich würde gerne eine machen, und sie wusste, dass wir Ewigkeiten brauchen würden, um das hinzukriegen. Sie soll am Dienstagabend (morgen in einer Woche) oder am Mittwoch stattfinden, wenn das Wetter Dienstag nicht gut genug ist. ICH KANN ES KAUM ERWARTEN.

20. Juli

Heute Vormittag habe ich mit Caitlin und einer Freundin sowie deren Kindern eine Spiellandschaft namens »Wear'M'-Out« besucht. Es war unheimlich anstrengend. Obwohl ich nichts weiter getan habe, als da zu sitzen und Kaffee zu trinken, hat es mich völlig umgehauen, von so vielen Kindern umgeben zu sein. Und das fast buchstäblich, als ich Caitlin ein Weilchen auf der Schaukel angeschoben und wegen meiner Augenklappe die Entfernung nicht richtig eingeschätzt habe, sodass die Schaukel ausgesprochen schmerzhaft gegen meinen rechten Wangenknochen geknallt ist. Na ja, man lebt und lernt.

Als ich nach Hause kam, hat Helen, die uns mit Caitlin aushilft, das besagte Kind den Nachmittag über mit zu sich genommen, also konnte ich etwas Papierkram erledigen. Ich hatte gerade erst mit einer Liste von »Wichtigen Erinnerungsstücken für Caitlin« angefangen, als mich plötzlich bleierne Müdigkeit überkam. Ich konnte spüren, wie die Energie aus mir heraussickerte. Eine Kombination der Anstrengung von heute Vormittag und der emotionalen Erschöpfung angesichts der anstehenden Aufgabe. Also ging ich ins Bett und wurde erst um halb sechs wieder wach, als Caitlin nach Hause kam. Bei diesem Wetter erscheint einem eine Siesta ganz normal.

Wenn ich keine Verpflichtungen habe, ist mein natürlicher Zustand der, lange aufzubleiben und nachmittags zu schla-

fen, glaube ich. Und jetzt, wo ich das Glück habe, dass mir so viele Menschen helfen, zu tun, was ich möchte, falle ich in diesen Zustand zurück. Es erinnert mich an meine frühen Teenagerjahre, als ich in Athen lebte: Ein ganz auf Vergnügen ausgerichtetes (manche würden sagen, verschwendetes) Leben ohne jeden Gedanken an die Zukunft.

Jugend, mit anderen Worten.

22. Juli

War gestern wieder krank – den ganzen Tag im Bett und geschlafen. Mir wird langsam klar, dass ich vermutlich nicht mehr viel fitter werde. Dienstagabend kam ich ins Wohnzimmer, wo Tim und Caitlin gerade ›Die Rückkehr der Jedi-Ritter‹ sahen und dabei so viel Spaß hatten – so aufgeregt, kuschelig und liebevoll. Ich habe beschlossen, meine Prioritäten neu zu ordnen. All die Listen mit Nummern, die Regelung unserer Finanzen, der Papierkram und all diese Sachen, für die ich versucht habe, Energie aufzubringen – die sind nicht wichtig. Tim wird das alles später regeln, und die anderen werden sich zusammentun und ihm helfen. Viel wichtiger ist es, wertvolle Zeit mit Tim und Caitlin zu verbringen. Diese Website ist auch wichtig – als ich damit angefangen habe, hatte ich keine Ahnung, dass sie so ungeheuer wichtig für mich werden würde, aber das ist sie. Sie ist mein Versuch, Unsterblichkeit zu erlangen, eines der Dinge, die mir das Gefühl geben, dass nicht alles von mir diese Erde verlassen wird. Dass ich eine Wirkung, wie gering auch immer, auf das Leben anderer Menschen haben werde. Sie ist auch Therapie für mich.

Im Moment fühlt es sich an, als ob mir die Zeit wie Öl durch die Finger rinnt – und der Schlaf lockt fast ununterbrochen. Aber ich bin noch nicht so weit.

24. Juli

Die letzten Tage habe ich versucht, die Sache mit meiner Geburtstagsfeier zu regeln. Da ich überzeugt bin, dass dies der letzte Geburtstag sein wird, an dem ich in feierfähigem Zustand bin, konnte man mich oft von Stapeln von Broschüren und Kalendern umgeben sehen, wie ich die Daten abglich, zu denen meine verschiedenen Familienmitglieder können oder nicht können, und die zahlreichen Lokalitäten in Augenschein nahm, die Spanferkel am Spieß, Galadiners, Platz für 60 Leute anbieten ... Gestern hatte ich einen schlimmen Paniktraum wegen des Ganzen und wachte noch gestresster auf, als ich eingeschlafen war. Außerdem hat Tim mich daran erinnert, wie anstrengend unsere Hochzeit war und dass man bei Partys mit mehr als 50 Gästen sowieso nie dazu kommt, sich mit irgendjemandem richtig zu unterhalten. Also. Keine große Party. Und oh, die Erleichterung. Vielleicht werde ich ein paar Tage »im Hause« sein, wie man so sagt, um Besucher zu empfangen, aber ich werde nichts Großartiges vorbereiten.

Meine ältere Schwester Dee und ihr Mann George waren die letzten Tage hier, und es war sehr schön. Ich bin lange aufgeblieben und habe eine Menge geredet und (bisher) noch nicht dafür büßen müssen – ich fühle mich bestens. Abgesehen von den Schmerzen im Rachen und hinten in der Zunge, die etwas stärker geworden sind. Wir haben gestern Abend mit Dee, George und meinen Eltern draußen gegessen. Ich habe zum erstes Mal seit einer Ewigkeit wieder ein Glas Wein getrunken, und es war so entspannend – wie im Urlaub. Jetzt, wo das Haus fast fertig ist und so schön aussieht, macht mir mein Leben Spaß – von Menschen umgeben, die ich liebe, Reden und Lachen bei gutem Essen in angenehmer Umgebung. Wenn die Sache mit der Reparatur meines Laptops geregelt ist und ich wie-

der vom Bett aus schreiben kann, wird mein Leben verdammt gut sein.

In den Sommermonaten war Weeze gern so viel draußen wie nur irgend möglich. Vor der Strahlentherapie war ihre liebste Tageszeit die, wenn die Sonne am höchsten stand, vom Himmel knallte und alles versengte. Dann aalte sie sich im Sonnenschein und sog ihn förmlich in sich auf. Wenn es für einen so blasshäutigen Jüngling wie mich längst viel zu heiß war, lag sie noch ganz entspannt und glücklich da. Aber die Strahlentherapie beeinträchtigte ihr Verhältnis zur Sonne. Ihre Gesichtshaut hat sich nie ganz davon erholt; sie blieb sehr empfindlich und schmerzte bei heißer Sonnenbestrahlung. Ab und zu versuchte sie, ihre Jahre im Sonnenlicht zurückzuholen, indem sie sich mit einem Seidenschal auf dem Gesicht im Garten ausstreckte und den Rest ihrer halbnackten Gestalt im Licht badete. Aber das war unbefriedigend, und sie hielt es nie sehr lange aus. Stattdessen saß sie jetzt gern ab dem frühen Abend im Garten, wenn die brennende Hitze abgeklungen war. Sie bereitete riesige griechische Salate zu, die vor Olivenöl nur so trieften, stellte einen Tisch auf die Terrasse und saß da Wein trinkend und lesend bis in die Nacht hinein. So gegen acht verschwindet die Sonne hinterm Horizont und wirft lange Schatten über den Park neben unserem Haus. Und sie warf einen perfekten Schattenriss von uns, wie wir beim Abendessen saßen, auf die Außenwand unseres Hauses. Es war, als ob man Gäste hätte – wenn wir das Glas hoben, erhoben auch sie ihre Gläser, wenn einer von uns aufstand, um von drinnen noch mehr Wein zu holen, ging auch einer unserer schemenhaften Gefährten neue Erfrischungen besorgen.

An einem besonders warmen und schönen Abend schnappte sich mein Vater ein Stück von Caitlins lila Straßenmalkreide und fuhr den Umriss dieser Schattengesellschaft nach, fing diesen Moment, dieses Gefühl der Freude ein. Er blieb den ganzen Sommer über erhalten und wurde erst dann, als der Herbst von unserem Leben Besitz ergriff und der Regen kam, allmählich weggewaschen, floss in Schlieren in den darunter liegenden Erdboden.

26. Juli

Ich habe etwas gefunden, das ich im Guy's Hospital geschrieben habe, als ich vor drei Jahren das erste Mal so krank war:

Morphium,
Morphium.
Wie Tinte, die sich in Wasser löst.
Morphiumwolken.
Wabern durch meinen Körper,
sanft und betörend.
Vernebeln meinen Schmerz
und meinen Geist zugleich.
Morphium.
Wie Wellen, die auf einen Sandstrand plätschern.
Kleine Wellenkämme aus Morphium,
die über meinen Körper branden,
versprechen, mich zu läutern.
Mich vom Schmerz rein zu waschen.
Meine Gedanken treiben aufs Meer hinaus.
Morphium.
Schlummerlied für ein verzagtes Kind,
sanfte Silben des Morpheus,
die durch meine Sinne treiben,
hypnotisierend, besänftigend,
meine Schmerzen fortsingen,
und meinen Geist in den Schlaf wiegen.

Du weißt, dass du Krebs hast, wenn sie dir schließlich Morphium geben. Ich finde das Wort merkwürdig faszinierend. Mor-phi-um. Es verweilt auf der Zunge. Es erinnert mich an das letzte Jahrhundert – Menschen, die ihre Schmerzen damit betäubten, süchtig wurden, immer mehr davon brauchten. Das Wort ist dickflüssig wie der klebrige Inhalt brauner Flaschen mit Glasstöpsel, die hoch oben auf dem hintersten Regal einer verstaubten alten Apotheke verwahrt werden. Das Wort Laudanum hat für mich einen ähnlichen, fast schon romantischen Klang. Schließlich sind sie beide Opiate. Hervorgebracht von den Mohnfeldern des mystischen Fernen Ostens.

Wie ich so in meinem sauber gestärkten Krankenhausbett im Guy's Hospital liege, stelle ich mir vor, ich wäre aus dieser weißen, neonerleuchteten Station in das London von damals, vor 100 Jahren zurückversetzt. Ich weile unterhalb des Straßenniveaus in der Welt der Huren und Halunken. Eine Opiumhöhle. Die Luft ist schwer und dumpf – so ähnlich wie der derzeitige Zustand meines Geistes –, und gesichtslose Gestalten baumeln über die Kanten primitiver Schlafstellen. Sie murmeln und kreischen in ihrer Fantasiewelt, existieren an einem anderen Ort, in einer anderen Zeit. Wie ich haben sie sich davongemacht.

Ich wandere auf der Station herum, halb im Hier und Jetzt, halb in meiner Opiumhöhle, und betrachte die Horde elender Gestalten, die mich umgibt. Was haben sie getan oder was sind sie gewesen, dass es sie auf ihrer Lebensreise hierher verschlagen hat?

Anscheinend sind die Lastwagenfahrer hier als eine der größten Berufsgruppen vertreten. Woran mag das liegen? Welche karmischen Probleme bringt es mit sich, dass man Güter auf unserer Erde herumfährt? Wenn die Antwort Luftverschmutzung und Zerstörung der Ozonschicht lautet, scheint mir das doch etwas hart ... Die Ärzte sagen mir, es läge an der ungesunden Ernährung, dem Rauchen und der sitzenden Lebensweise. Da mag etwas dran sein, aber warum bin ich dann hier?

Meine Haare sind von der Chemotherapie nicht ausgefallen. Ich hatte fast gehofft, ich würde wenigstens die an den Beinen und unter den Achseln los. Aber Pech gehabt.

Meine Gedanken sind ziellos und ballonartig, schweben und hüpfen fröhlich von einem Thema zum nächsten. Wie ich der Krankenschwester gesagt habe, hat das Morphium die Schmerzen nicht völlig abgestellt, aber es bewirkt, dass ich mir nicht mehr so viel aus ihnen mache. Ich konzentriere mich nicht mehr so auf das allumfassende Wundsein meines Mundes, das einem wie ein Bild, das zu nah vor der Linse ist, jede Perspektive nimmt. Es gab nur noch den Schmerz. Jetzt ist der Schmerz nur eines der nebelhaften Objekte am Himmel, an denen mein Geist gelegentlich vorüberhüpft.

Als ich noch ein Kind war, lernte ich Französisch aus einem Buch mit dem Titel ›Le Ballon Rouge‹, und so kommt mir mein Geist jetzt vor, ein kleiner roter Ballon, der daherschwebt, von der Welt gelöst, von keiner Leine gehalten. »Als ich noch ein Kind war.« Ich fühle mich kaum älter als ein Kind und dabei habe ich schon ein eigenes. Es ist erstaunlich. Verstehen wir jemals irgendetwas? Oder treiben wir einfach so daher und tun, was immer sich als Nächstes ergibt? Nicht, dass ich im Moment den dringenden Wunsch verspüre, irgendetwas zu verstehen. Es war nur so eine Überlegung.

Drei Jahre später präsentiert sich das Morphium wesentlich weniger romantisch, aber das Geschriebene hat immer noch Substanz, denke ich.

Ich erinnere mich gut, wie ich an dem Tag, an dem sie zum ersten Mal Morphium bekommen hatte, auf die Chemotherapie-Station im Guy's Hospital kam. Am Abend vorher war sie ziemlich am Ende gewesen, die Strahlentherapie hatte ihre Zunge völlig kaputt und das Schlucken zur Qual gemacht. Durch die Chemotherapie fühlte sie sich vergiftet und krank. Sie hatte meine Hand gehalten und, so gut es ihr bei den Schmerzen möglich war, darüber genuschelt, wie dreckig es ihr ging und dass ich sie mit nach Hause nehmen sollte.

»Das ist pures Gift«, sagte sie und zeigte dabei auf dem Beutel voller Chemikalien, die langsam in ihren Körper tropften.

Sie litt wirklich Qualen von dem allen, und ich konnte es nicht ertragen. Ich sagte ihr, wir würden noch eine Nacht abwarten, und wenn es dann immer noch so schlimm wäre, würde ich sie mitnehmen, weg von dem allen. In der Nacht wurde ihr Zustand noch schlimmer, und sie gaben ihr eine automatische Spritzenpumpe mit Morphium, mit der sie sich selbst auf Knopfdruck eine Dosis Seligkeit verpassen konnte. Als ich am nächsten Tag zu ihr kam, konnte ich den Unterschied schon auf 20 Meter Entfernung erkennen. Ihr Gesicht war entspannt, und sie lächelte.

»Du siehst besser aus heute.«

»Worauf du wetten kannst.« Sie kicherte und tätschelte den Kasten neben ihr.

Ich hatte keine Ahnung, dass diese Spritzenpumpen in Weezes letzten Lebensmonaten zu einem bedeutenden Bestandteil meines Lebens werden sollten. Solange sie einwandfrei funktionierten, war alles in Ordnung. Wenn eine Störung auftrat, die Batterien leer waren oder die Leitung verstopfte, wurde das Leben zur Hölle, bis das Problem behoben war. Nichts ist mit dieser Erleichterung vergleichbar: zu erleben, wie ein geliebter Mensch Schmerzen leidet, und dann zu sehen, wie der Schmerz verschwindet, abebbt.

Weeze hatte echte Probleme, diese Chemotherapieerfahrung durchzustehen, und ich fand sie mehr als einmal in

Tränen aufgelöst, wenn ich zu Besuch kam. Dann verbrachte ich die eine oder andere Stunde damit, ihr aufmunternd zuzureden, sie daran zu erinnern, warum sie das Ganze machte. Wenn ich wieder ging, hatte sie gerade genug Mut gefasst, um bis zu unserem nächsten Gespräch am nächsten Tag durchzuhalten, und dann fingen wir wieder von vorn an. Ich glaube, das war der einzige Teil ihrer Behandlung, den sie nachträglich bedauerte. Sie war nie ganz überzeugt, dass er wirklich etwas gebracht hätte, aber wer weiß das schon? Wenn er ihr Leben nur um eine Woche verlängert hat, ist das eine weitere Woche, für die ich dankbar bin.

27. Juli

Der Ballon ist dann doch nicht geflogen – zu viel Wind. Vielleicht morgen. Ich habe heute ein paar Selbstporträts gemacht und hoffe, SEHR BALD ein neues Porträt von mir hier auf dieser Homepage zu haben. Ich warte immer noch auf die Reparatur meines Laptops – solange arbeite ich auf Tims Computer und muss ihm etwas Zeit abringen, wenn er gerade nicht an seinem Roman schreibt! Sein Roman ist übrigens GENIAL. Sehr witzig. Und er hat schon ein Drittel geschrieben, es geht also sehr gut voran.

Meine Geburtstagsplanung besteht jetzt darin, ein großes abendliches Strandpicknick zu veranstalten, was sicher toll wird, wenn das Wetter gut ist. Auf jeden Fall nett und zwanglos. Jetzt mache ich mir nur noch Sorgen, dass der Tag mit zu viel Bedeutung überfrachtet wird (»Wird dies der letzte Geburtstag sein, den das arme Mädchen erleben darf?«). Ich möchte an dem Tag einfach nur Spaß haben. Im Übrigen habe ich Tim gebeten, mir ein paar zusätzliche Linsen für meine Digitalkamera zu besorgen, die, wie ich zunehmend feststelle, SUPERCOOL ist.

Und wenn ich für Weeze in Zukunft nur eine Sache zu Stande bringe, dann die, dieses blöde Romanprojekt fertig zu kriegen, an dem ich seit Jahren arbeite. Seit ich 18 geworden bin, versuche ich alljährlich, einen Roman zu schreiben, und zwar jedes Jahr einen anderen, nicht etwa den gleichen – das wäre zu jämmerlich. Ich komme immer bis ziemlich nah ans Ende, und dann höre ich auf. Es macht mich verrückt, und es pflegte Weeze zum Wahnsinn zu treiben. Sie las regelmäßig meine literarische Tagesproduktion, begeisterte sich richtig dafür, war total gespannt darauf, wie es ausgehen würde, und dann ließ ich es ein paar Tage schleifen, weil ich erkältet war, oder beschloss, ich sei so gut vorangekommen, dass ich mir ein paar Tage Urlaub nehmen könnte, und bevor man sichs versah, war das Ding in meiner Schublade mit der Bezeichnung »Romane – Mist« abgelegt. Um sie glücklich zu machen, erzählte ich ihr immer, wie die Geschichte ausgehen würde, und ich denke, das war auch ein Problem – wenn ich die Geschichte erst mal Weeze erzählt hatte, hatte ich nicht mehr das Gefühl, dass ich sie noch jemand anderem zu erzählen brauchte. Die Sache war erledigt. Der Mensch, für den ich sie schrieb, kannte die Geschichte schon, wozu also noch die Mühe, sie fertig zu schreiben.

28. Juli

Ein Gästebucheintrag, den ich heute bekommen habe, sprach etwas an, über das ich auch schon eine Weile nachdenke. Nämlich die Echtheit dieser Website als Tagebuch angesichts der Tatsache, dass ich weiß, wie viele Menschen es lesen, die außerdem auch mit mir interagieren. Also: Kann ich in diesem Tagebuch ehrlich bleiben, oder habe ich beim Schreiben ein Publikum im Hinterkopf?

In allen Tagebüchern, die ich mit 13 und danach geschrieben habe, ist eine gewisse Befangenheit zu spüren – ich habe schon immer gern veröffentlichte Tagebücher gelesen, und ich denke, dass im Unterbewusstsein der meisten Tagebuchschreiber der Traum schlummert, sie könnten eines Tages veröffentlicht werden. Davon abgesehen denke ich, wenn ich auf diesen Seiten lüge, würde das den Sinn des Ganzen zunichte machen. Der darin besteht ... ich weiß es nicht. Es ist sicherlich auch Therapie – schließlich bezahlen Leute Therapeuten dafür, dass sie ihnen einfach nur zuhören. Als ich damit anfing, hatte ich keine Ahnung, dass ich darauf solche Reaktionen bekommen würde. Der Gedanke, dass es Menschen hilft, diesen Prozess zu verstehen, und dass es von Hospizmitarbeitern als Hilfe bei der psychologischen Betreuung eingesetzt wird, haut mich einfach um und gibt mir das Gefühl, dass bei all dem doch irgendetwas Gutes herauskommt. Mir ist diese Website enorm wichtig geworden. Sie ist das, was ich tue. Ich wünschte mir, dass jeder ans Internet angeschlossen wäre, damit ich allen Menschen, die ich kenne, zeigen könnte, was ich mache. Die meisten unserer Freunde haben keinen Internetanschluss und konnten es daher noch nicht lesen. Meine Mutter macht sich etwas Sorgen, ich könnte größenwahnsinnig werden wegen all der netten Dinge, die die Leute mir ins Gästebuch schreiben.

Im Großen und Ganzen bringe ich meine Gedanken geradewegs auf den Bildschirm – ich tippe, während ich denke. Ich lasse gelegentlich Sachen über andere Menschen aus, wenn ich denke, sie würden es nicht mögen, dass ich es hier hineinschreibe – schließlich ist es nicht meine Familie, die das hier tut, sondern ich, deshalb denke ich, dass ich nicht das Recht habe, sie dauernd zu zitieren.

Vor allem hilft es mir, zu wissen, dass ich irgendeinen positiven Einfluss auf die Welt nehme, bevor ich sterbe. Ich glaube, so möchte jeder gern in Erinnerung bleiben.

29. Juli

Neulich ist etwas Peinliches passiert. Caitlin war zum Mittagessen anderswo zu Besuch, und ich habe ein paar Fotos gemacht – unter anderem das Selbstporträt auf der Homepage. Jedenfalls, eine der schönen Sachen an der Digitalkamera ist, dass man die Bilder nicht entwickeln lassen muss ... also machte ich gerade ein paar, sagen wir mal, relativ gewagte Fotos, als Tim hereinkam. Nun ja, eins führte zum anderen und ... und ich habe vergessen, zu erwähnen, dass der neue Anstrich auf der Haustür noch nicht trocken war, weshalb sie weit offen stand. Ebenso wie jede andere Tür im Haus. Also. Nach getaner Tat klingelte das Telefon. Tim stand auf, um dranzugehen, und sah zufällig aus dem Fenster und erblickte das Auto meiner Mutter, die gerade in hohem Tempo aus unserer Straße zurücksetzte.

Als ich sie später anrief, versuchte sie zuerst, uns die Peinlichkeit zu ersparen, indem sie alles ableugnete, gab es aber schließlich zu. Ich habe sie daran erinnert, dass ich sie als Kind auch ein paar Mal dabei überrascht habe.

»Wir hatten vergessen, dass die Haustür offen war«, sagte ich.

»Ja«, antwortete sie. »Die Türen waren alle offen.«

Was vermutlich heißt, dass sie bis geradewegs ins Schlafzimmer spaziert ist. Na ja, zumindest weiß sie jetzt (und ihr auch), dass wir nicht all unsere Zeit mit Krebsproblemen zubringen.

Das Bemerkenswerte an diesem Eintrag ist nicht, dass uns Smo beim Sex überrascht hatte, sondern eher, dass uns vorher noch nie jemand dabei überrascht hatte. Wenn ich an Weeze denke, denke ich an Sex. Das war ein sehr großer Bestandteil unserer Beziehung, ebenso wichtig wie irgendein anderer Aspekt davon. Ich glaube, dass wir beide durch unsere Beziehung sexuell erst richtig aufgeblüht sind. Obwohl ich nie sicher war, ob das wirklich stimmte oder ob sie nur mein Ego aufbauen wollte, behauptete sie immer, sie hätte bei ihren vorherigen Freunden kaum je einen Orgasmus gehabt.

Es war alles in einem – es war zärtlich, unanständig, wunderschön, schamlos, vergeistigt und derb. Und es wurde immer besser und besser. Indem wir lernten, was dem anderen gefiel, indem wir die Fantasiewelt des anderen erkundeten, gelangten wir auf immer neue Ebenen. Wenn es Noten für sexuelle Leistung gäbe, glaube ich kaum, dass ich auf einer Tabelle für Stellungen, Größe, Sensibilität oder Erfindungsreichtum besonders viele Punkte erzielen würde. Aber bei Weeze war ich ein toller Liebhaber, ein Valentino oder Errol Flynn, und das lag nur an ihr. Sie hatte keine Komplexe oder Hemmungen; ich bin nie einem sexuell freizügigeren Menschen begegnet. Außerdem konnte sie darüber reden, sie wusste, was sie wollte und was sie nicht wollte, und sagte mir, was ich tun sollte, oder bat mich darum. Und sie zu befriedigen, war für mich ungeheuer beglückend und machte, dass ich mich ganz und ruhig fühlte. Wenn wir miteinander schliefen, verliebte ich mich immer wieder von neuem in sie – die Berührung ihrer zarten Haut, die Wärme, die sie ausstrahlte, verhexten mich mit Lust.

Ich kann mich noch so deutlich daran erinnern, wie ich sie zum ersten Mal nackt sah. Ich meine, richtig sah. Wir hatten in der Nacht davor miteinander geschlafen, aber es war dunkel, und am Morgen danach zogen wir uns beide rasch einen Bademantel über. Aber am nächsten Abend kam ich zu ihr, sie kochte ein unglaublich tolles, leichtes Essen, das wir zusammen aßen, und dann verschwand sie nach oben.

»Tim, komm mal rauf, ich will dir was zeigen.«

Ich sprang in großen Sätzen die Treppe rauf und da, am

Ende des Flurs in der Schlafzimmertür, stand Louise. In schwarzem Spitzen-BH und -höschen, Strümpfen, Strapsen und hochhackigen roten Schuhen. Sie sah so unglaublich sexy aus. Ihr Körper war wunderschön, straff und gebräunt. Ein Teil meines Schocks rührte daher, dass ich keine Ahnung gehabt hatte, dass sie einen solchen Körper unter ihren flatternden Hippieklamotten verbarg. Es war eine Erleuchtung, geradezu eine Offenbarung. Zum ersten Mal im Leben hatte ich Ehrfurcht vor jemandes nacktem Körper. Ich sah von ihren langen, langen Beinen über ihren Bauch und ihre vollkommenen Brüste zu ihrem lächelnden Gesicht auf und wurde von ehrfürchtiger Scheu ergriffen. Es war alles zu viel für mich. Ich fing an zu lachen, drehte mich einfach um und ging weg. Es kostete mich ungefähr zehn Minuten, in denen ich mich kichernd wieder anpirschte, bis ich mich tatsächlich nah genug herantraute, um ihre Haut auf meiner zu fühlen. Sie genoss es, sie genoss die Macht, die sie spürte, die Tatsache, dass meine Reaktion sie in dem Augenblick zur schönsten Frau der Welt machte. Und das war sie für mich.

Louise war ein ausgeprägter Sommermensch, sie genoss die Sonnenwärme auf ihrem Körper und konnte den ganzen Tag lesend in der Hängematte auf unserem Balkon sitzen und die Sonnenstrahlen in sich aufnehmen. Sie war wie eine Katze – die Sonne machte ihren Körper aufreizend geschmeidig. Es war wunderbar, nach Hause zu kommen, wenn sie den ganzen Tag in der Sonne gelegen hatte. Dann ging ich nach draußen auf den Balkon, reichte ihr einen eiskalten Longdrink, den sie schlürfte, bevor sie meine Hand ergriff, mich nach drinnen zog und mich mit Wärme umhüllte. Ihre Haut sog die Sonne geradezu auf – man konnte sie an ihr riechen, die Wärme, die Freude, die Entspannung, die sie ihr vermittelte, regelrecht riechen. Es war unglaublich sexy.

Ich kann mich an die Nacht erinnern, in der wir mit Caitlin schwanger wurden – oder wenn das nicht genau die Nacht war, dann war sie jedenfalls zeitlich ganz dicht daran. Wir schliefen auf dem Sofa vor dem Kaminfeuer miteinander, und es war eine dieser Vereinigungen von der Art, bei der man wirklich »Liebe macht«, im Unterschied zum bloßen »Mach's-mir-jetzt«-Sex. Wir verbrachten beim Sex eine Menge Zeit damit, uns einfach nur umarmt zu halten, während ich in ihr war, uns sanft zu küssen, ohne uns besonders viel zu bewegen, einfach nur die körperliche Berührung des anderen zu genießen. Ich kann sie immer noch auf mir fühlen, wenn ich die Augen schließe. Es ist, als ob mein Körper, meine Haut, sich an das Gefühl erinnern können. Ich erinnere mich an jeden Zoll ihres Körpers, daran, wie ich jeden kleinen Teil von ihr geküsst habe. Ich habe ihren Körper angebetet. Wenn wir miteinander schliefen, verlor ich mich in ihr, von ihrer Schönheit überwältigt. Für mich war jeder Teil ihres Körpers hinreißend – die zarte Haut ihrer Armbeuge, die samtige Haut an der Innenseite ihrer Oberschenkel, deren Berührung sie dazu brachte, sich wild aufzubäumen. Die Tatsache, dass ihre Ohren so überempfindlich waren, dass man nicht in ihre Nähe kommen durfte. Wenn ich es genau richtig timte und sie exakt in dem Augenblick küsste, in dem sie zum Höhepunkt kam, wurde sie verrückt vor Lust, aber eine Sekunde zu früh oder zu spät, konnte es die ganze Sache ruinieren.

Jedenfalls, an diesem speziellen Abend waren wir, wie es mir vorkam, bereits seit einer Ewigkeit bei der Sache, als Louise mich bat, aufzuhören.

»Bitte, bitte, hör auf, ich kann nicht mehr, es ist zu viel, mein Kopf fühlt sich ganz komisch an. Ich kann nicht noch mal kommen, mir ist schwindelig, mein Kopf ist völlig daneben.«

Na ja, das ist die Art von Kram, die jeder Mann gerne hören möchte, aber auch genau das, was ihn am wenigsten dazu bewegen dürfte, aufzuhören. Also machten wir weiter.

»Bitte, bitte, Tim, es ist zu viel. Ich kann nicht mehr richtig denken.« Dann fing sie an, sich vor Lachen auszuschütten. »Herr im Himmel, hör auf, ich kann tatsächlich Sternchen sehen. Es flimmert alles. Ich liebe dich. Du machst, dass ich Sterne sehe.«

Also, was kann man sich sonst noch wünschen? Wir witzelten noch die ganze folgende Woche darüber, wie gut ich im Bett sei, so gut, dass ich sie dazu bringen könnte, Sterne zu sehen. Zu sagen, dass ich lächerlich stolz darauf war, wäre eine Untertreibung – ein Weilchen lief ich herum und hielt mich für den größten Liebhaber der Welt. Später stellte sich heraus, dass sie tatsächlich Sternchen oder vielmehr Flimmerlichter gesehen hatte. Es war ein Symptom ihrer Krankheit. Als der Tumor wuchs, drückte er auf den Sehnerv, wodurch sie öfters ihr Sehvermögen verlor und nur noch Flimmern wahrnehmen konnte. Trotzdem ist es eine gute Geschichte – ich habe eine Frau so erregt, dass sie buchstäblich Sternchen gesehen hat.

Wo wir hier gerade vom Sex reden und davon, was für eine Verführerin Weeze war, möchte ich noch schnell von einer Gelegenheit erzählen, unmittelbar, nachdem wir zum ersten Mal von ihrem Krebs erfahren hatten. Sie würde mich umbringen, wenn sie wüsste, dass ich das ausplaudere, aber es sagt für mich eine Menge über Weeze aus. Und es wird mich zum Lachen bringen, es aufzuschreiben, also – sorry, Weeze.

Caitlin war gerade erst auf der Welt, als wir die Mitteilung von Weezes Krebs erhielten, und wir hatten Caitlin noch keinen Abend allein gelassen, um zusammen auszugehen. Weeze fand, wir könnten mal einen Abend zu zweit vertragen, also organisierte sie eine Überraschung für mich. Smo kam zu uns rüber, und Weeze sagte: »Okay, Tim, wir gehen aus, wir brauchen mal einen Abend für uns. Ich hab mich um alles gekümmert. Hol deinen Mantel und los geht's.«

Mich machte es vermutlich nervöser als Weeze, Caitlin allein zu lassen; ich war nicht sicher, dass ich es überhaupt über mich brächte – gefühlsduseliger Schlappschwanz. Es wurde nicht gerade besser durch die Tatsache, dass, als wir uns schon auf dem Weg zur Tür befanden, als Smo, die die Treppe herunterkam, um sich zu verabschieden, stolperte und in Zeitlupe kopfüber hinunterstürzte, mit meinem winzigen Baby in den Armen. Sie schaffte es, sich im Fallen herumzudrehen, sodass beim Aufprall auf die Stufen ihr Rücken und nicht Caitlin das meiste abbekam. Dann rutschte sie mit hohem Tempo die restlichen Stufen hinab und blieb zusammengesackt zu unseren Füßen liegen, Caitlins Kopf nur Zentimeter vom eisernen Heizkörper entfernt. Wie es kam, dass weder sie noch Caitlin verletzt wurden, werde ich nie verstehen, aber irgendwie untergrub es meine Zuversicht, die beiden allein lassen zu können. Smo entschuldigte sich tausend Mal und war so verzweifelt über die Vorstellung, unseren Abend ruiniert zu haben, dass ich schließlich widerwillig das Haus verließ. Weeze und ich saßen eine halbe Stunde draußen im Auto und versicherten uns gegenseitig, dass alles in Ordnung sei und es jedem hätte passieren können und es zu schrecklich für Smo wäre, wenn wir wieder reingingen und ihr sagten, wir könnten ihr Caitlin nicht anvertrauen. Außerdem, erklärte mir Weeze, hätte sie sich mit der Vorbereitung wirklich Mühe gegeben, also sollten wir jetzt auch ausgehen.

Während wir durch Tunbridge Wells fuhren, machte sie Andeutungen darüber, wo es hinging. Wir fuhren zu einem Hotel, das ich sehr gut kannte, weil eine Ex-Freundin von mir mal da gearbeitet hatte. Ich kannte jeden in dem Schuppen. Als klar wurde, dass wir auf dem Weg zum Royal

Wells waren, sagte ich naiverweise: »Oh, ein Essen im Wells, das wird nett, wirklich entspannend. Ich liebe das Wells.«

Louise wirkte etwas erstaunt.

»Du meinst, du kennst das Wells?«

Ich erklärte ihr meine historische Verbindung mit dem Hotel. Wir stiegen aus dem Auto, und Louise steuerte nicht auf das Restaurant, sondern auf die Rezeption zu. Unterwegs trafen wir mindestens fünf Mitarbeiter des Hotels, die mir zuzwinkerten, mich in die Seite knufften und Hallo sagten. Während sich Weeze ins Gästebuch eintrug, teilte sie mir mit, sie hätte für ein paar Stunden ein Zimmer reserviert. Natürlich hatte sie es nicht etwa für die ganze Nacht reserviert, oh, nein, nur für einen Quickie, wie sie dem Mädchen an der Rezeption bei der Buchung erklärt hatte. Es war mir so peinlich wie nur was. Der Typ, der uns nach oben zu unserem Zimmer führte, schwatzte mit mir unbekümmert über alte Zeiten, und ich versuchte ständig einfließen zu lassen, dass Louise meine Frau und das Ganze mit der eigenen Ehefrau eine völlig schickliche Angelegenheit sei.

»Wie hätte ich denn wissen sollen, dass du hier jeden kennst?«

»Von allen Orten, wo wir hätten hingehen können, ist dieses hier der Ort, an dem ich am bekanntesten bin. Ich weiß nicht, ob ich es heute Abend bringe, ausgerechnet hier, und nachdem Smo die Treppe runtergefallen ist. Ich bin nicht sicher, dass mir nach einem leidenschaftlichen Schäferstündchen zu Mute ist.«

Weeze lächelte. »Also wirklich, na ja, ich sag dir was, leg dich aufs Bett und sieh ein bisschen fern. Ich springe nur schnell ins Bad, und wir werden ja sehen, wie der Abend so läuft, hm?«

Zehn Minuten später kam sie wieder raus: In einer kompletten Polizistinnenuniform samt Handschellen, mit einer

Videokamera und einer ominös aussehenden Tasche mit allem möglichen Kram bewaffnet. Ich blieb meinem Vorsatz ungefähr eine halbe Millisekunde treu, und zwei Stunden später machten wir uns erschöpft auf den Weg zurück zum Auto. Louise trug ein breites Grinsekatzen-Lächeln zur Schau, während sie die Rechnung beglich, und ich sah benommen und völlig verdattert drein. Als wir nach Hause kamen, sagte Smo: »Hattet ihr einen schönen Abend?«

»Toller Abend«, war alles, was Louise erwiderte.

Ich sagte nichts, immer noch völlig platt. Und das war der Grund, warum der Sex bis zum Schluss toll blieb – er wurde nie langweilig, nie zur bloßen Routineübung, einem von uns fiel immer noch irgendwas ein, um den anderen zu überraschen und zu erregen. Cool, was?

31. Juli

Das klingt vermutlich ungeheuer ichbezogen und vielleicht sogar verrückt, aber hier kommt es ...

Gestern Abend im Bett habe ich mit plötzlicher Klarheit erkannt, warum ich nicht zu spirituellen Heilern gehen oder irgendwelche obskuren Heilmittel ausprobieren will. Nämlich, weil ich das Gefühl habe, dass dies hier mein Schicksal ist – mangels eines besseren Worts dafür. Als ich diese Website angefangen habe, hatte ich zum ersten Mal im Leben das Gefühl, das entdeckt zu haben, wozu ich geboren bin. Und ich glaube, dass die Erfüllung dieses Schicksals in meinem Tod gipfelt. Was ihm einen Sinn gibt, ist, dass ich darüber spreche – meine Aufgabe, wenn man so will, ist es, über den Tod zu sprechen und ihn zu entmystifizieren, während er mir geschieht. Ich habe das Gefühl, als ob ich an einem Prozess teilhabe, der mit dem Tod enden wird, nicht mit irgendeiner Wunderheilung, und dass der Wert dieser Erfah-

rung darin liegt, der Welt zu zeigen, dass der Tod keine so schreckliche Sache ist. Dass der Tod unvermeidlich ist und wir deshalb alle wesentlich besser dran wären, wenn wir akzeptieren könnten, dass er ein integraler Bestandteil der Lebenserfahrung ist.

Ende der Predigt.

KAPITEL 8

2. August

Dieser letzte Eintrag klang so endgültig und bestimmt, nicht wahr? »Es ist mein Schicksal ...« Ich denke das zwar, aber ich weiß, dass es auch meine Art ist, der Situation einen Sinn zu geben. In der gleichen Weise, wie religiöse Typen denken: »Ich habe Angst vor dem Tod, aber wenn ich sage, dies ist Gottes Plan und es gibt einen Grund für das alles, dann macht es das Sterben leichter.« Letztlich lassen sich alle Glaubensüberzeugungen der Menschen so erklären. Sie sind Erklärungen, die geschaffen wurden, um uns zu helfen, irgendeinen Sinn in der Welt zu sehen.

Tim und ich wollen eine Wohnung in Brighton kaufen. Es klingt vielleicht nach einem verrückten Zeitpunkt dafür, aber habt Nachsicht mit mir.

1. *Wir renovieren und dekorieren gern, und ein kleines Apartment wäre sicher ein Riesenspaß.*
2. *Um eine Ferienwohnung in einer halben Autostunde Entfernung zu haben – einen Zufluchtsort, wo wir am Strand sitzen können.*
3. *Damit Tim mehr Wahlmöglichkeiten hat, wenn ich tot bin. Das ist eigentlich der Hauptgrund. Vielleicht möchte er nicht in Tunbridge Wells bleiben, von Leuten umgeben, die uns als Paar gekannt haben. Vielleicht geht es ihm auf die Nerven, wenn jeder ein Auge darauf hat, wie es ihm geht. Vielleicht möchte er mit Caitlin*

einen neuen Anfang machen. Auf diese Weise kann er dort jetzt schon ein paar Leute kennen lernen und sich mit Schulen und dergleichen vertraut machen. Oder er kann es an Studenten vermieten und als Investition nutzen.

In diesem Haus steckt so viel von mir, dass ich mir nicht vorstellen kann, wie er in der Lage sein soll, eine Frau mit hierher zu bringen! Dagegen könnte ein Ort, an dem wir nie richtig zusammengelebt haben, ein guter Platz für Tim und Caitlin sein, um neu anzufangen. Die Regeln lauten übrigens: Sechs Monate tiefste Trauer, ohne eine andere Frau auch nur anzusehen. Dann eine Affäre für eine Nacht, nach der er sich grässlich fühlt. Dann, nach einem Jahr, kann er anfangen, Frauen anzuschauen, die ihm gefallen.

Hmm, na ja ... Praktisch direkt nach Weezes Tod packte mich der heftigste Anfall sexuellen Begehrens, an den ich mich erinnern kann. Mitten in meiner Trauer war da diese Begierde, dieser Drang, mit jemandem zusammen zu sein, mit jemandem Sex zu haben. Es verursachte mir quälende Schuldgefühle, aber es war nicht wegzuleugnen. Es hatte etwas mit dem Wunsch zu tun, das Leben an sich zu reißen. Zu wissen, dass ich noch am Leben war, dass mein Leben mit dem Tod meiner Frau nicht vorbei war. Ich wollte mich auch vergewissern, dass ich immer noch attraktiv wäre, dass das Ganze mich nicht fürs Leben gezeichnet oder entstellt hätte. Ich hatte das Gefühl, dass mir all diese Erfahrungen aus den Augen, vom Gesicht abzulesen seien, dass dies jetzt für immer mein Ich sein würde, die äußere Schale, die leere Hülle dessen, was ich gewesen war. Ich wollte, dass mir jemand körperlich bewiese, dass es nicht so sei, dass ich immer noch lebendig sein könnte, auch wenn ich einen so großen Teil meines Lebens mit dem Tod gelebt hatte. Das

Gefühl ließ mit der Zeit nach – na ja, etwas jedenfalls. Jetzt weiß ich gar nicht mehr, wie ich mich fühle, einfach nur müde, denke ich.

3. August

Es ist ein Uhr morgens. Wir haben gerade mit ein paar reizenden Freunden zu Abend gegessen – zum Glück solchen, bei denen ich mich sehr entspannt fühle –, und ich habe, soweit ich mich erinnern kann, zum ersten Mal seit Jahren vor jemand anderem als Tim geweint. Ich war dabei, Caitlin ins Bett zu bringen, und sie trödelte herum und war sehr schwierig, und plötzlich sagte sie: »Ich bin wirklich sauer auf deinen Krebs, Mami ... ich glaube, alle sind sauer auf deinen Krebs.« Und dann, später: »Lass uns über was anderes reden, Mami. Ich will nicht über deinen Krebs nachdenken.«

Das traf mich wie ein Schlag, und ich hatte das Gefühl, keine Luft mehr zu bekommen. Ich habe sie mit nach unten genommen, um mit uns zu Abend zu essen und ein Video zu gucken oder so was, weil ich wusste, dass ich sonst nur weinen und sie zu fest drücken würde. So habe ich dann unseren Freunden ein bisschen was vorgeweint. Caitlin wirkte ganz sachlich: Nachdem sie gesagt hatte, sie wolle nicht darüber reden, tat sie es auch nicht. Mich traf das völlig unvorbereitet. Ich glaube, weil wir gerade versuchten, mal ein richtiges Erwachsenen-Abendessen zu veranstalten, war es noch schlimmer für mich – es war wie eine Mahnung, dass ich kein »normales« Leben führe/führen kann. Weil es das erste Mal war, dass das Thema richtig zur Sprache kam, wollte ich eigentlich nur noch nachgeben und sie bis halb zwölf aufbleiben und vor dem Fernseher Eis essen lassen. Wir lernen alle gemeinsam, und ich den-

ke, wir tasten uns voran, so gut wir können. Zumindest reden wir mit ihr darüber.

Später

Heute zur Mittagessenzeit haben mich die gleichen Leute, die gestern zum Abendessen da waren, mit der tollsten Kinder-Geburtstagsparty überrascht, die man sich vorstellen kann. Ich hätte fast schon wieder vor ihnen geweint, so süß war es. Sie hatten mir eine herzhafte Geburtstagstorte gemacht, weil ich nichts Süßes mehr essen kann. Es war ein Häuschen aus Räucherlachsbrötchen, das mit Frischkäse und Salzstangen verziert und mit Crackern als Dachziegeln gedeckt war. Sie haben sich so viel Mühe gemacht. Die Kinder haben mich alle »Geburtstagskind« genannt. Ich habe mich auf wunderbarste Weise verwöhnt gefühlt – es war, als ob ich wieder ein Kind und etwas ganz Besonderes wäre. Als Erwachsene und Mutter hat man dieses Gefühl nicht mehr so oft, denke ich. Tim seinerseits hüpft schon seit Tagen im Haus herum und kann seine Aufregung über die Überraschungen, die er für mich geplant hat, kaum im Zaum halten. Er sagt, ich kann mich ab ein Uhr morgen Früh auf 48 Stunden Geburtstagsüberraschungen gefasst machen. Habe ich ein Glück.

Insgesamt habe ich mich heute ziemlich erschöpft gefühlt, aber ich glaube, das hat mit der emotionalen Belastung von gestern Abend zu tun. Wie schon gesagt, ist es ein himmelweiter Unterschied, ob man sich mit etwas auf philosophischer Ebene auseinander setzt oder ob man mit der selben Sache plötzlich aus heiterem Himmel in der Realität umgehen muss. Gestern Abend hatte ich ein Glas Champagner getrunken (so ziemlich mein Limit in Kombination mit dem Morphium) und das Haus voller Abendessengäste und fühlte mich überhaupt nicht gewappnet, mit Caitlin über das Ganze zu reden. Ich nehme an, es liegt nur daran, dass es das erste Mal war, dass sie von sich aus ein Gespräch über den Krebs angefangen hat. Dazu kommt natürlich, dass niemand jemals wirklich auf jeden Ball vorbereitet ist, den das Leben ihm zuspielt: Im Leben geht es darum, mit dem klarzukommen, was einem zugeteilt wird.

5. August

Meine Güte. Was für ein Geburtstag. Ich fürchte, falls ich den nächsten noch erlebe, werden verschiedene Leute ihr Geld zurückverlangen, so überladen wie der diesjährige war! Mittwoch gab es ein paar Geschenke und ein Überraschungs-Geburtstagspicknick an dem einzigen Sandstrand bei uns in der Gegend. Jede Menge Spaß im Sand bei angenehm warmem Wind, von Menschen umgeben, die ich liebe. Es war wunderschön und sehr emotional.

Und gestern dann ... WOW. Um 11 Uhr vormittags wurden Tim und ich von einer Luxuslimousine abgeholt. Dann sind wir zum Mittagessen ins Criterion-Restaurant (Küchenchef: Marco Pierre White) gefahren. Danach zu Harrods zur Massage und Maniküre, weiter zu Harvey Nicks zum »Personal Shopping«, dann zu Quo Vadis (Marcos anderem Restaurant) zum Abendessen, dann das Stück ›Copenhagen‹, dann nach Haus. Wobei wir natürlich mit der Limousine von einer Station zur nächsten chauffiert wurden. Es war alles traumhaft und filmstarmäßig, aber meine persönlichen Highlights waren:

Das Essen – er ist der einzige Küchenchef, den ich kenne, bei dem man wirklich alles bestellen kann – sogar Sachen, von denen man denkt, dass man sie überhaupt nicht mag –, und es einem garantiert schmeckt.

Dann das Personal Shopping. Die Assistentin besorgt ei-

nem alles, was man möchte, in der passenden Größe, sodass ich nur noch eine Modenschau für Tim (und George, der gerade in London war und mal reinschaute) veranstalten und mir dann aussuchen musste, was mir gefiel! Ich habe ein paar supercoole Klamotten erstanden, das kann ich euch sagen. Die andere tolle Sache war der Teppich in der Limousine – ich bin gern barfuß, deshalb war der flauschige Fußboden fantastisch. Es gab keine Sicherheitsgurte, sodass ich mich auf dem Heimweg langlegen und schlafen konnte. Oh – und die Vorstellung gehörte zum schauspielerisch Besten, was ich je gesehen habe – und Tim hat sie gut gefallen, und er ist so wählerisch. Alles in allem ein genialer Geburtstag.

Meine Schwester Dee hat auf Caitlin aufgepasst, die im Moment sehr klammert, weshalb es gut war, jemand von der Familie als Babysitter da zu haben. Mein abschließendes Geburtstagsgeschenk war die Ankunft meines Laptops geradewegs aus Holland – er ist heute Morgen eingetroffen.

Das einzige Tief kam nach der Shopping-Sache – die einem einen kurzen Einblick darein verschafft, wie die bessere Gesellschaft lebt -; wir saßen bei unserem frühen Vor-Theater-Dinner, und ich wurde plötzlich so traurig. Es schien so herzzerreißend, dass ich gerade einen Tag erlebte, für den sich die meisten Frauen geradezu »umbringen« würden, und dabei den ganzen Tag bemüht war, einen Traum vom Sterben abzuschütteln. Dieser Traum war sehr real und sehr schmerzlich; alles, was ich mir in ihm wünschte, war, in Tims Armen zu sterben – der Traum drehte sich darum, dass ich versuchte, zu ihm zu kommen.

Die Vorstellung hat diese Stimmung vertrieben, und heute Morgen bin ich schon in meinen neuen Kleidern herumgewirbelt, wobei ich mich bemüht habe, nicht hinzufallen, und fühle mich wieder glücklich und schön. Heute weiß ich, dass ich dem Tod in die Arme tanzen werde, aber es wird noch etwas dauern.

Ihr Geburtstag war für mich eine gewaltige Sache. Er musste sensationell werden – nicht einfach nur schön oder toll, sondern sensationell. Ich wollte, dass sie wüsste, wie sehr ich sie liebte, was ich alles für sie tun würde, wie viel ich für sie ausgeben würde. Es musste alles größer, extravaganter, einfach mehr von allem sein. Ich weiß nicht so recht, warum. Der Tag in London war lächerlich überzogen, es kostete alles zu viel und war zu anstrengend für sie. Der Tag, den sie wirklich genossen hat, war der Tag am Strand. Das bedeutete ihr alles, mit den Menschen, die sie liebte, an einem Ort zu sein, den sie liebte, sich frei zu fühlen. Ich sah sie den Strand entlanggehen, in ihrem wehenden, sich im Wind bauschenden Chiffonkleid, fühlte ihre Freude, den nassen Sand unter ihren Füßen zu spüren, der sich um ihre Zehen schmiegte. Dann war da das Wasser, das Meer, der Ozean, der sich bis zum Horizont dehnte, der sie rein wusch, ihren Krebs in seiner ungeheuren Weite verschluckte. Die Traurigkeit war eine tiefe, schmerzlich schöne Wehmut. Wir fühlten sie beide. Einmal lief ich an ihr vorbei, als ich gerade dem kleinen Kind eines Freundes hinterherjagte, und sie griff meine Hand und drückte sie nur ganz kurz, und in diesem einen Moment sagten wir uns alles, verstanden wir alles – dies war der letzte Geburtstag für sie und für uns.

Das Lustigste, was an dem Tag in London passierte, war die Begegnung mit George, Weezes Schwager. Er ist ein prachtvoller Brocken von einem Mann, mit einem Herz aus Gold. Allerdings, wenn man ihn nicht kennt, kann er durch seine schiere Größe und Breite einschüchternd wirken, und er sieht ein bisschen wie ein East-End-Schlägertyp aus. Also, wir beide tranken zusammen Tee bei Harvey Nichols und suchten dann die speziellen, für das »Personal Shopping« reservierten Räumlichkeiten auf, um zu sehen, wie Weeze zurechtkam. Als wir dort ankamen, setzte George seine Sonnenbrille auf und zog die totale Bodyguard-Show ab. Er war so überzeugend, dass die schönen Frauen, die um Louise herumschwirrten, ihn völlig ernst nahmen und nicht mit der Wimper zuckten, während er dauernd Sachen sagte wie: »Sir, ich denke, das Gebäude ist sicher«, und dann sprach er in das imaginäre Mikrofon an seinem Revers und sagte: »Voraussichtliche AKZ des Objekts in zwanzig Minuten. Die Katze ist im Sack.« Er lehnte es ab, sich zu setzen, und tigerte stattdessen auf und ab, wobei er die Anwesenden auf äußerst beunruhigende Weise musterte. Ab und zu lugte er durch die Vorhänge misstrauisch auf die Straße hinab oder suchte die umliegenden Dächer mit den Augen nach Heckenschützen ab. Sobald wir aus dem Laden raus waren, brachen wir vor Lachen zusammen.

7. August

Es war vermutlich zu erwarten, dass ich mich nach einer so aufregenden Woche jetzt etwas niedergedrückt fühle. Die Klamotten sind immer noch toll, aber meine Stimmung ist entschieden weniger überschwänglich als vor kurzem noch. Ich hatte ein paar scheußliche Träume. Ich nehme an, mein Unterbewusstsein braucht etwas Zeit, um sich mit den Ängsten auseinander zu setzen, denen ich in meinem Leben nicht so viel Raum gebe. Heute sind wir nach Dungeness runtergefahren und haben uns ein paar sehr trostlose, windgepeitschte Häuser angesehen – auch das des verstorbenen Regisseurs Derek Jarman mit seinem fantastischen Garten voller seltsamer Felsformationen und Treibholzskulpturen. Ich habe mich den größten Teil des Tages krank gefühlt –

mal war mir übel, mal tat mir was weh, mal fühlte ich mich einfach nur krank. Es gibt einfach Tage, an denen es sich anfühlt, als ob ich an Krebs sterbe, genauso wie es Tage gibt, an denen ich kaum glauben kann, dass ich überhaupt krank bin. Wenigstens habe ich heute eine Menge mit Caitlin geredet. Wir haben zusammen hinten im Auto gesessen und viele Spiele gespielt und Geschichten erzählt, bei denen wir uns mit dem Weitererzählen immer abgewechselt haben. Sie verblüfft mich immer wieder. Sie hat ein ausgezeichnetes Verständnis für den Aufbau von Geschichten. Als sie noch ganz klein war und ich sie stillte, hatte ich das Gefühl, dass wir immer noch durch eine unsichtbare Nabelschnur verbunden wären; so kommt es mir jetzt auch wieder vor. Wir sind beide überemotional und anhänglich – eigentlich wir alle drei. Wir wollen alle die ganze Zeit zusammen sein, und trotzdem wünschen wir uns gleichzeitig etwas Freiraum, um wir selbst und kreativ zu sein. Tim und ich geben uns gegenseitig Freiraum zum Arbeiten und stellen dann fest, dass wir einander zu sehr vermissen, um produktiv zu sein. Caitlin möchte mit ihren Freunden spielen, will aber, dass wir beide auch mitkommen. Wir tasten uns alle durch einen emotionalen Irrgarten voran, aber ich habe das sprichwörtliche »blinde Vertrauen«, dass wir mit allem klarkommen werden, womit wir klarkommen müssen.

9. August

Heute fühle ich mich absolut und total down. Jede Menge Schmerzen und echte Probleme, auch nur die Augen aufzukriegen, geschweige denn aufzustehen. Letztlich bin ich dann abends um halb sieben auf die Beine gekommen und habe es gerade rechtzeitig nach unten geschafft, um mit Caitlin ›Die Simpsons‹ zu sehen. Meine Hospizschwester,

Catherine, ist vorbeigekommen, und wir hatten ein gutes Gespräch ... meine erste richtige Unterhaltung über das Sterben mit jemandem, der das große Ereignis schon miterlebt hat. Sie konnte mir einige meiner Ängste nehmen – alleine zu sterben, keine Luft mehr zu bekommen und Schmerzen zu leiden ... Ich bin auf keinen Fall gegen Medikamente – sie haben mir durch die Entbindung hindurchgeholfen, sie werden mir auch durch das Sterben helfen. Meine Mutter und Tims Vater, die beide heute da waren, haben mir versprochen, die ganze Nacht neben mir zu sitzen und mir die Hand zu halten, wenn das Ende naht, und das Hospiz hat rund um die Uhr Schwestern im Rufdienst. Im Arm gehalten zu werden und zu hören, dass alles in Ordnung ist ... ist das nicht das, was sich jeder in den diversen schwierigen Momenten seines Lebens wünscht?

Ich bin jedenfalls froh, dass das Thema angeschnitten ist ... sie hat mich gefragt, ob ich lieber zu Hause oder im Hospiz sterben möchte, und ich habe gesagt, zu Hause, je nach meinem Zustand und der Frage, ob es zu belastend für Caitlin und/oder Tim wird. Jetzt, wo ich mich mit der Sache bei Tageslicht auseinander gesetzt habe, wird sie mich vielleicht nachts in Ruhe lassen ...

Das sind schwierige Gespräche, und ich denke, es braucht keinen Gehirnchirurgen, um das zu verstehen. Tatsächlich im kalten Licht des Tages darüber zu diskutieren, wie man sterben möchte, wer dabei sein soll und wo man sterben möchte – dass man so was eines Tages tun wird, darauf bereitet einen niemand vor. Ich habe meine Schulzeit und meine Zeit an der Uni wirklich genossen, aber sofern ich bei der Lektion nicht gerade gefehlt habe, kann ich mich nicht erinnern, dass irgendeiner meiner Lehrer oder Dozenten je zu mir gesagt hätte: »Okay, wenn also die Zeit kommt, dass deine Frau stirbt und sie auf ihrem Sterbebett liegt und darüber spricht, wie sie sterben möchte, sind die folgenden Dinge besonders wichtig, um sich als einfühlsamer und fürsorglicher Mann zu bewähren ...« Wann immer Weeze das Thema ihrer letzten Lebensminuten aufbrachte, hätte ich am liebsten angefangen zu singen oder zu schreien oder irgendetwas anderes, um den Klang ihrer Stimme zu übertönen. Ich wusste, dass es passieren würde, und es wurde immer deutlicher, dass es eher früher als später passieren würde, aber ich wollte mir diesen letzten Augenblick nicht vorstellen müssen. Ich hatte Angst davor und konnte nicht fassen, wie ruhig alle anderen zu bleiben schienen, wenn das Thema zur Sprache kam. Vielleicht waren sie alle genauso in Panik wie ich, aber sie schafften es, das zu verbergen.

Worauf es hinauslief, war die einfache Tatsache, dass Weeze mir das Versprechen abnahm, dass ich, wenn sie starb, da sein und ihre Hand halten würde, und die Wahrheit, die ich Weeze nie gesagt hatte, war, dass ich es nicht konnte, ich konnte einfach nicht dasitzen und zusehen, wie sie starb. Jedes Mal, wenn ich versprach, es zu tun, war alles, was ich denken konnte: »Nein, das wird nicht passieren, ich werde nicht da sein, ich werde alles tun, um nicht da zu sein.« Es war schiere, panische Angst. Ich sah es als die große Prüfung, nicht unserer Liebe, sondern meiner Person, meines Selbst. Würde ich im Stande sein, diese furchtbare Angst zu überwinden und das einzige Versprechen zu halten, das meine Frau mir je abgenommen hatte?

10. August

Ich habe in letzter Zeit zwei E-Mails bekommen, die man beide mit dem gleichen Gedankengang beantworten könnte. Eine kam von jemandem, der nicht krank ist und wissen wollte, wie ich denn – von dem Krebs abgesehen – so bin, also was für Lieblings-Fernsehsendungen, -filme etc. ich so habe. Die andere war von einem Mädchen, das mich neulich schon zu einem anderen Eintrag angeregt hat; sie fragte mich, ob alles in meinem ganzen Leben die Tatsache widerspiegelt, dass ich Krebs habe.

Die Antwort lautet Ja. Als ich anfing, dieses Tagebuch zu schreiben, sagten mir Leute, die mich gut kennen: »Ja, das bist du, aber nur das ›Du-mit-Krebs‹-Du.« Jetzt, denke ich, bin ich das »Ich-mit-Krebs«-Ich. Alles, was ich tue, geschieht vom Standpunkt eines Menschen aus, der krank ist und nur noch einen begrenzten Zeitrahmen hat. Das heißt nicht, dass ich ständig Trübsal blase, es heißt nur, dass ich versuche, allem, was ich tue, Bedeutung zu verleihen. Selbst wenn ich nur auf dem Boden liege und mit Caitlin spiele, ist das wichtig. Ich kann mit dem Fernsehen nicht mehr viel anfangen, deshalb habe ich eigentlich keine richtige Lieblingssendung mehr. Wenn ich müde bin und an Tims Schultern gelehnt daliege, sehe ich gern Sachen, die mich zum Lachen bringen – dazu fällt mir zum Beispiel die ›Larry Sanders Show‹ ein. Ansonsten mag ich Filme, aber wenn sie unbefriedigend oder länger als 1 ¾ Stunden sind, werde ich ärgerlich auf sie, weil sie meine Zeit verschwenden. Musik kann mich immer noch entrücken – und damit meine ich, mich wirklich vom Schmerz entfernen, körperlich und emotional. Sie kann mich auch zum Weinen bringen. Gram Parsons und James Taylor sind mir am liebsten, glaube ich.

Ich stehe nicht mehr vor mittags auf – wenn doch, wird mir nur übel, und dann muss ich noch eine Pille nehmen und zurück ins Bett gehen, bis sie wirkt. Ich trage Morphiumpflaster auf dem Rücken (sodass ich meine schönen neuen Kleider ohne grässliches Plastik an den Armen tragen kann). Ich habe gern Menschen irgendwo im Haus, auch wenn ich gern allein bin. Hiermit verbringe ich gern ein oder zwei Stunden am Tag. Mein Leben ist so anders, als es das einer 28-jährigen Mutter normalerweise wäre, dass ich es nicht wirklich vergessen kann, keinen Augenblick lang. Ich lese im Moment ein lustiges Buch mit dem Titel ›Sex and Sunsets‹ von Tim Sandling – wie immer erscheint mir Lachen als das Beste für fast jede Situation, und der Held scheint noch mehr Pech zu haben als ich! Meine Mutter hat mir heute ein gutes Stück aus dem Buch vorgelesen, während ich im Bett lag. Mütter sind für so was doch immer noch am besten, nicht wahr?

Wie kommt es, dass, wenn sich wichtige Dinge in deinem Leben ereignen, alles im ganzen Universum dazu in Beziehung zu stehen scheint? Als ich 15 war, zum Beispiel, dachte ich eine beängstigende Woche lang, ich hätte meine damalige Freundin geschwängert. Jede Fernsehsendung, jede Anzeige, jedes Buch, das ich las, handelte vom Schwangersein. Es war wie irgendein kosmischer Witz, und diese absurde Art von Humor machte sich auch in unserem Leben mit dem Krebs bemerkbar. Ich glaube nicht, dass ich vor Weezes Krebsdiagnose je einen Film oder ein Buch über irgendjemanden gesehen bzw. gelesen habe, der Krebs hatte, und dann gab es plötzlich kein Entkommen mehr. Ich las auf der Rückseite eines Videos so was wie »Schrullige Komödie über die Liebe zwischen einem Mann und einer Frau«. Wie sich dann herausstellte, ging es wirklich um eine »niederschmetternde Geschichte über einen Haufen Leute, deren Leben durch einen Hirntumor zerstört wird, wobei entweder Ehemann oder Ehefrau allein mit einem kleinen blonden, blauäugigen Kind zurückbleibt, das dein Herz erweicht und niemals wirklich darüber hinwegkommt, sondern fortan ein leeres Schattendasein führt«.

Mit Büchern war es das Gleiche. Ich pflegte Weeze regelmäßig Romane zu kaufen, um sie aufzuheitern. Aber es gelang mir, nacheinander drei Bücher zu kaufen, in denen irgendjemand an Krebs starb – in einem war es sogar die junge Heldin, die mit Anfang 30 an einem Hirntumor starb. Also, entweder habe ich, als ich das Buch aussuchte, den großen Warnhinweis ACHTUNG, DIESES BUCH KANN FÜR SIE ZU BELASTEND SEIN, FALLS SIE KREBS HABEN, glatt übersehen, oder – wie ich fast vermute – ist Krebs kein so tolles Verkaufsargument für den Klappentext. Ups, das verheißt für dieses Buch hier natürlich nichts Gutes.

13. August

Ich war ein paar Tage krank. Eine Menge Schmerzen und viel geschlafen, sodass mir nicht nach Schreiben zu Mute war. Heute habe ich mich aus dem Bett gewälzt, weil mein Neffe Harry und sein Freund auf dem Weg nach Brighton hereingeschaut haben. Brighton ist im Moment der angesagte Ort – wenn 19-Jährige es ebenso cool finden wie wir rückständige Omis und Opis, muss es das wohl sein. Es war ein merkwürdiges Treffen. Ich hätte gewünscht, dass Tim dabei gewesen wäre, weil er besser darin ist, mit jüngeren Leuten über Musik und solche Sachen zu reden. Außerdem war ich verzweifelt bemüht, keinen allzu abschreckenden Eindruck auf sie zu machen – eine sterbenskranke Tante mit Augenklappe mag den Freund nicht allzu positiv beeindrucken. Aber sie waren beide reizend und umgänglich. Am Anfang etwas nervös, glaube ich, und dann zunehmend entspannter. So reagieren wohl die meisten Leute auf mich, denke ich; sie wissen nicht, was sie sagen oder wie sie sich verhalten sollen, bis wir uns alle etwas entspannen. Es ist, als ob der Krebs mich zu einem anderen Menschen gemacht hätte – was auch stimmt –, und deshalb sind sie anfänglich gehemmt und müssen diesen neuen Menschen erst wieder richtig kennen lernen. Als ich noch nicht so offensichtlich krank war, sagten die Leute zu mir: »Zuerst hatte ich etwas Angst vor der Begegnung, weil du krank bist, aber dann ist mir klar geworden, dass du immer noch dieselbe alte Louise bist.« Jetzt, wo ich nicht mehr das Gefühl habe, dieselbe alte Louise zu sein, ist da eine neue Art von Nervosität zwischen mir und vielen Leuten. Vor allem Menschen, die ich lange nicht gesehen habe. Ich frage mich nervös, wie sie auf mich reagieren werden, sie fragen sich nervös, wie ich sein werde. Ich weiß nicht, ob es sie stört, wenn ich über meine Krankheit spreche, sie wissen nicht, ob ich darüber sprechen möchte oder nicht.

Es hat an der Tür geklingelt, und ich bin gerade erst an den Computer zurückgekommen und habe das oben Stehende noch mal durchgelesen. Langweilig, langweilig. Bla, bla. Der Krebs ödet mich langsam an. Ich hab genug davon, danke, lieber Gott, und hätte gerne, dass er weggeht. Die an der Tür geklingelt hat, war meine Hospizschwester, und wir haben uns sehr nett unterhalten. Ich habe ihr erzählt, wie Tim und ich uns ineinander verliebt haben, und dabei hab ich mich so rührselig und romantisch und verliebt gefühlt. Und glücklich. Jetzt über den Krebs zu reden scheint verkehrt – als ob man eine Blume geschenkt bekäme und sich lang und breit über das eine braune Blütenblatt auslassen würde statt über die Massen von goldenen.

14. August

Heute sind Leute vorbeigekommen und haben gefragt, ob sie ein Foto kaufen könnten, um es in ihrem neuen Haus an die Wand zu hängen. Ich war im siebten Himmel. Sie wollen wirklich etwas, das ich gemacht habe, an ihre Wand hängen? Das hat mich wieder neu beflügelt, was eine Ausstellung angeht. Auf meiner unendlichen Liste von Dingen, die ich noch tun will, verschieben sich die Prioritäten andauernd. Zu meinen derzeitigen Top-Ten gehören:

Ausstellung (vielleicht unter dem Titel »Ex-(in)hibition«?)

Caitlin-Buch (neues Format – das bisher beste ...)

Koch-Video (ja, ich weiß, hab's aber immer noch nicht ...)

Kleine Liebesbriefe für Tim schreiben und überall im Haus in Büchern und anderswo verstecken, wo er sie noch jahrelang finden wird ... zum Glück liest er das hier nur sehr selten, sodass es ein Geheimnis bleiben dürfte ...

Vielleicht hört ihr aus meinen Worten heute einen gewissen frivolen Unterton heraus. Falls ja, gut erkannt, denn ich bin in übersprudelnder Stimmung. Der Grund für diese Unbeschwertheit ist die Tatsache, dass ich einem vorzeitigen Ende gerade noch mal knapp entgangen bin. Gestern Abend habe ich von meinem Apotheker eine falsch etikettierte Morphiumflasche bekommen. Ich habe gemerkt, dass sie falsch etikettiert war, und versucht, die Dosis selbst auszurechnen. Dann hatte ich eine leichte Panikattacke, weil ich überzeugt war, mir eine Überdosis verpasst zu haben. Also los zum örtlichen Notdienst, mit Druck auf der Brust und Atemnot. Caitlin und Tim im Auto, Tims Vater unterwegs. Ich habe mich genauso gefühlt wie in meinen Träumen vom Sterben. Nachdem ich die Geschichte zuerst mit einer Krankenschwester und dann noch mal mit einem Arzt durchgekaut hatte, fühlte ich mich besser, wenn auch etwas aufgelöst und zittrig. Tim und ich waren beide überzeugt, dass ich das Wochenende auf der Intensivstation verbringen würde.

Stattdessen empfingen wir unseren üblichen Strom von Gästen und umarmten uns ganz besonders fest. Wir sind noch nicht ganz so weit. Trotzdem bin ich froh über diese gelegentlichen Mahnungen, weil sie mir helfen, mich auf »Die Liste« zu konzentrieren.

Zu sagen, dass mich das wütend gemacht hat, wäre eine gewaltige Untertreibung. Es gibt Zeiten, zu denen alles schon schlimm genug ist, ohne dass einem der Apotheker auch noch ein falsch dosiertes Medikament gibt, aber ich weiß nicht, ob es gesetzlich zulässig ist, hier zu erwähnen, wer es war ... Das Schlimmste daran war, dass ich sowieso mein halbes Leben damit verbrachte, in der Stadt herumzusausen, um all die verschiedenen Medikamente zu besorgen. Fast jeden Morgen händigte mir der eine oder andere Arzt ein neues Rezept aus, und ich trabte los in die Stadt, und – so aberwitzig das klingen mag – es kostete mich oft bis zu drei Stunden, alles zu bekommen, was auf der Liste stand. Dabei war es für mich als geborenen Hypochonder eine wahre Tortur, mit einem Haufen hustender und schniefender armer Seelen herumzusitzen, die ebenfalls eine halbe Stunde warten mussten, bis sie endlich ihre Medikamente bekamen.

Die andere Sache, die mich wirklich nervte, war die Tatsache, dass sie mich jedes Mal, wenn ich Weezes Medizin holen ging, wie einen Verbrecher anguckten. »Sie wissen, dass dies ein streng verschreibungspflichtiges Betäubungsmittel ist, Sir?« Das sagten sie immer in einer Art Flüsterton, vielleicht weil sie besonders einfühlsam waren und davon ausgingen, ich wollte nicht, dass alle Welt mitbekomme, dass meine Frau ein sterbenskranker Junkie sei, aber es gab mir immer das Gefühl, als ob ich etwas Illegales täte. Und die unzähligen Male, wenn irgendein kleiner Fehler mit der Verschreibung unterlaufen war und ich den ganzen Weg zur Arztpraxis zurückmarschieren durfte, um sie korrigieren zu lassen. Aber ich habe das alles einigermaßen gutwillig über mich ergehen lassen, weil ich davon ausging, dass sie nur ihren Job machten und diese kleinlichen Vorschriften dazu dienten, sicherzustellen, dass keine Fehler passierten. Wenn sie dann aber ein potenziell lebensgefährliches Medikament völlig falsch etikettieren und so rausgeben, möchte man doch wirklich schreien. Zum Glück kannten Weeze und ich uns mit den Dosierungen ziemlich gut aus, sodass letztlich nichts wirklich Verhängnisvolles passierte. Es wurde nicht gerade besser durch die Reaktion des besagten Ladens, als ich sie am Montagmorgen telefonisch ganz ruhig und freundlich darüber informierte, dass sie Mist gebaut und meine Frau fast umgebracht hätten. »Vielen Dank, Sir, wir werden der Sache nachgehen.« Das war alles, kein »Oh, das tut uns furchtbar Leid, wir können uns gar nicht kniefällig genug entschuldigen. Wie können wir den furchtbaren Schock, den Sie und Ihre liebe Frau erlitten haben, nur je wieder gutmachen?« Nichts. Und haben wir je wieder etwas von ihnen gehört? Neeein, Sir. Ich weiß, dass sie auch nur Menschen sind und jedem ein Fehler unterlaufen kann, aber das Mindeste, was sie hätten tun können, wäre gewesen, sich zu entschuldigen und die Verantwortung für ihr Tun zu übernehmen.

Das sind alles nur Kleinigkeiten, aber sie machen eine Menge aus, weil das Leben kurz ist, und wenn du schon mit einer tickenden Zeitbombe lebst und darauf wartetest, dass sie explodiert und dein Leben zerstört, dann ist der Umgang mit unliebenswürdigen Menschen das Letzte, was du brauchen kannst.

17. August

Alles ist so mühsam. Ich bin krank – vielleicht die Grippe oder so was. Ich habe schreckliche Albträume, und meine übliche Haltung zum Tod scheint mir abhanden gekommen zu sein. Gestern habe ich zum ersten Mal lauthals darüber gejammert, dass ich sterbe und mit dem allem nicht mehr klarkomme. Tut mir Leid, wenn das zu heavy ist, Leute, nie-

mand zwingt euch, mich auf dieser Reise den ganzen Weg zu begleiten.

Heute fühle ich mich ein ganz klein bisschen besser – zumindest kann ich sehen, dass Gefühle wie diese nicht von Dauer sein werden. Nichts ist von Dauer ... Ich möchte wieder ein kleines Mädchen sein, in einer Welt voller Erwachsener, die immer wissen, was zu tun ist, und die Macht haben, alles in Ordnung zu bringen. Ich vermisse die 70er und möchte mich mit brauner Jute und Flokatis umgeben. Halb im Spaß und halb im Ernst. Tim ist unten damit beschäftigt, die Musik für eine Bühnenaufführung von ›Oh, What a Lovely War‹ zusammenzustellen, und spielt Musik aus der Zeit um den Ersten Weltkrieg. Es ist die Art von Musik, die mein Vater zu Hause zu spielen pflegte, als ich noch ein Kind war, und sie macht mich ganz nostalgisch.

Ich habe immer noch Albträume; deshalb kommt der Hospizpsychologe, Vincent, heute Nachmittag zu einem Gespräch. Er ist sehr nett. Ich bekomme inzwischen ganze Wagenladungen von Medikamenten: Antibiotika, Schmerzmittel, Tabletten gegen Übelkeit, Valium gegen die Angstzustände, die durch die Albträume ausgelöst werden ... Ich glaube, das ist alles. Ich fühle mich jetzt etwas besser als vorhin, als ich angefangen habe zu schreiben. Ich denke immer noch, das bedeutet, dass dies alles einen Sinn hat. Ansonsten ist es etwas freudlos. Danke euch allen, dass ihr da draußen seid und zuhört.

Nach Weezes Tod war alles, was ich mir wünschte, jemand, der alles wieder gutmachen würde. Ich wünschte mir eine Art Riesenmutter. Eine maßstabsgerecht zu mir passende Mutter, die mich in ihre Arme einhüllen, mich ganz fest halten und mit Liebe überschwemmen sollte. Ich wollte mich durch den Geruch einer Mutter trösten lassen wie damals, als ich noch ein Baby war. Manche Dinge sind einfach zu gewaltig, um allein mit ihnen fertig zu werden, man fühlt sich einfach nicht erwachsen genug, um ihre Last zu schultern. Meine Mutter war großartig und hilfreich und stark und alles, was sie nur sein konnte, aber es war nicht meine Mutter, die ich brauchte, es war irgendeine Art universale Übermutter, etwas Größeres, Gott vielleicht.

18. August

Also, Vincent, der Psychologe, war reizend und hat mir geholfen, mich über einige meiner Albträume und Ängste auszusprechen. Caitlin ist heute den ganzen Tag nicht da, sodass Tim ein bisschen Freiraum hat, selbst wenn ich wieder den ganzen Tag im Bett verbringe. Eine Sache, über die wir mit Vincent gesprochen haben, ist sein Bedarf an emotionalen Ventilen: Im Moment versucht er, einen Haushalt am Laufen zu halten, ein Ganztagspapa zu sein, seine berufliche Laufbahn wenigstens etwas in Gang zu halten UND sich um seine sterbende Frau zu kümmern. Ziemlich stressige Angelegenheit.

Ich bin jetzt wenigstens aus dem Bett, fühle mich aber immer noch ziemlich schlecht. Anscheinend haben wir unsere Finanzen jetzt so weit zurechtgebogen, dass sich die Idee mit der Wohnung in Brighton in die Tat umsetzen ließe. Manchmal kann ich mir nur schwer vorstellen, dass es mir noch mal gut genug geht, um auch nur Häuser zu besichtigen, geschweige denn, sie zu renovieren und einzurichten, aber andererseits glaube ich, es ist wirklich wichtig, dass ich etwas habe, auf das ich mich freuen kann und das nicht zu schwierig ist.

Ich möchte hier erwähnen, wie überaus dankbar ich für all die E-Mails und Gästebucheinträge bin, die ich bekomme. Ich danke euch.

19. August

Fühle mich heute etwas positiver – emotional auf jeden Fall, wenn schon körperlich nicht so viel besser. Fazit: Ich bin jetzt nun mal so krank, und ich kann mich entweder darin suhlen und von jetzt an keine schönen Erinnerungen mehr sammeln, oder ich kann versuchen, die Zeiten, zu denen ich mich ein bisschen besser fühle, zu genießen. Tim ist heute Morgen mit Caitlin nach Brighton gefahren, um genauere Informationen von den Immobilienmaklern zu besorgen – es ist alles etwas teurer, als wir gedacht hatten, aber es gibt uns etwas zu planen, und ich genieße es, Unterlagen durchzusehen und dabei Sachen einzukreisen und in den Tag hinein zu träumen. Ich halte mich jetzt schon seit fünf Stunden aufrecht und fühle mich immer noch gut – das ist besser als die ganze bisherige Woche. Wenn ich anfange, die Spülmaschine einzuräumen und die Nase über den Zustand des Küchenbodens zu rümpfen, weiß ich, dass ich auf dem Wege der Besserung bin – wenn man wirklich krank ist, ist einem das alles egal. Ich interessiere mich auch wieder ein bisschen dafür, wie ich aussehe, und möchte wieder Sachen machen – möchte eine Menge Dinge mit Caitlin unternehmen. Ich habe ein bisschen Zeit damit verbracht, mit Fotoshop an einigen meiner Bilder herumzuspielen, aber ich fürchte, ich weiß immer noch nicht, wie ich sie auf diese Website kriegen soll. Mein »Webmaster« Gavin war Montag hier, um mir das beizubringen, aber ich war zu krank, um aufzustehen. Geduld, Geduld.

Später

Ich fühle mich fantastisch. Teilweise nur, weil sich das Wetter aufgeheitert hat und es mir gut geht, und teilweise, weil es so eine Riesenerleichterung ist. Dass die Antibiotika geholfen haben, dass Es noch nicht so weit ist. Caitlin hat heute während des ganzen Abendessens auf meinem Schoß gesessen, zwei Tage, nachdem ich mit dem Psychologen darüber gesprochen hatte, meine Mutterrolle loszulassen, weil ich jetzt vielleicht zu krank dafür wäre. Ich bin wie ein überdrehtes Kind voll überschüssiger Energie – es ist halb zwölf und ich sollte schlafen gehen, damit ich morgen fit genug bin, um in Brighton Wohnungen zu besichtigen, aber stattdessen möchte ich meine Fotoausstellung planen (na ja, wenigstens die ersten paar), mir meine Radiointerviews ausmalen, mit denen ich Reklame für mein Buch mache (vielleicht diese Website als Buch?), meine Flügel wieder ausbreiten. Als ich krank war und versuchte, meine Albträume abzuschütteln, habe ich mit einer Visualisierung angefangen, bei der ich mir vorstellte, dass ich in meinem kaputten Körper ein prächtiger goldener Vogel sei und der Tod nichts Beängstigendes, sondern eher eine Entlassung in den freien Flug. Jetzt habe ich das Gefühl, dass mein wahres inneres Ich wieder munter geworden ist und den künstlichen goldenen Adler abgeschüttelt hat. Dieser Adler war zu perfekt und golden. Irgendwo in mir steckt ein Vogel mit sehr viel struppigerem Federkleid, aber viel interessanterem Charakter.

Der goldene Vogel sollte in meinem Leben ein paar Monate später noch eine wichtige Rolle spielen. Ich hatte bis zu einer bestimmten Nacht im November nie von ihm gehört, und jetzt stelle ich fest, dass die ganze Welt lange vor mir von seiner Existenz wusste. Vielleicht hätte ich dieses Tagebuch doch schon früher lesen sollen. Ich bin immer wieder überrascht, wie viel sich in Weezes Kopf abgespielt hat, wovon ich keine Ahnung hatte. Ich nehme an, weil wir uns so nah waren, habe ich gedacht, ich wüsste alles, was sie denkt. Aber natürlich wusste ich das nicht, ebenso wenig wie sie alles wusste, was in meinem Kopf vor sich ging. Es gibt ein Lied von Kate Bush, in dem es, wenn ich es recht verstehe, heißt, man könnte den Menschen, den man liebt, nur dann wirklich kennen lernen, wenn Gott es einem erlauben würde, mit dem anderen zu tauschen und wirklich eine Zeit lang er zu sein, um zu verstehen, was er fühlt. Ich kannte Weeze auf spiritueller Ebene. Ookay, vielleicht habe ich von einigen kleinen Einzelheiten oder sogar bedeutenderen Theorien, die ihr durch den Kopf gingen, nichts gewusst, aber ich kannte ihre Seele in- und auswendig, und sie kannte meine, und so musste es auch sein – schließlich hatte sie sie mir schon bei unserem ersten Kuss geraubt und hielt sie seitdem in ihrem Herzen gefangen.

21. August

Gestern war ein in vieler Hinsicht wirklich unglaublicher Tag. Zwar büße ich heute dafür, aber hier nur ein kurzer Eindruck davon, warum er es wert war. Zunächst einmal bin ich seit über einem Monat zum ersten Mal morgens um halb neun aufgestanden, dann sind wir nach Brighton gefahren und haben fünf Wohnungen besichtigt und dann ... eine gekauft! Also, es ist noch nichts bezahlt, aber sie haben unser Angebot angenommen. Wie bei jeder wahren Liebe wusste ich einfach, dass dies die richtige ist, also haben wir zugeschlagen. Sie ist direkt an der Küste und total süß. Sie ist nicht renovierungsbedürftig und hat zwei klitzekleine Schlafzimmer – genau das Richtige für Strandwochenenden.

Dann haben wir endlich unseren Ballonflug gemacht! Wir hatten ihn schon so oft verschoben, dass ich aufgehört habe, überhaupt noch jemandem davon zu erzählen, und dann hat es endlich geklappt. Es hat sich wie eine Bestäti-

gung von oben angefühlt, dass die Sache mit der Wohnung richtig war. Der Flug war TOLL. Alles sah so friedlich aus. Es machte mir klar, wie zwergenhaft und unbedeutend der Mensch und seine Bauwerke sind. Die Häuser, Autos, Orte sahen alle so klein aus. Der Sonnenuntergang war sensationell. Zeitweise musste ich dem Drang widerstehen, rauszuspringen – es erschien mir wie eine nettere Art zu sterben als manche andere, die ich mir vorstellen kann, aber der Drang ließ dann wieder nach.

Diese Sache mit dem goldenen Adler, von der ich im letzten Eintrag erzählt habe ... Ihr könnt mich für verrückt halten, aber ich habe noch weiter darüber nachgedacht. Es ist für mich sehr beruhigend, mir einen spirituellen Teil meines Ichs innerhalb meiner selbst vorzustellen, der sich erst richtig entfalten wird, wenn ich sterbe. Diesen Teil visualisieren zu können macht es wirklicher. Als ich vor Jahren mal in psychologischer Beratung war, habe ich daran gearbeitet, verschiedene Aspekte meiner Persönlichkeit sehen und mit ihnen sprechen zu können, und das war interessant. Meine ideale Vorstellung vom Leben nach dem Tod wäre die, dass mein Bewusstsein meinen kaputten Körper verlässt und in den Vogelteil meines Selbst schlüpft (ich sehe ihn als eine Art Phönix-Handpuppe – vielleicht ein Bild aus meiner Kindheit). Der Phönix (der sich buchstäblich aus der Asche erheben würde) hätte Antworten auf alles und jedes, und das größere Wissen, das ich dann besäße, würde bedeuten, dass ich nicht mehr an die Erde gebunden wäre – oder jedenfalls nicht mehr unter dem Verlust oder der Trennung von Menschen im Hier und Jetzt leiden würde. In diese Richtung zu denken hat mir, glaube ich, geholfen, die Albträume zu verscheuchen. Großen Dank auch an Tim – er hat selbst zeitweise unter schlimmen Träumen gelitten und mir sehr geholfen.

Also, dieser Eintrag verblüfft mich! So was von Understatement, Weezy! Der Tag davor war nicht nur ein unglaublicher Tag, er war ein absolut wahnsinniger Tag, er war einer DER Tage meines Ehelebens. Wie bei vielen Dingen, die wir in diesem letzten Jahr taten, musste ich mich, um Weeze in den Dingen zu unterstützen, die sie tun wollte, meinen eigenen Ängsten stellen und sie überwinden. Der Ballonflug war eine solche Sache. Wie ihr inzwischen wisst, bin ich schon normalerweise nicht so fürs Fliegen, nicht einmal in einem großen Flugzeug aus Metall, geschweige denn in einem wackligen kleinen Korb, der nur von einem hauchdünnen Fetzen Seide in der Luft gehalten wird.

Der Tag fing an wie jeder andere. Wir fuhren nach Brighton und sahen uns ein paar Wohnungen an. Die meisten, die wir besichtigten, waren garstige, hässliche, winzige Löcher, moderig und düster. Dann hörte Weeze zu guter Letzt von einer Wohnung, die noch gar nicht offiziell auf dem Markt angeboten wurde, und es hieß, wir könnten nur hinfahren und sie von außen ansehen. Also fuhren wir zu der Straße, und das Haus sah so süß und niedlich aus, dass sich Weeze auf der Stelle verliebte. Wie das Glück es wollte, ließ der Besitzer gerade neuen Teppichboden verlegen, und Weeze hüpfte aus dem Auto, verfolgte einen der Teppichleger die Treppe hinauf und schaffte es, ihn so weit zu bezirzen, dass er sie einen Blick in die Wohnung werfen ließ. Zwei Minuten später saß sie wieder im Auto und griff zum Handy.

»Hallo, hier ist Mrs. Arthur. Das Objekt in Queensbury Mews, ja, genau das, ich weiß, dass es eigentlich noch gar nicht offiziell zum Verkauf steht, aber ich nehme es. Ja, genau das habe ich gesagt, ich nehme es. Zu dem geforderten Preis, und ich zahle bar.«

Dann stieß sie einen tiefen Seufzer der Zufriedenheit aus und ließ den Kopf gegen die Kopfstütze sinken. Nach etwa einer Minute fiel ihr wohl ein, dass sie nicht allein war, und sie öffnete die Augen, um ihren fassungslosen Ehemann anzusehen. »Sie wird dir gefallen, ehrlich. Sie ist reizend.«

Ich murmelte etwas in der Art, dass ich nichts dagegen gehabt hätte, um meine Meinung gefragt zu werden, und sie lächelte nur und streichelte mir die Wange. Das Geschäft war abgeschlossen, und sie hatte Recht, ich vertraute ihr. Ich bekam die Wohnung ein paar Tage später zu Gesicht, und sie war sehr niedlich.

Also verließen wir Brighton um eine Wohnung reicher und diverse tausend Pfund ärmer und machten uns auf den Weg nach Hause. Weeze rief von unterwegs die Heißluftballonleute an, um die Wetterbedingungen zu checken. Ich betete, dass der Wind zu stark wäre und alle Ballonflüge abgesagt würden, aber Pech gehabt. Als sie die Auflegetaste drückte, sich zu mir umwandte und sagte: »Es findet statt, Tim, wir werden heute Abend tatsächlich fliegen«, fiel mir das Herz in die Hose und Schmetterlinge von Elefantengröße flatterten in meinem Bauch herum.

Es war ein wunderbarer Abend zum Fliegen, und als wir den Startplatz erreichten, hoffte ich verzweifelt, dass wir den Start durch unsere taktische Verspätung um eine halbe Stunde verpasst hätten, aber wiederum Pech gehabt. Der prachtvolle Ballon lag auf der Seite und wartete eifrig darauf, mit heißer Luft gefüllt zu werden. In dem Moment beschloss ich, dass ich nicht mitfliegen würde, es war alles zu viel. Ich konnte diese Art von Stress nicht brauchen. Mein Vater war da, und er hatte angeboten, für mich einzuspringen, falls ich in letzter Minute das Gefühl hätte, es nicht tun zu können. Ich konnte es nicht tun, ich wusste, dass ich es nicht tun konnte, also würde ich es nicht tun.

Es dauerte etwa eine halbe Stunde, den Ballon zu füllen, und ich half mit, die Öffnung aufzuhalten. Er war so schön. Von innen in den Ballon zu gucken, während er sich kräuselte und zum Leben erwachte, war wundervoll; es sah wie eine ganz andere Welt aus, in der das Meer leuchtend rot und vom Sturm aufgewühlt und der Himmel ein sanft wogendes, pulsierendes Sonnenuntergangsorange war. Ich glaube, an diesem Punkt wurde mir klar, dass ich mitfliegen würde, aber ich gab es nicht einmal mir selbst gegenüber zu, um meine Nervosität im Zaum zu halten. Weeze umarmte mich und beobachtete die sich immer weiter aufblähende Landschaft über meine Schulter. Sie küsste mich auf den Hals und besiegelte damit den Deal. Als der Ballon vollständig aufgeblasen und alle anderen an Bord waren, half ich Weeze in den Korb. Dann, ohne mich auch nur nach einem Ersatzmann umzusehen, kletterte ich hinterher, und wir hoben ab.

Langsam, langsam und ganz still entfernte sich die Welt da unten von uns, während wir zum Abschied winkten. Unsere beiden Väter und Caitlin schrumpften zu winzigen, mechanisch gestikulierenden Schattenrissen auf einem gemalten Feld. Schönheit zerstreute die Angst, mit der ich gerechnet hatte. Der poetischste aller Sonnenuntergänge schmückte den Himmel, Gold- und Rosatöne überzogen die Welt und verzauberten alles. Obwohl noch acht andere Leute mit uns in dem winzigen Korb standen, waren wir beide in unserer Umarmung allein. Die sanfte Bewegung des Ballons hatte etwas Befreiendes. Die Tatsache, dass der Ballon durch den Wind an sein Ziel gelenkt wird, bedeutet, dass man sich Mutter Natur in die Hände gibt, verletzlich und vertrauensvoll, in dem Glauben, dass sie einen beschützen, sich einem in ihrer ganzen Pracht offenbaren wird. Und das tat sie. Als wir auf 1500 Meter stiegen, wurde die Luft kälter, und wir kuschelten uns enger aneinander, sahen auf unsere Welt hinaus und staunten. Keiner von uns sagte ein Wort die ganze Stunde, die wir in der Luft waren, wir öffneten nur unsere Seelen und bereicherten unsere Liebe um diese Erfahrung. Es war teils beglückend, teils melancholisch. Als ich Weezes Nacken küsste, konnte ich ihre Traurigkeit spüren – sie sah hinaus auf die Welt, die sie bald verlassen würde. Die Stunde verstrich wie ein Traum, aber wie aus jedem Traum mussten wir schließlich erwachen und kehrten mit einem Plumps auf den Boden der Tatsachen zurück – in mehr als einer Hinsicht.

23. August

Morgen habe ich einen Termin bei Professor Gleeson, und ich bin nervös. Ich bezweifle, dass er mir die Antwort auf meine vordringlichste, so überaus nahe liegende Frage geben kann, aber von allen Menschen auf der Welt kann er es noch am ehesten.

Ich habe in letzter Zeit eine Menge Bilder mit meiner Digitalkamera gemacht. Wenn ich mir gestatte, davon zu träumen, was hätte sein können, geht es dabei oft ums Fotografieren. Ich möchte nicht angeberisch klingen, aber ich spüre, dass eine Künstlerin in mir steckt. Dass ich das nicht früher entdeckt habe, gehört zu den wenigen Dingen, die ich bedauere. Ich gewinne langsam die Sicherheit, die Künstler besitzen (oder ich nehme mal an, dass sie sie besitzen) – die Sicherheit, zu entscheiden, was ein gutes Bild ausmacht, unabhängig davon, ob es scharf ist oder nicht etc.

Andererseits ist das vielleicht eines der vielen Dinge, die ich nie erlangt hätte, wenn ich nicht krank geworden wäre. Vertrauen in mein eigenes Urteil, Vertrauen darin, wer ich bin. Manche Menschen scheinen damit auf die Welt zu kommen – einem echten Glauben daran, wer sie sind. Ich glaube, dass die meisten selbstsicheren Menschen nicht wirklich sicher sind, wer sie sind, und mit der heimlichen Angst leben, dass sie irgendwie »entlarvt« werden. Das ist eine der größten Belastungen, mit denen ein Mensch leben kann. Ich glaube, dass Massen von Menschen, Millionen, ihr ganzes Leben so verbringen. Zu den ärgerlichen Dingen an Klischees gehört die Tatsache, dass sie so verdammt wahr sind. Es klingt so banal, wenn man sagt: »Sei du selbst.« Aber die Erleichterung, die man fühlt, und das Selbstvertrauen, das man gewinnt, wenn man wirklich ehrlich lebt, man selbst ist und sich um nichts anderes schert, ist erstaunlich. Früher hätte ich so etwas wie das Fotografieren angefangen und nicht den Mumm gehabt, es wirklich voll durchzuziehen – weil ich keinen Abschluss in Kunst habe, hätte ich mir nicht zugetraut, Künstlerin zu werden. Ich schwafele mal wieder, aber der springende Punkt ist jedenfalls der, ich bin mit mir selbst als Person zufriedener als je zuvor in meinem Leben – das Geheimnis ist, an diesen Punkt zu gelangen, ohne dafür erst Krebs bekommen zu müssen. Zumindest habe ich ihn noch zu Lebzeiten erreicht. Ich werde morgen wieder schreiben und euch mitteilen, wie die aktuelle Prognose lautet, falls es etwas Neues gibt ... Bis dahin, glaubt an euch selbst ...

24. August

Ich bin noch nicht in London gewesen – nur früher aufgestanden als sonst. Tim und Caitlin sind in Brighton (um zu kontrollieren, ob die Wohnung im Regen immer noch gut aussieht!), und mir war nach Schreiben zu Mute. Eine Freundin von mir hat neulich eine schwere Zeit durchgemacht, und ich war so mit mir selbst beschäftigt, dass eine ganze Woche verstrichen ist, bis ich sie mal wirklich gefragt habe, wie es ihr ging. Ich glaube, ich bin ein bisschen egozentrisch geworden (die Befürchtungen meiner Mutter haben sich bewahrheitet) und neige, auch wegen der Website, dazu, zu denken, dass alle Welt die ganze Zeit wissen will, wie es mir geht. Manchmal gerät mir die Cyberworld – in der ich Selbstgespräche führe, während ihr alle zuhört – mit der realen Welt durcheinander – Menschen, die ich kenne, die eigene Probleme haben und mich als Zuhörerin brauchen. Jedenfalls habe ich beschlossen, besser zuzuhören und nicht mehr ganz so viel über mich selbst nachzudenken.

Tim hat sich ein Skateboard gekauft. Ich bin so stolz auf ihn. Eine Menge Männer seines Alters, die wir kennen, hätten gern eins, aber er hat sich einfach eins gekauft. Er fährt damit rund um unseren Park und nickt dabei all den Horden von 14-Jährigen zu. Es ist wirklich lustig. Die Typen im Laden haben ihn gefragt, wann er das letzte Mal Skateboard gefahren ist. »1978«, hat er gesagt. »Wow, dann bist du ja ein Mann der ersten Stunde, Dude.« Na ja, sie haben vermutlich nicht wirklich Dude gesagt, aber in meiner Vorstellung reden die Leute, die in Skate-Shops arbeiten, alle so. Caitlin liebt das Skateboard; sie sitzt darauf und paddelt sich mit den Füßen im Park voran, wobei sie Zweige und Blätter vor sich herschiebt.

Später

Bin gerade vom Guy's Hospital zurückgekommen. Das Gespräch mit Professor Gleeson war prima – wir haben wie immer über Kameras gesprochen, aber er war auch sehr optimistisch, was meine Gesundheit angeht. Ich fühle mich großartig, und er scheint zu glauben, dass ich noch Zeit habe, eine Menge mehr zu schreiben und zu fotografieren. Und noch ganz andere Neuigkeiten – ich habe heute von einer überregionalen Zeitung gehört, die vielleicht etwas über diese Website/mich und Tim bringen will. Mal sehen, was draus wird. Jedenfalls bin ich nach diesem positiven Termin zu aufgedreht, um hier zu sitzen und zu tippen, also bin ich jetzt mal weg.

25. August

Ein körperlicher Durchbruch! Heute habe ich ein paar alte Yoga- und Tai-Chi-Dehnübungen von früher gemacht, und da ist mir klar geworden, dass ich völlig den Kontakt zu meinem Körper verloren habe. Vielleicht (wenn das nicht zu verrückt klingt) bin ich zornig auf meinen Körper gewesen. (Ich frage mich, warum in aller Welt das so sein sollte?) Jedenfalls war ich schon seit einem Jahr oder so müde und übergewichtig, und es hat mir ganz allgemein an Elan und körperlicher Selbstachtung gemangelt. Jetzt endlich (wenn auch natürlich aus den ganz falschen Gründen) habe ich abgenommen und bin zufrieden mit mir selbst, also bin ich auch meinem körperlichen Selbst gegenüber viel freundlicher eingestellt. Ich habe beschlossen, mehr sanfte Übungen durchzuführen – nichts Schweißtreibendes oder zu Anstrengendes, nur ein paar Dehnübungen, damit ich mich fitter fühle. Mit dem Nachlassen des Zorns auf meinen Körper geht auch ein Nachlassen des Zorns auf meinen Krebs einher. Ich schätze, wir können gut noch ein Jahr oder so koexistieren, sodass ich noch eine Menge mehr schaffen kann, bevor ich abtrete. Schließlich sind die Krebszellen nur Stückchen von mir, die zu schnell in die falsche Richtung wachsen, wie ich Caitlin erkläre. Eigentlich eher bemitleidens- als hassenswert.

Das ist das Verrückte am Krebs: Es sind die eigenen Zellen, die einen umbringen. Es sind keine Fremdkörper, die einen angreifen, das erledigt man selbst. Ich denke, das ist der Grund, warum so viele New-Age-Vertreter ihn auf Selbsthass und frühkindliche Schuldgefühle und hunderterlei andere Dinge dieser Art zurückführen. Die Analogie ist einfach zu verlockend – wenn dein Körper sich selbst umbringt, muss es einen Grund dafür geben, er muss körperlich auf Gefühle reagieren, denen du dich nicht stellst, son-

dern die du verinnerlichst. Mein Problem mit dieser Theorie: Es erscheint mir doch als etwas extreme Methode des Körpers, Aufmerksamkeit zu erlangen. Sobald wir geboren oder erschaffen werden, besteht das Ziel aller Lebewesen darin, so lange wie möglich zu leben, um ihre Art durch Fortpflanzung, Schutz und Wachstum zu fördern. Diese Dinge sind die stärksten Antriebskräfte auf der Welt. Warum sollte also der Körper sich über diese Triebkräfte hinwegsetzen und sagen: »Also, ehe wir diese verklemmte Person so weitermachen lassen, denke ich, sollten wir sie lieber abmurksen.« Ich weiß, ich habe das alles wieder völlig verkehrt verstanden und Tausende von energetisch denkenden Menschen werden mich einen Holzkopf schimpfen, aber das mache ich mit Absicht, nur um euch Typen ein bisschen auf die Palme zu bringen – ach, kommt, lacht doch mal. Nehmt nicht alles so bierernst.

27. August

Wir haben das Zeitungsinterview hinter uns gebracht. Es hat ein paar seltsame Gefühle und einige große Fragen aufgeworfen, in der Art von: Warum mache ich das mit dieser Website nun wirklich? Und möchte ich wirklich »berühmt« sein, mit allem, was da dran hängt, mit allen Auswirkungen für Tim und Caitlin? Es ist ja schön und gut für mich, die ich mein Leben zu Hause und die halbe Zeit im Bett verbringe, zu wissen, dass so noch mehr Leute das Tagebuch lesen werden. Aber was ist mit Tim, der in die reale Welt hinaus muss, um Kindern Schauspielunterricht zu geben, deren Eltern alle Zeitung lesen? Was ist mit Caitlin, die in den Kindergarten geht mit Kindern, deren Eltern alle Zeitung lesen? Ich bereue es jetzt schon, und dabei ist es noch nicht mal erschienen.

Ich weiß nicht mehr, was ich tue. Ich habe Angst, dass dieses ganze Tagebuch nur eine Show ist, eine Rolle. Es ist die Seite von mir, die mit der Sache gut zurechtkommt – aber das scheint nur so, weil ich schreibe. Der Akt des Schreibens distanziert mich umgehend von meinen Gefühlen. Es ist viel einfacher zu schreiben, als wirklich zu fühlen. Was ich ungesagt lasse, sind all die Dinge dazwischen. Dieser gewaltige Kloß des Kummers inmitten unserer Familie, um den sich alle herumdrücken wie um eine Fallgrube mitten im Wohnzimmer. Niemand möchte ihm zu nahe kommen, richtig weinen und ihn wirklich fühlen. Heißt das, dass wir »gut damit umgehen«, wie uns dauernd gesagt wird, oder heißt das, dass wir alles verdrängen und viel, viel weniger gut damit umgehen als eine Familie, die den ganzen Tag herumsitzt und weint? Ich weiß es nicht, und ich bezweifle, dass irgendjemand darauf eine wirkliche Antwort hat. Ich habe im Moment auf jeden Fall nicht das Gefühl, eine Antwort auf irgendwas zu haben.

Man geht mit den Dingen so gut um, wie man kann, und das ist alles. Bei etwas so Ungeheuerlichem, was soll es denn, selbst wenn man nur so tut als ob? Wenn das heißt, dass man wieder einen Tag durchsteht, dann denke ich, hat man für sich einfach einen Weg gefunden, zu existieren. Es war ja schließlich nicht so, dass Weeze sich Gedanken um langfristige Folgen machen musste. Wenn sie schlecht drauf war, war sie schlecht drauf, und wenn sie gut drauf war, war sie gut drauf. Was Weeze durch ihre Stärke erreichte, selbst wenn es sich um irgendeine Art von Verdrängung gehandelt haben sollte, war, das Leben für alle um sie herum erträglich zu machen. In den letzten zwei Monaten ihres Lebens verfiel sie in tiefe Depression, und das machte es für alle schwerer – für mich, für Caitlin, für unsere Eltern, unsere Freunde, die sie nicht mehr sehen wollte, für alle. Wenn die

Verdrängung einem durch einen langen Zeitraum hindurch hilft, ohne dass man dieser Düsternis anheim fällt, dann gut und schön, lasst uns alle mit der Verdrängung leben, so lange wir können, bevor die vernichtende Erkenntnis unserer eigenen Sterblichkeit uns wirklich zu packen kriegt und wir der Wahrheit ins Gesicht sehen müssen – wir sind alle zum Sterben geboren.

29. August

Nur für den unwahrscheinlichen Fall, dass es irgendjemandem nicht aufgefallen ist: Ich war gestern ziemlich down. Körperlich und seelisch. Seitdem habe ich jedoch ein sehr konstruktives Gespräch mit meiner Hospizschwester, einem Arzt und Tim geführt. Mir sind jetzt verschiedene Dinge klar geworden. Erstens glaube ich, dass ich diese Mediensache (und das hier auch ein bisschen) unter Druck umgesetzt habe, um nach außen hin die ganze Zeit blendend klarzukommen. Ich habe jetzt eingesehen, dass der etwaige Wert, den dieses Tagebuch haben mag, nichts damit zu tun hat, wie gut ich mit den Dingen fertig werde oder nicht, sondern mit meiner Fähigkeit, in Worten, mit denen sich andere identifizieren können, auszudrücken, wie es mir geht. Jetzt, wo kein Druck mehr auf mir lastet, denke ich, die Mediensache ist okay. Ich mache das nur, damit mehr Leute von der Website erfahren, denn ich glaube wirklich, dass das Tagebuch eine gute Sache ist. So, damit hätte ich mir das schon mal alles von der Seele geschafft.

Die zweite Erkenntnis ist die, wie eng verbunden mein Körper mit meinen Gefühlen ist. Wenn ich deprimiert bin, muss ich mich übergeben. Es scheint mir, als ob ich diese Gefühle geradezu körperlich loswerden muss. Ich kann dann auch nichts mehr essen. Sobald ich diese Gefühle zum

Ausdruck gebracht hatte, ging es mir um Längen besser, und ich konnte die Unterstützung, die mich umgab, richtig spüren und war in der Lage, etwas zu essen und dann aufzustehen und mit in den Park zu gehen, um Tim und Caitlin beim Skateboardfahren zuzusehen. Es war so klar. Emotionales Wohlbefinden = körperliches Wohlbefinden. Ich habe gestern Abend mit meiner Mutter gesprochen, und sie sagte, ich hätte meine Emotionen immer schon in körperliche Reaktionen umgesetzt. Ich kann mich gut erinnern, wie ich mit 16 von meinem Freund sitzen gelassen wurde. Es war keine Liebe oder so was, aber ich war in meinem Stolz zutiefst gekränkt und habe die ganze Nacht geschwitzt und mich übergeben – ich erinnere mich daran, dass es sich anfühlte, als ob ich das Gefühl der Zurückweisung loswerden wollte. Meine Mutter hat damals die ganze Nacht bei mir im Gästezimmer gesessen, mir Geschichten erzählt und meinen Kopf gestreichelt. Das hatte ich bis jetzt ganz vergessen. Am Morgen ging es mir wieder gut. Das hat mich auf den Gedanken gebracht, dass die New-Age-Typen vielleicht doch Recht haben: Wenn man sich erbrechen muss, weil der Freund einem den Laufpass gegeben hat, vielleicht kann einen dann auch irgendetwas zur Selbstzerstörung durch Krebs treiben, aber da ich keinerlei Ahnung habe, was dieses Etwas gewesen sein könnte oder wie ich dahinter kommen soll, sehe ich wirklich nicht, inwiefern mir das im Moment eine Hilfe wäre. Vielleicht wird es mir aus heiterem Himmel wieder einfallen. (Und ich dachte, ich hätte mit all diesem Hoffnungsquatsch abgeschlossen!) Nun gut, es ist eine lange Reise mit vielen verschiedenen Gemütsverfassungen auf dem Wege.

Später

Entweder hat meine Gemütsverfassung eine durchschlagende Wirkung auf meine Gesundheit, oder die Medikamenten-Kombination, die ich jetzt bekomme, funktioniert wirklich.

Heute Morgen bin ich früh aufgestanden und habe ein wirklich schönes Bad genommen. Es war auch ein angenehm aufgeteilter Tag – Mittagessen bei einer reizenden Familie, wo ich mit den Kindern fröhlich Bauernhof gespielt habe, dann zu Hause ein bisschen ruhige Zeit mit »Ausschneiden und Einkleben« mit Caitlin verbracht, dann eine Erholungspause, bevor Tim mit ein paar Freunden ins Kino geht. Ich habe beschlossen, zu Hause zu bleiben und früh zu schlafen (nach einer Schminkaktion mit Caitlin), und habe mir vorher ein Stündchen zum Ausruhen erbeten. Das sind alles gute Zeichen – dass ich meine Grenzen erkenne, das »normale« Leben und Mutterdasein genieße. Ich habe das Gefühl, wieder zu wissen, wer ich bin, und fühle mich wohl damit.

Okay, also ist sie nervös geworden und hat sich übergeben, und dann hat sie eine Kehrtwendung vollzogen und sich überlegt, dass Gefühle den körperlichen Zustand beeinflussen und vielleicht doch ihren Krebs verursacht hätten. Und jetzt komme ich mir ein bisschen dämlich vor – vielleicht sollte ich erst mal weiterlesen, bevor ich etwas schreibe. Aber zumindest wisst ihr, dass ihr es genauso lest, wie ich es hinschreibe. Ich denke allerdings immer noch, dass sie Unrecht hat, obwohl ich mich zurzeit sehr gestresst fühle und meine Arme plötzlich grässliche Ekzeme entwickelt haben. Trotz alledem sage ich euch immer noch, dass meine Frau sich nicht selbst ums Leben gebracht hat; sie war reinen Geistes, und ihr Körper hat einfach Mist gebaut – es war niemandes Schuld, es war einfach Pech.

30. August

Es kommt mir vor, als ob ich langsam zu einem Gleichgewicht zurückfinde. Tim arbeitet die nächsten paar Wochen hart an ›Oh What a Lovely War‹, und Caitlin geht ab morgen in einer Woche wieder in den Kindergarten, sodass in unserer Familie langsam wieder ein gewisses Maß an Routine einkehrt. Und damit auch ein gewisses Gefühl der Sicherheit. Kinder fühlen sich angeblich in der Routine sicherer und geborgener, und ich glaube, für Erwachsene gilt in Zeiten großer Belastung das Gleiche. Wenn man sich stark und gesund fühlt, ist es schön, ziel- und sorglos drauflos zu leben, aber wenn es einem schlecht geht, stützt einen die Routine, glaube ich. Was der Grund ist, warum man sich an Einrichtungen wie Klöster, Krankenhäuser und Schulen so gewöhnen kann – sie stellen einen Lebensrahmen bereit, der einem eine Unmenge von Entscheidungen abnimmt. Als ich zum Retreat in einem buddhistischen Kloster war, fand ich das s-o-o-o entspannend. Nicht mal darüber nachdenken zu müssen, wann man essen, schlafen, aufstehen, und was man – bis auf eine knappe Stunde am Tag – mit seiner Freizeit anfangen soll. Das entlastete meinen Geist von so vielen banalen Gedanken. Als Mutter muss man meist den Zeitplan der ganzen Familie organisieren, was eine ständige Verantwortung bedeutet. Tim und ich haben uns damit abgewechselt, aber es ist leichter, wenn äußere Einflussfaktoren wie Arbeit und Schule das für einen übernehmen. Ich bin sicher, das ist einer der Gründe, warum ich meinen Aufenthalt im Hospiz genossen habe.

Heute Nachmittag kommt ein Fotograf, um uns für den Zeitungsartikel zu fotografieren. Die Zeitung ist der ›Independent‹, und der Artikel erscheint nächsten Montag. Ich habe alles wieder vergessen, was ich ihnen erzählt habe. Ich hoffe, es kommt einigermaßen rüber. Zumindest werden sie die Adresse der Website angeben, sodass sich die Leser ein eigenes Bild machen können. Ich fühle mich die letzten Tage so viel stabiler und mit mir selbst im Reinen. Ich melde mich jetzt mal ab, um mir etwas zum Anziehen rauszusuchen, vielleicht das Kleid, das auch hier auf der Homepage ist – es ist im Moment immer noch mein Lieblingsstück. Bye.

31. August, 01.04 Uhr

Der ›Independent‹-Fotograf war großartig. Er hat wirklich lustige Bilder gemacht – ein paar nur von Tim und mir, ein paar von uns allen dreien. Auf einigen sitzen wir auf dem Küchentisch, und auf ein paar hüpfen wir auf unserem Bett herum. Das möchte ich mal sehen, wie jemand zu diesen Bildern einen trübsinnigen Artikel schreiben will. Er hat auch gesagt, er würde uns die Negative schicken, was wirklich nett ist; so bekommen wir ein paar gute Bilder von uns beiden/dreien. Es hat Spaß gemacht. Ich habe eine Menge gelacht. Tim hat ein Hemd getragen, das er in New York gekauft hat und von dem er bestimmt denkt, dass er darin aussieht wie ein schwuler Clubgänger – es besteht aus blauen Pailletten. Er hat es angezogen, weil ich gesagt habe, ich wollte mit ihm in diesem Hemd nicht in der Öffentlichkeit gesehen werden – also entschließt er sich, es zum ersten Mal gleich für eine überregionale Zeitung zu tragen! Muss man ihn nicht einfach lieben? Ich tue es jedenfalls.

Heute Abend haben wir einen tollen Dokumentarfilm über einen englischen Schriftsteller namens Jeffrey Bernard gesehen. Er ist geistreich, Trinker, total düster, ehrlich ... Ich mag ihn, aber ich bin auch heilfroh, dass ich ich und nicht er bin. Er ist uralt. Uralt, wie ich es nie werden möchte. Es hat auch etwas für sich, nicht alle Beziehungen in seinem Leben zu überleben, sondern abzuspringen, solange es noch gut läuft. Ich erinnere mich, wie furchtbar unglücklich so viele von den Leuten, mit denen ich im Krankenhaus war, ausgesehen haben. Ich möchte nie auf meine Hände schauen und an ihrer Stelle ein Paar alte Hände sehen, die ich nicht wieder erkenne.

Später

Ich habe soeben einen sehr konstruktiven Tag hinter mir, an dem ich all den öden Papierkram erledigt habe, den ich seit Wochen vor mir herschiebe. Ich fühle mich immer tüchtig und viel entspannter, wenn ich all die kleinen Dinge in Ordnung gebracht habe, die sonst in meinem Hinterkopf herumspuken. Dann habe ich herausgefunden, wie ich an meine »Webstatistik« komme – mit anderen Worten, wie viele Leute diese Website schon aufgerufen haben. Schon über 50 000 Zugriffe!!! Ich bin total begeistert. Man bekommt alles grafisch dargestellt und kann sehen, wie viele Leute sich an welchen Tagen einloggen. 15.00 Uhr scheint eine beliebte Zeit zu sein. Wochentags ist auch mehr los – ich nehme an, weil sich viele Leute am Arbeitsplatz einloggen.

Ich habe mit Catherine, meiner Hospizschwester, über die Steroide geredet, die ich bekomme – ich wollte sicher sein, dass meine gute Stimmung nicht ausschließlich medikamentöser Natur ist. Wir sind zu dem Schluss gekommen, dass sie mir vermutlich einen zusätzlichen Kick geben, aber meine Depression von letzter Woche schon verflogen war, bevor ich angefangen habe, sie zu nehmen – nachdem ich das Ganze mit Tim durchgesprochen habe, eigentlich. Es ist viel angenehmer, glauben zu können, dass ich immer noch etwas Kontrolle über meine Emotionen habe, anstatt völlig der Wirkung der Tabletten ausgeliefert zu sein. Mit meinem aktuellen Mix bin ich schmerzfrei, ohne schläfrig zu sein, also der perfekte Zustand.

Als Weeze immer kränker wurde, wuchs die Medikamentenmenge, die sie zu sich nahm, fast täglich an, oder so kam es mir jedenfalls vor, und das Problem mit Medikamenten ist, dass sie Dinge mit einem machen. Manche machen, dass man sich gut fühlt, von anderen fühlt man sich schlecht, und manche bringen einen so weit, dass man überhaupt nichts mehr fühlt. Weezes Medikamente lösten bei ihr eine Menge Gefühle aus, und der Krebs löste eine Menge Gefühle aus, und ich löste eine Menge Gefühle aus, und Caitlin löste eine Menge Gefühle aus – alles in allem wirkten eine Menge Dinge auf das arme Mädchen ein. Das führte dazu, dass ihre Stimmungen ziemlich unberechenbar wurden. Sie war fast immer liebevoll, aber es fiel ihr oft schwer, sich einfach nur auszuruhen oder zu entspannen, wenn sie nicht gerade so krank war, dass ihr gar nichts anderes übrig blieb. Sie konnte innerhalb von nur einer Stunde zwischen Zorn, Verstörtheit, Trübsinn und Überdrehtheit wechseln. Sie war nie sicher, was aus ihr selbst heraus und was von allem anderen kam, und ich wusste es ebenso wenig. Es war manchmal sehr schwierig, zu wissen, wie man mit ihr umgehen sollte. Mal brauchte man sie nur im Arm zu halten und zu küssen, ein anderes Mal musste man ihr zuhören, während sie wetterte, und wieder ein anderes Mal musste man ihr sagen, was sie tun sollte, oder man musste ihr Grenzen setzen und Regeln vorschlagen, oder mit ihr schimpfen, um sie aus einer bestimmten Stimmung zu reißen. Aber das Problem war, dass man auch etwas Verkehrtes tun konnte, ihr Druck geben, wenn sie in den Arm genommen werden musste, sie in den Arm nehmen, wenn sie Druck brauchte, was die Sache dann nur noch verschlimmerte.

KAPITEL 9

2. September

Anfang Juli habe ich darüber geschrieben, dass der früher aufregende Beginn eines neuen Monats jetzt deprimierend sei, weil die Zeit an mir vorbeirast. Diesmal fühle ich mich beim Beginn der neuen Seite stolz, dass es mir so gut geht. Im Laufe der letzten Monate habe ich Stückchen meines Lebens zurückerobert – mein Geschmack für Süßes kehrt zurück, und seit ich die Augenklappe trage, kippe ich auch nicht mehr um. Vor zwei Monaten pflegte ich noch ungefähr zehnmal täglich umzufallen. Beim nochmaligen Durchlesen wird mir klar, dass das nicht stimmt – ich habe nichts zurückerobert. Meine Geschmacksnerven sind wieder da, ja, und das Hospizpersonal hat mir eine Augenklappe verpasst – alles sehr nett, aber es hat nicht viel mit mir zu tun.

Die Leute reden im Zusammenhang mit Krebs immer vom Kämpfen, nicht wahr? - »Sie hat ihren langen Kampf gegen den Krebs verloren« – aber ich empfinde das nicht so. Wie soll man dagegen kämpfen? Man kämpft darum, durch diese Erfahrung hindurch so intakt wie möglich zu bleiben, aber ich fühle keine Aggression dem Krebs gegenüber. Das nächste Mal, wenn mich jemand fragt, wie ich gegen den Krebs kämpfe, werde ich meine eine sichtbare Augenbraue vieldeutig in die Höhe ziehen und sagen: »An den Stränden«, bevor ich davonrausche, als ob es in die Schlacht ginge.

Wobei mir einfällt: Ein Arzt hat mir ein Buch mit dem Titel ›A Singular View‹ über das Leben mit einem Auge geliehen, und auf der letzten Seite ist von Nelson die Rede und davon, wie er seine Behinderung in einen heldenhaften Sieg für England verwandelt hat. Das Buch endet mit den Worten: »Gehet hin und tut ebenso.« Fantastisch. Man hat mir geraten, einen Stock zu benutzen, um mit der Einäugigkeit besser fertig zu werden, und mein Vater hat einen mit einem Schwert darin. Vielleicht sollte ich das mit mir herumtragen und wild damit herumfuchteln, wenn ich über den Krebs spreche. Mit Augenklappe und Schwert und der guten Ausrede, dass der Krebs so nah am Gehirn sitzt, könnte ich ganz schön Leben in manche Partys bringen.

Die Sache mit dem »Kämpfen« war ein ziemliches Thema für Weeze. Es ist eine Einstellungssache, denke ich. Sie hatte nie das Gefühl, dass es ein Kampf wäre, weil sie nicht wusste, was das eigentlich heißen sollte. Wie kann man darum kämpfen, am Leben zu bleiben? Sie war viel stärker aufs Annehmen eingestellt, und das gab ihr eine Art Frieden. Sie akzeptierte ihre Krankheit und akzeptierte, dass sie sterben würde, und ganz am Schluss wollte sie sogar entschieden sterben – sie hatte im Grunde keine Angst, sie wusste, dass das Spiel gelaufen war und wollte vor dem endgültigen, schmerzlichen Schachmatt mit Würde vom Feld abtreten. Ihre Lebensphilosophie ging sehr deutlich in die Richtung: »Man lebt oder man stirbt; es gibt nicht viel, was man daran machen kann.« Sie hat den großen Aufstand um die Sache nie richtig verstanden. Wie sie immer wieder sagte: »Wir werden alle irgendwann sterben, was macht es schon aus, ob es jetzt oder erst mit 80 passiert?« Sie wusste, dass sie ein Leben gelebt hatte, sie hatte Liebe erfahren, ein Kind bekommen, war kreativ und außergewöhnlich gewesen und war sich der Tatsache bewusst, dass viele, viele

Menschen in einem ganzen Leben bis ins hohe Alter hinein nicht die Hälfte der Dinge erleben und erfahren, die sie gehabt hatte.

Während unserer Zeit mit dem Krebs hatten wir nur mit einem einzigen anderen Menschen zu tun, der ihn auch hatte: Weezes Schwester Dee, und sie war so ziemlich auf der gleichen Wellenlänge wie wir. Wir sind nie anderen Paaren unseres Alters begegnet, die das Gleiche durchmachten, weshalb sich nie wirklich Gelegenheit bot, zu diskutieren, wie andere das empfinden, ob andere es wirklich als Kampf angehen oder ob das nur eine von diesen Sachen ist, die die Leute sagen, weil sie die Vorstellung nicht ertragen können, dass jemand das Sterben einfach so hinnimmt. Die Lebenden lieben das Leben – Weeze liebte Menschen, war aber durchaus bereit, sich selbst, ihren Körper zu verlassen.

3. September

Heute haben mich drei Leute gefragt, was ich denn gemacht hätte – alle in so einem »na-los-raus-damit«-Ton. Mit einem Lächeln. Der Erste war ein Taxifahrer, und ich habe vom Einkaufen und übers Wetter gesprochen. Die anderen beiden waren Verkäuferinnen – einen Augenblick dachte ich, ich müsste sie kennen. Dann ist der Groschen endlich gefallen. Oder vielmehr die zweite Verkäuferin hat ihn für mich fallen lassen. »Ich meine Ihr Auge. Was haben Sie damit angestellt?« Aaah. Die Augenklappe. Hättet ihr gern die Krebs-im-Endstadium-Platte oder lieber irgendeine amüsante Geschichte über ein dummes Missgeschick mit Angelruten? Ich bin sicher, dass Tim mir eine passende Anekdote für jeden gesellschaftlichen Anlass zusammenzaubern könnte. Heute ist mir einfach keine witzige Antwort eingefallen, also habe ich was von langfristigem Problem gemurmelt und dass ich mich langsam daran gewöhne. Was uns dann beiden peinlich war und dafür sorgte, dass ich den Laden rasch wieder verließ.

Caitlin ist zwei Tage bei Tims Mutter Toni, sodass ich den ganzen Nachmittag durch Buchläden stöbern konnte – etwas, wofür ich meistens keine Zeit habe und was mir sehr gefehlt hat. Gleich lasse ich mir die Haare bleichen ... ich werde wohl nie schlau, was Friseure angeht. Ich werde euch wissen lassen, wie es gegangen ist. Dann heute Abend ins Kino – Tim arbeitet das ganze Wochenende, also keine romantischen Kurztrips nach Paris, aber ich werde eine Menge lesen und nachdenken, und Caitlin wird sich blendend amüsieren und total verwöhnt werden. Jetzt muss ich gehen und mich färben lassen – wünscht mir Glück!

4. September

Also. Meine Haare sind grell weißblond. Zuerst war ich über die Farbe etwas erschrocken und habe es bereut, aber jetzt gefällt es mir. Ich bin allerdings nicht sicher, wie Caitlin darauf reagieren wird. Ich habe mich gestern Abend vor dem Kino gedrückt – war durch die Haare verunsichert und habe Caitlin vermisst. Ich habe meine arme Freundin Alison gezwungen, mir zuzuhören, ob ich das Kind anrufen sollte oder nicht. Schließlich kam Tim nach Hause, und wir machten richtig ein Fass auf, indem wir mitten in der Nacht bei Sainsbury's einkaufen waren. Oooh, aufregenden Sachen, die man als kinderloses Paar unternehmen kann.

Ich habe heute einen tollen Tag mit Aufräumen verbracht. Unser Schlaf- und Badezimmer sind jetzt völlig von Unordnung und Krimskrams befreit und sehen aus wie auf einem

Foto aus einer Einrichtungszeitschrift. Das wird vermutlich ungefähr 24 Stunden vorhalten, aber im Augenblick gibt es mir ein gutes Gefühl. Und der Augenblick ist alles, was zählt. Heute Abend gehen wir ins Kino. Samstagabends auszugehen erinnert mich immer an die Zeit, als ich 15 war. Das war ein großartiges Jahr für mich. Ich sah toll aus und fing an, Sex und Macht zu entdecken. Tim, der mich damals nur flüchtig kannte, sagt, ich hätte etwas einschüchternd gewirkt. Ich erinnere mich, dass ich furchtbar schüchtern war und Angst vor den anderen Mädchen und ihrer Gehässigkeit hatte. Die Jungs hingegen waren sehr amüsant und taten so ziemlich alles, was ich von ihnen verlangte – diese Mischung von Unschuld und sexueller Ausstrahlung ist sehr betörend. Und dann entwickelte ich etwas mehr emotionale Reife, und die Dinge wurden schwieriger. Aber an den Samstagabenden verbrachte ich Stunden im Bad, konnte nichts essen, weil ich so nervös/aufgeregt war, und dann ging es hinaus in die Pubs und Parks von Tunbridge Wells, um mit einer endlosen Abfolge von Jungen zu knutschen und wieder Schluss zu machen.

Ich habe Tagebücher aus dieser Phase meines Lebens und weiß nicht genau, was ich mit ihnen machen soll. Ich habe keine Vorstellung, wie Caitlin in dem Alter sein wird – unter normalen Umständen erzählt eine Mutter ihrer Tochter immer so viel, wie sie im jeweiligen Stadium für passend hält, denke ich. Ich werde mich einfach darauf verlassen müssen, dass Tim und meine Eltern ihr die Informationen über mich geben, die sie für richtig halten. Das ist ein merkwürdiges Gefühl, dass das »Ich«, das ihr von mir bleibt, auf den Erinnerungen anderer Menschen basieren wird. Mit Ausnahme von dem hier natürlich. Was der Grund ist, warum ich so viel schreibe – immer schon so viel geschrieben habe. DAS HIER BIN ICH.

Weeze und ich waren echte Kinofans. Im Dunkeln zu sitzen und in diese projizierte Welt einzutauchen hat etwas, das mit keiner anderen Erfahrung vergleichbar ist. Obwohl ich beim Theater arbeite und es abgöttisch liebe, muss ich, wenn ich absolut ehrlich bin – und verratet das bloß niemandem, weil ich sonst nie wieder Arbeit kriege –, zugeben, dass ich das Kino vorziehe. Ich genieße es, wie es über mich hinwegflutet und mich in sich aufsaugt. Ich höre auf, ein »Ich« zu sein, und bin nur noch Teil dieses »Es«. Weeze ging es genauso, sie liebte das ganze Ritual: Eintrittskarten bezahlen, Popcorn kaufen und dann die dunkle Arena betreten, ohne zu wissen, ob man das Bevorstehende unversehrt überstehen oder fürs ganze Leben verändert herauskommen wird. Filme können das bewirken, sie können dich verändern, dich zum Weinen und Heulen bringen. Im Theater habe ich erst einmal geweint und das merkwürdigerweise bei einer von der Kritik verrissenen Vorführung mit dem Titel ›The Hunting of the Snark‹ – sie hat mich wirklich berührt. Aber setzt mich ins Kino, macht das Licht aus, und schon kann mich praktisch alles zu Tränen rühren.

Weeze und ich hatten einmal einen besonders aufwühlenden Kinomonat, in dem wir drei erschütternde Filme nacheinander sahen: ›Das Piano‹, ›Schindlers Liste‹ und ›Shadowlands‹ in einem Zeitraum von wenigen Wochen. Was für eine Heulerei. Nach dem ›Piano‹ fuhren wir mit dem Auto herum und brachten eine halbe Stunde kein einziges Wort hervor, so betäubt waren wir von dem Erlebnis. Nach ›Schindlers Liste‹ hielten wir uns im Auto auf dem Parkplatz eine halbe Stunde lang umarmt und weinten, und nach ›Shadowlands‹ konnte ich das Kino eine halbe Stunde nicht verlassen, weil ich so laut heulte, ebenso wie Weeze, und zu guter Letzt kam ein Platzanweiser und fragte, ob mit uns alles in Ordnung sei.

Ich sollte noch sagen, dass vor allem zwei Theaterleute mein Leben verändert haben; ihretwegen bin ich zum Theater gegangen: Steven Berkoff und Philippe Genty, der französische Genius des Bewegungstheaters. Sie haben meine visuelle und kreative Wahrnehmung der Welt verwandelt, und dafür werde ich ihnen ewig dankbar sein.

5. September

Caitlin ist zurückgekommen, und ich hätte sie stundenlang drücken können. Sie hat sich etwas über meine blonden Haare aufgeregt, sich dann aber sehr rasch wieder beruhigt. Zwei Zitate, die ich hier notieren möchte. Das Erste spukt mir seit Wochen im Kopf herum, und ich habe mir gerade erst die Mühe gemacht, den genauen Wortlaut nachzuschlagen. Es ist aus ›Julius Caesar‹, und ich habe eine Schulabschlussarbeit darüber geschrieben.

»Feiglinge sterben vielmals, eh sie sterben,
Der Tapfere kostet einmal nur den Tod.
Von allen Wundern, die ich bisher hörte,
Scheint mir das größte, dass sich Menschen fürchten,
Sehen sie doch, der Tod, ein nötiges Ende,
Kommt, wann er kommen will.«

Daran denke ich, wann immer ich anfange, über meinen Tod nachzugrübeln. Shakespeare sollte, wenn aus keinem anderen Grunde, schon deshalb gelehrt werden, weil das Unterbewusstsein voll mit solchem Kram steckt. Kram, der einem irgendwann wieder einfällt und tiefere Bedeutung annimmt.

Das andere Zitat ist etwas weniger hochgestochen. Es ist aus ›Harry Potter und der Stein der Weisen‹ – ein Buch, über das im Moment alle Welt zu reden scheint und das ich übers Wochenende gelesen habe, während Caitlin nicht da war. Diese Zeilen sind mir haften geblieben und haben mich getröstet:

»... eine Liebe, die so mächtig ist wie die deiner Mutter zu dir, [hinterlässt] ihren Stempel ... Keine Narbe, kein sichtbares Zeichen ... So tief geliebt worden zu sein, selbst wenn der Mensch, der uns geliebt hat, nicht mehr da ist, wird uns immer ein wenig schützen. Es ist deine bloße Haut, die dich schützt.«

Ich bin da, in ihrem Inneren, für immer.

6. September

Morgen ist der erste Kindergartentag nach den Ferien. Deshalb konnte man mich heute Nachmittag im Schuhladen finden, zusammen mit Dutzenden anderer aufgeregter Mütter, um Turnschuhe und schicke neue Schulschuhe zu kaufen. Heute Abend habe ich dann ein paar Knöpfe und Namensschildchen angenäht, nur so zum Spaß. Ich liebe es, all diese Muttersachen für sie zu tun. Das sind die Dinge, die später schwer aufzugeben sein werden, aber im Moment kann ich sie noch genießen.

Der Zeitungsartikel ist heute erschienen und war großartig (bis auf die Tatsache, dass genau diese Internet-Adresse fehlte) – das Bild von uns allen war sehr nett. Tims Beitrag hat mich zu Tränen gerührt, wie seine Werke es immer tun. Wenn ich etwas schreibe, distanziere ich mich manchmal in gewisser Weise von meinen Gefühlen, weil man so einfacher mit ihnen umgehen kann. Wenn ich etwas von Tim Geschriebenem lese, fühle ich es durch ihn noch einmal ganz von neuem. Ich wünschte, ich könnte für ihn alles in Ordnung bringen. Das ist Teil dessen, was eine Lebenspartnerschaft ausmacht. Immerhin holen wir aus unserer Zeit im Moment das Maximale heraus. Ich möchte ihm jeden letzten Tropfen Glück geben, der in mir steckt.

8. September

Ich hatte einen außerordentlich aufregenden Tag. Die Zeitung ›Daily Mail‹ hat angefragt, ob ich eine wöchentliche Kolumne schreiben könnte! Ich werde dieses Tagebuch natürlich weiterführen, aber eine wöchentliche Kolumne in einer überregionalen Zeitung ist schon die Erfüllung eines Traums.

Weitere Neuigkeiten vom Tage: Caitlin hat ihre erste Theaterprobe für Tims ›Oh What a Lovely War‹ absolviert – sie war s-o-o-o süß. Sie hat eine »nicht-in-echt-Schauspieler-Mami«, die sie auf die Bühne führt, dann bittet sie um einen Lutscher und sitzt da und leckt daran, während sie einer Gesangs- und Tanzvorführung zusieht. Weil es nur eine Probe war, gab es keinen richtigen Lutscher, also hat sie die ganzen drei Minuten, die sie auf der Bühne war, gewissenhaft ihre Hand abgeleckt. Ich war so stolz auf sie. Sie tritt nur in der ersten Hälfte auf, sodass ich sie vor Ende der Probe nach Hause ins Bett schaffen konnte. Von dem Adrenalinstoß durch das ›Daily-Mail‹-Angebot bin ich heute Abend total zappelig. Ich habe mich bei dem Gedanken ertappt, dass es sich dafür fast lohnt, Krebs zu haben ... Dann hatte ich ein schlechtes Gewissen. Trotzdem, tief im Inneren habe ich mir immer gewünscht, Schriftstellerin zu sein, und hier bin ich nun ... mit etwas, über das es sich zu schreiben lohnt.

Morgen fährt meine Mutter mit mir nach Brighton, um

meine Designer-Augenklappen abzuholen – ich kann es kaum erwarten, sie zu sehen. Außerdem werde ich ihr die Wohnung zeigen. Wir haben ein Gutachten erstellen lassen, und es sieht positiv aus, also läuft alles weiter wie geplant. Wenn ich darüber nachdenke, male ich mir aus, wie ich einfach nur aus der Tür gehe und innerhalb von Minuten am Strand bin. Strände haben eine so beruhigende Wirkung, wenn sie leer sind, wie im Winter. Es wird eine Zuflucht sein für Augenblicke, wenn wir es brauchen, aufs Meer hinauszusehen. Ein Ort, an den wir uns flüchten können.

9. September

Heute hatte das Stück Premiere, und Caitlin war fantastisch. Ich war so stolz, dass ich dachte, ich falle in Ohnmacht. Sie hat eine Textzeile gesagt! Vor Publikum! Außerdem war ich heute Nachmittag in Brighton, um meine neuen Augenklappen abzuholen. Sie sind großartig – verschiedene Farben und Materialien –, und eine ist ein Kunstpelzauge samt ellenlangen künstlichen Wimpern. Sie sind ein bisschen schwierig unter meiner Brille zu tragen, weshalb ich es definitiv mit Kontaktlinsen versuchen werde.

Meine Mutter ist mit Caitlin schwimmen gegangen, und ich bin am Strand entlang gewandert und habe gedankenverloren aufs Meer hinausgeblickt ... Oder so stellte es sich jedenfalls vor meinem inneren Auge dar. In dem Film meines Lebens, der oft in meinem Kopf abläuft, parallel zu meinem wirklichen Leben. In Wirklichkeit war ich eher gedankenlos als gedankenverloren. Ich glaube, das ist das, was so entspannend ist am Meer; das Geräusch der Wellen ist wie ein Mantra – es spült die Gedanken fort und lässt einen einfach da, wo man ist. Am Strand, aufs Meer hinausschauend. Ich könnte das stundenlang tun. Außerdem ist das Licht dort herrlich – ich fühle mich wie eine Solarzellenplatte, die von der Sonne und der Seeluft aufgeladen wird. Im Augenblick fühle ich mich wirklich gut. Mehr als gut sogar. Der Krebs kommt mir im Augenblick wie eine Bonuskarte vor, die mir die Gelegenheit und den Ansporn gibt, Dinge zu tun, die ich sonst nie getan hätte. Jetzt wünsche ich mir nur Zeit, Zeit, das zu genießen, mich so lange wie möglich so zu fühlen.

11. September

Am Freitagmorgen bin ich aufgewacht und fühlte mich wie eine Leiche auf Urlaub. Schwindelig und übel und zitterig. Das einzig Gute ist, dass ich das letzte Mal, als es mir so ging, dachte, ich sterbe, während ich es diesmal als kleines Tief sehe, von dem ich mich erholen werde. Ich habe direkt meinen Hausarzt, Dr. Thorpe, angerufen, der mir ein paar Medikamente gegen Übelkeit und Antibiotika verordnet hat. Die bekomme ich mittels einer Spritzenpumpe, sodass es nichts ausmacht, wenn ich mich übergebe. Es geht mir eigentlich nicht gut genug zum Schreiben, aber ich dachte, ich teile euch mit, warum ich nichts von mir hören lasse. Ich melde mich wieder, sobald es mir gut genug geht. Au revoir.

13. September

Also, es geht mir schon wieder viel besser. Heute gehe ich es geruhsam an, weil Caitlin sowieso im Kindergarten ist, aber ich übergebe mich nicht mehr und fühle mich viel fröhlicher. Ich habe beschlossen, dass der Herbst jetzt kommen kann. Nicht die bedeckten Tage wie heute, sondern die frischen, frostigen Tage mit dunkelblauem Himmel, an denen man knirschende Spaziergänge durch die Parks unternimmt und seinen Atem gerade einen Augenblick in der Luft hängen sieht. Es sind die klaren Himmel, die ich liebe, nicht die Hitze, und ich finde den Herbst so erfrischend. Ich fühle mich im Moment wie in einer Art vorübergehender Windstille. Insgesamt fühle ich mich sehr gut, ich habe schon seit einer Weile keine neuen Symptome mehr entwickelt – eher geht es mir sogar etwas besser, was die Geschmacksnerven und das Gleichgewicht angeht. Das gibt mir eine Ruhepause von dem Gefühl der Dringlichkeit, das ich oft habe, eine Verschnaufpause und die Chance, mich weiter als Teil der Welt der Lebenden zu betätigen. Mein Hauptanliegen diese Woche ist Tims Geburtstag – er ist am 20. –, und nach seinen sensationellen Geschenken möchte ich für ihn etwas genauso Wundervolles tun. Außerdem organisiert Tim eine einwöchige Serie von Kunstausstellungen und »Happenings« in ganz Tunbridge Wells, was uns beide eine Weile beschäftigt halten dürfte. Ich habe die Harry-Potter-Bücher von J. K. Rowling, aus denen ich letzte Woche zitiert habe, jetzt durch – sehr unterhaltsamer, eskapistischer Fantasy-Lesestoff.

Das »Hijack Arts Festival«, mit dessen Organisation ich beschäftigt war, war vor allem dazu gedacht, Weeze eine Ausstellung zu verschaffen. Ich wollte, dass ihre Fotos öffentlich ausgestellt würden, und ich wusste, wenn ich das nicht organisieren würde, könnte es Ewigkeiten dauern, eine Galerie oder andere Räume zu finden, wo man ihre Arbeit zeigen würde. Also bereitete ich mit befreundeten Dichtern, Künstlern, Schauspielern und Musikern ein komplettes Festival vor. Es sollte ein Guerilla-Festival werden, bei dem sich Kunstereignisse in der Öffentlichkeit und rund um die Allgemeinheit abspielten, ohne dass dieser überhaupt klar war, dass das Festival im Gang war, und es sollte voll gepackt sein mit provokativer Kunst, die die breite Masse der Einwohner unserer verschlafenen Kleinstadt schockieren und verblüffen würde. Und so wäre es gewesen, wenn Weeze nicht krank geworden wäre. Dies war der eigentliche Wendepunkt für sie, und es macht mich traurig, von ihrem Optimismus bezüglich kleiner Tiefs und der Vorstellung, dass es ihr sogar wieder etwas besser ginge, zu lesen, weil sie innerhalb kürzester Zeit zu krank wurde, um überhaupt noch irgendwas zu tun, und diesmal gab es keinen Aufschub mehr.

14. September

Heute fühle ich mich viel besser. Die Vorstellungen von ›Oh What a Lovely War‹ sind übrigens blendend gelaufen. Caitlin hat ein paar Mal eigenen Applaus bekommen, und sie hat ihren Text jeden Abend richtig aufgesagt: »Kann ich bitte einen Lutscher haben?« Tim meinte, er konnte sie bis nach hinten in die Beleuchterkabine hören. Ich habe einen Abend aus den Kulissen zugesehen, dann bin ich krank geworden, und meine Mutter musste sie zu den übrigen Vorstellungen bringen. Tim ist jeden Abend vor Stolz fast geplatzt. Jetzt ist er nach der ganzen Aufregung um das Stück etwas abgeschlafft. Aber immerhin hat er als Nächstes eine große Kunstfestival-Sache zu planen. Das Leben ist heute etwas surreal, weil der ›Daily-Mail‹-Artikel erschienen ist. Es sind ein paar Anrufe wegen Fernsehinterviews gekommen, aber ich bin mit einer Kolumne die Woche zufrieden. Ich möchte nicht auf der Straße erkannt werden. Hoffentlich wird die Kolumne keine allzu großen Auswirkungen auf unser Leben haben. In gewisser Weise kommt es mir allerdings so vor, als ob das Leben in meiner Lage sowieso schon so seltsam ist, dass es viel schwieriger wäre, wenn man versuchen würde, so weiterzuleben, als ob nichts wäre.

Caitlin war gestern das erste Mal den ganzen Tag im

Kindergarten – sie ist zum Mittagessen geblieben, um nachmittags zum Ballett zu gehen. S-o-o-o süß. Als ich sie abgeholt habe, war das Erste, was sie zu mir sagte: »Wir haben gar keine Pliés gemacht«, als ob ich sie reingelegt hätte, indem ich so was behauptet hätte. Sie hat sich prächtig amüsiert, war aber gestern Abend ziemlich erschöpft. Ich liebe es, dass sie immer noch mitten in der Nacht in unser Bett krabbelt. Das bedeutet, dass ich jeden Tag fünf bis sechs Kuschelstunden zusätzlich bekomme. Ich weiß, dass wir ihr das wahrscheinlich abgewöhnen sollten, aber ich denke, es ist für uns alle nett. Und das Bett ist groß genug. Jetzt, wo es mir besser geht, werde ich mal versuchen, Tims Geburtstagsüberraschungen auf die Reihe zu kriegen. Piep, piep.

Das Bett ist aus genau diesem Grunde so groß. Als Caitlin noch kleiner war und zu uns ins Bett zu kommen pflegte, machte es kaum einen Unterschied für den Platz, der uns zur Verfügung stand, aber als sie größer wurde und sich angewöhnte, sich quer über die Matratzen zu legen, wurden Weeze und ich immer weiter auf die äußeren, weniger bequemen Zentimeter des Betts hinausgedrängelt. Am Ende war es wirklich nicht mehr witzig, und als ich zum zehnten Mal in Folge morgens aufwachte und meinen Kopf nicht nach rechts drehen konnte, weil er völlig verrenkt war, beschloss ich, dass es jetzt reichte und etwas passieren müsste. Weeze und ich besprachen die Sache – wir konnten entweder zwei oder drei Nächte Schlafstörungen auf uns nehmen, um Caitlin daran zu gewöhnen, die Nacht in ihrem eigenen Bett durchzuschlafen, oder losgehen und das größte Bett kaufen, das wir finden konnten, und uns darauf einstellen, es ihr im frühen Teenageralter abzugewöhnen. Eine Stunde später hatten wir ein riesiges Bett im gotischen Stil bestellt, und als es endlich da war, schliefen wir alle monatelang wie die Klötze. Jetzt allerdings möchte Caitlin, wenn sie ins Bett gekrabbelt kommt, die ganze Nacht mit mir in Körperkontakt bleiben, weshalb sie mich mit ihren rasiermesserscharfen Zehennägeln durch die weiten Gefilde des Betts verfolgt, und wenn kein Platz mehr zum Weiterwegrollen ist, hat sie mich endlich da, wo sie mich haben will. Wenn ich zu Bett gehe, gehe ich allein zu Bett. Caitlin kommt erst in den frühen Morgenstunden. Ganz allein in so ein großes Bett zu klettern verschärft den Schmerz des Verlusts noch – es ist unmöglich, sich angesichts von so viel kalter, weißer Lakenfläche nicht einsam zu fühlen.

15. September

Ich habe zwei sehr unterschiedliche Reaktionen auf den gestrigen Artikel erhalten. Eine kam von einem sehr religiösen Mann, der vom Standpunkt der Liebe argumentiert, aber zornig ist, weil ich nicht glaube, dass Gott mich leben lassen wird. Die andere kam von einer Frau, die in der Nähe wohnt und mir einen Riesenteller Waffeln und eine Karte vorbeigebracht hat. Das war ein so wertfreier Ausdruck der Liebe und Anteilnahme von einer praktisch fremden Person, dass es mich wirklich umgehauen hat. Die religiöse Sache finde ich im Moment ermüdend. Mir ist einfach nicht danach, mich mit den Gefühlen anderer Menschen bezüglich meiner Krankheit auseinander zu setzen. Manchmal bin ich zu einer Debatte in der Lage, aber jetzt nicht. Ich habe das Gefühl, dass wir im Moment gut damit umgehen und dass unsere familiäre Einheit stark ist, und will mich niemandem gegenüber rechtfertigen müssen.

Etwas Positiveres: Ich gehe heute Abend wieder zum Schauspielunterricht. Der Hauptgrund, dass ich damit aufgehört habe, war mein ständiges Umkippen, und jetzt, wo ich die Augenklappe habe, kann ich ja das Gleichgewicht halten, also werde ich es noch mal versuchen. Tim war so süß heute. Ich kam vom Spielen bei einer Freundin nach dem Kindergarten nach Hause, und auf dem Küchentisch lag ein Schmuckkästchen mit einer wunderschönen Halskette und Ohrringen von Tim darin. Ein Geschenk zur Feier der Tatsache, dass ich eine richtige Schriftstellerin bin und den ›Daily-Mail‹-Auftrag bekommen habe. Es kam so unerwartet, dass ich zu Tränen gerührt und völlig gefühlsduselig war. Er ist so lieb, und ich bin so ein Glückspilz. Ich fühle mich Tim und Caitlin im Moment sehr nah – ein bisschen, als ob wir das alles einerseits mit der ganzen Welt durchmachen – durch das Schreiben –, es andererseits aber auch wichtig ist, uns als eine Einheit zu bewahren. Viele Umarmungen.

18. September

Entschuldigt, dass ich ein paar Tage nicht geschrieben habe. Am Donnerstagmorgen bin ich aufgewacht und fühlte mich furchtbar; mir war auch wieder übel – es kommt immer so plötzlich. Diesmal haben sie beschlossen, man könne die Sache am besten gleich im Keim ersticken, wenn ich ein paar Tage ins Hospiz ginge, also bin ich seit gestern hier. Und habe eine Menge geschlafen. Diesmal habe ich allerdings meinen Computer dabei – obwohl es Überlegungen gibt, dass das Schreiben zu den Dingen gehört, von denen ich mich ausruhen müsste. Vielleicht habe ich es übertrieben, indem ich am Mittwochabend beim Schauspielunterricht war – aber es hat großen Spaß gemacht. Hier kann ich wirklich aus mir rausgehen und mein Gehirn dazu bringen, auf ganz andere Weise zu arbeiten. Falls ich fit genug bin, möchte ich gern bei der Weihnachtsaufführung mitmachen, die eine Parodie auf Dickens' ›Ein Weihnachtslied‹ werden soll.

Ich habe wieder ein schönes Zimmer mit Blick auf den Garten und eine Menge interessanten Himmel – vorwiegend blau mit einer sich immerzu verändernden Wolkenlandschaft, um mich zu unterhalten. Mir ist sowieso nicht so sehr nach Schreiben, ich wollte euch nur wissen lassen, warum ich nicht geschrieben habe – sie versuchen, mich Montag zu Tims Geburtstag wieder rauszulassen. Ich glaube, wir werden nun doch nichts allzu Anspruchsvolles unternehmen, aber es wird schön sein, zusammen zu sein und es hoffentlich wenigstens bis ins Kino zu schaffen oder so was.

Später

Ich bin etwas down heute Abend. Eine neue Art Schmerz, was immer ein bisschen beunruhigend ist. Aber das Personal hier ist großartig. Ich habe ein Buch gelesen, das Tim mir gestern mitgebracht hat – eine Biografie von Alexis Soyer, dem Chefkoch, der die Suppenküchen erfunden hat, um die Armen von London und Irland zu verpflegen, und mindestens so viel wie Florence Nightingale dazu beigetragen hat, die Wende im Krimkrieg herbeizuführen. Neben seinen Bemühungen um die Versorgung der Bedürftigen bereitete er unvorstellbar extravagante Diners für die Königsfamilie zu. Die Speisekarten aus der Mitte des 19. Jahrhunderts sind für den modernen Gaumen einfach unfassbar. Außerdem trug er nur diagonal geschnittene Sachen, à la zouge zouge, wie er es nannte, und liebte die theatralische Seite des Lebens. Neben Hunderten von Erfindungen für die Küche erfand er einen Anzug, der sich durch Zug an einer Schnur vom Tages- in einen Abendanzug verwandeln ließ, und eine Rettungsvorrichtung für Menschen, die ins Eis einbrechen. Die Viktorianer waren so begeisterungsfähig und ideenreich. All diese Hobbyerfinder und -entdecker der gehobenen Gesellschaft. Es muss eine aufregende Zeit gewesen sein, so viele Neuheiten – die Fotografie und der Ballonflug, um nur zwei zu nennen. Natürlich die Hölle, wenn man kein Geld hatte, wie der größte Teil der Bevölkerung. Immerhin gab es Alexis Soyer, der 22 000 der Ärmsten von London sein Weihnachtsdinner servierte.

19. September

Heute Morgen wieder besserer Stimmung. Gestern Nacht war ich etwas down und konnte eine Weile nicht schlafen. Aber das Schreiben hilft, und ich habe einen langen Brief an Caitlin verfasst, der mich von einem großen Teil der Traurigkeit befreit hat. So, wie man manchmal das Gefühl hat, dass Tränen körperliche Symptome wie Kopfschmerzen lindern, habe ich das Gefühl, dass die Freisetzung von Gefühlen durch das Reden oder Schreiben vielleicht den durch den Tumor verursachten Druck mildern kann.

Eine Freundin von mir, Val, hat mir ein Video mit einer Dokumentation über Annie Leibovitz mitgebracht, das ich gerade gesehen habe. Es war fabelhaft – sie ist brillant, und es hat mich wieder von neuem für die Fotografie begeistert. Ich habe mit meinem »Webmaster« Gavin geredet, und wir werden diese Woche meine nächste Galerie einrichten, sobald ich wieder auf den Beinen und hier raus bin. Tim unternimmt zu seinem Geburtstag eine Besichtigungstour nach Stamford Bridge (Gelände des Chelsea Football Clubs), kommt dann nach Hause zum Geburtstagstee mit Caitlin und mir, und dann gehen wir ins Kino. Nicht übermäßig aufregend, aber es hat keinen Zweck, mich zu überanstrengen, und er wird sich schon freuen, mich einfach nur zu Hause zu haben. Vielen herzlichen Dank an euch alle für die vielen Nachrichten. Seit dem ›Daily-Mail‹-Artikel sind so viele im Gästebuch eingegangen, dass ich die meisten davon gar nicht beantworten konnte – aber ich freue mich über sie alle, und sie bedeuten mir eine Menge. Ich kann die Liebe dort draußen spüren. Danke.

Also verbrachte ich meinen letzten Geburtstag zu Weezes Lebzeiten damit, mich auf dem Chelsea-Fußballgelände umzusehen. Ich war mit einem guten Freund und Weezes Webmaster Gav dort, und wir haben eine Menge gelacht, aber insgesamt würde ich sagen, es war der traurigste Geburtstag, an den ich mich erinnern kann. Weeze kam zu früh aus dem Hospiz zurück und hätte noch ein paar Tage gebraucht, um sich ganz zu erholen. Aber sie war so erpicht darauf, zu meinem Geburtstag daheim zu sein, dass sie in immer noch schwachem und angeschlagenem Zustand zurückkehrte. Es war wunderbar, sie zu Hause zu haben, und ich war dankbar für die Mühe, die sie sich gemacht hatte, aber ein großer Teil von mir wollte gar nicht, dass es mein besonderer Tag sei. Ich wollte, dass das Leben seinen gewohnten Gang ging – besondere Tage bringen einen nur dazu, über das Leben und die eigene Situation nachzudenken, und wer braucht das schon? Ich wusste, es würde das letzte Mal sein, dass ich Weeze »Happy Birthday, Tim« sagen hörte, bevor sie mich küsste und mir meine Geschenke gab. Ich wusste, dass bei meinem nächsten Geburtstag nur noch ich und Caitlin da sein würden, dass ich einsam sein und mich verzweifelt nach der Umarmung meiner wunderbaren Frau sehnen würde. Ich will keinen Geburtstag ohne sie; ich will, dass die Zeit stehen bleibt. Ich glaube, ich werde ein paar Jahre lang 29 bleiben und erst wieder damit anfangen, wenn ich mich etwas wiederhergestellt fühle. Ich hasste die Schwermut, die mich an dem Tag überkam. Ich konnte sie vor Weeze nicht verbergen, und dabei hatte sie sich solche Mühe gegeben, alles für mich zu organisieren und rechtzeitig das Hospiz zu verlassen.

21. September

Also, ich bin wieder zu Hause und esse und versuche, mich so viel auszuruhen wie möglich. Tims Geburtstag war nett, aber es fällt mir im Moment schwer, mich zu entspannen. Ich habe mir etwas Sorgen um Caitlin und ihre Betreuung gemacht. Aber andererseits sind Schuldgefühle nun mal unabdingbarer Bestandteil des Mutterdaseins, soweit ich es sehe. Ich mache mir Gedanken darüber, dass ich mich zu sehr verzettele und nicht genug »wertvolle Zeit« mit Caitlin verbringe – das ist okay, wenn es daran liegt, dass ich krank bin, fühlt sich aber weniger okay an, wenn es damit zu tun hat, dass ich schreibe. Ich weiß nicht, manchmal scheine ich einfach zu viel Zeit zu haben, im Bett zu liegen und mich darauf zu konzentrieren, wie in meinem Kopf eine Sorge die andere jagt. Geduld, Geduld, ausruhen, ausruhen. Grrrr, es ist frustrierend. Aber immerhin, viel netter, zu Hause zu sein, wo ich das Gefühl habe hinzugehören, und wo ich mehr von meinem Leben in Reichweite habe. Sonst gibt es im Moment nicht viel zu sagen, und ich möchte nicht nur um des Schreibens willen schreiben, also passt auf euch auf da draußen. Es kann sein, dass ich ein paar Tage nicht schreibe – macht euch keine Sorgen, ich möchte bloß etwas zu sagen haben ...

23. September

Ich hab mal wieder einen Infekt, was wirklich lästig ist, aber ich fühle mich ganz okay. Keine dramatischen Hochs oder Tiefs, einfach okay damit, wie es mir im Moment geht. Ich bin wirklich zufrieden mit der letzten Charge Bilder in Galerie 3. Ich fange an, zu überlegen, was ich für Tims »Hijack Arts Festival« mache, das er im November in Tunbridge Wells veranstaltet. Ich habe beschlossen, eine Fotoserie über Krebs zu produzieren statt des niedlichen Kinderkrams, den ich bisher gemacht habe. Ein paar aus dem Hospiz, ein paar Ärzte und so, ein paar Selbstporträts. Es hilft mir im Moment sehr, mich auf das Fotografieren zu konzentrieren, damit ich mich nicht von der ganzen Mediensache so mitreißen lasse, dass ich vergesse, was meine wirkliche Leidenschaft ist. Das Schreiben befriedigt eine Seite von mir, aber es ist sehr egozentrisch und nach innen gerichtet. Mein Fotografieren lenkt mich von mir selbst ab und zwingt mich buchstäblich, meinen Blick und meine Konzentration auf etwas außerhalb meiner selbst zu richten.

Ich glaube, dass Bilder manchmal so viel eindringlicher sein können als Worte. Ich habe auch darüber nachgedacht, etwas am Computer herumzuspielen, um aus Überlagerungen von Worten und Fotos neue Bilder zu schaffen. Falls ihr euch die neue Galerie noch nicht angesehen habt, achtet mal auf Professor Gleesons Hände auf meinen Unterlagen und meine schreibende Hand mit der Infusionsnadel. Ich möchte mich nicht weiter darüber auslassen und unbescheiden klingen, aber diese Bilder gefallen mir wirklich und fühlen sich an, als ob sie etwas bedeuten. Ich habe fast das Gefühl, dass ich anfange, die Grenze von netten Familienschnappschüssen zur »Kunst« zu überschreiten. Wie anmaßend, aber ich hoffe, ihr seht, was ich meine. Ich bin jetzt jedenfalls mal weg, um Caitlin vom Kindergarten abzuholen, also tschüs.

24. September

Ich habe gerade den neuesten Gästebucheintrag gelesen, der in mir ein etwas seltsames Gefühl ausgelöst hat. Er nennt mich furchtbar tapfer, aber heute fühle ich mich gar nicht so tapfer. Ich glaube, Tapferkeit würde für mich bedeuten, meine Probleme stoisch zu ertragen, statt meine Gefühle in der ganzen Welt zu verbreiten. Das ist meine Art, alle mit reinzuziehen, damit ich nicht alles allein durchstehen muss. Ich war heute bei meiner Schwester Dee – na ja, tatsächlich habe ich den größten Teil des Tages auf der M25 verbracht – jedenfalls war es ziemlich anstrengend. Ich glaube, ein Teil von mir war Anfang der Woche noch nicht bereit, das Hospiz zu verlassen. Es hat etwas emotional und körperlich so Beruhigendes, zu wissen, dass immer jemand zur Hand ist, um mit dir zu reden und dir Tee und Toast ans Bett zu bringen.

Als Caitlin endlich ins Bett gegangen war, hatten Tim und ich ein großartiges Gespräch darüber, was ich mit meinem Leben mache. Ich befürchte, dass diese ganze Krebs-Chose mich so mit Beschlag belegt hat, dass ich gar nicht mehr an einer normalen Konversation und am normalen Leben teilnehmen kann. Aber Tim war großartig, wie immer, und jetzt fühle ich mich gut. Nicht heldenhaft, einfach nur gut. Morgen ist ein Familientag, mit einer Geburtstagsfeier, zu der Caitlin eingeladen ist. Danach möchte ich etwas ernsthafte Fotoarbeit machen. Und vielleicht etwas dichten ...

25. September

Ein ganz schön langer Tag. Heute Nachmittag bei der Geburtstagsparty war ich ganz vertieft darin, Caitlin zu beobachten. Sie hat sich nach und nach von meinem Schoß zur Teilnahme an allen Spielen und Tänzen vorgearbeitet. Die Konzentration auf ihrem Gesicht zu sehen, während sie den Bewegungen des »Entertainers« (ich verwende diesen Begriff hier im weitest möglichen Sinne) folgte – das war wundervoll zu beobachten und lenkte mich von mir selbst ab. Es machte mir auch bewusst, dass ich mich in letzter Zeit ein bisschen von ihr entfernt habe. Vermutlich nur normal in dem Alter, ohne dass es etwas mit dem Krebs und allem zu tun hätte, aber wir pflegten uns fast schmerzlich nahe zu sein. Telepathisch auf den anderen eingestellt. Heute hatte ich das Gefühl, richtig in ihre Welt einzutreten.

Bin völlig ausgelaugt nach Hause gekommen. Die Müdigkeit, die ich im Moment fühle, ist sehr extrem. Ich habe mich vor dem Abendessen etwas hingelegt und war zu müde, um zu schlafen oder mich zu bewegen oder zu denken. Es war, als ob ich einfach abgeschaltet hätte. Dann haben wir gegessen, und ich habe mit Tim gekuschelt und über den Tag gesprochen und dann beschlossen, für meine Verhältnisse recht früh ins Bett zu gehen (22.30), um vielleicht das müde, zittrige Gefühl loszuwerden, dass ich die ganze Woche im Kopf habe. Ich hab hier nur mal kurz reingeschaut, um die neuen E-Mails und Gästebucheinträge zu lesen. Und bin in Tränen zerflossen, nachdem ich die letzten beiden im Gästebuch gelesen habe. Ich habe ein solches Glück. Ich weiß, es klingt abgedroschen, aber die Liebe und Unterstützung aus aller Welt zu spüren, die ich erhalte – ich bin so dankbar. Wenn ich mir die anderen Mütter auf der Party angucke, kann ich nicht das Gefühl aufbringen, dass ich schlechter dran bin als sie. Ich wollte sowieso nie eine

Hausfrau/Mutter sein. Seit ich Caitlin habe, zermartere ich mir immer mal wieder den Kopf über meine »Selbsterfüllung« und Kreativität. Und jetzt tue ich so viel. Ich werde heute mit einem Lächeln einschlafen.

26. September

Ein wirklich guter Tag heute. Jedes Mal, wenn ich eine zittrige Phase überstanden habe, spüre ich diese gewaltige Erleichterung, dass es nur eine Phase war, dass ich jetzt nicht etwa endgültig zittrig bin. Heute habe ich nicht übers Kranksein nachgedacht oder gesprochen. Stattdessen waren wir bei Sainsbury's, hatten ein paar gute Freunde zum Mittagessen da und spielten im Park in der Sonne. Caitlin war guter Laune, ich habe gut gekocht, und die Welt war in Ordnung. Die Prioritäten erscheinen mir richtig – Familie, Festmahl, Freunde – der Stoff, aus dem Sonntage sind.

Eines meiner Geburtstagsgeschenke für Tim war ein »Survival-Wochenende« in Wales für ihn und ein paar Freunde. Sie werden am übernächsten Wochenende drei Tage lang ein Lagerleben führen und sich von Kaninchen ernähren. Ich dachte, es wäre eine gute Abwechslung davon, sich um mich und Caitlin zu kümmern – und außerdem gutes Material für Anekdoten ... er hat sich beim Kauf von Messern und wasserdichten Klamotten und so was gut amüsiert, aber ich denke, es war vermutlich ein seltsames Geschenk im Vergleich zu dem Luxus, den er mir beschert hat. Matsch kontra Maniküre. Einer der Freunde ist Vegetarier und nicht gerade begeistert über die Vorstellung von Essen, das er erst häuten muss – immerhin dürfte es ihnen zustatten kommen, falls das Jahr-2000-Chaos wirklich eintritt und sich alle irgendwie aus eigener Kraft durchschlagen müssen. Ich denke immer noch darüber nach, was für aufre-

gende Sachen Caitlin und ich über das Wochenende unternehmen sollen. Sie scheint meinen Hospizaufenthalt überwunden zu haben und war heute den ganzen Tag reizend zu mir. Ich bin sicher, sie hat gespürt, dass es mir auch viel besser ging. Ich freue mich darauf, diese Woche etwas arbeiten zu können, während Caitlin im Kindergarten ist – ich sehne mich im Moment geradezu nach meiner Kamera. Ich hoffe, das Wetter kommt mir mit etwas Licht entgegen. Es ist so wunderbar, wenn die Müdigkeit durch Energie abgelöst wird, selbst in kleinen Dosen.

28. September

Zwei Schritte nach vorn, ein Schritt zurück. Heute Morgen bin ich mit rasenden Kopfschmerzen aufgewacht, die selbst das Morphium nicht vertreiben konnte. Es blieb mir zu meiner großen Frustration nichts übrig, als den ganzen Tag zu verschlafen. Es war meine eigene Schuld, weil ich die Nacht davor bis ein Uhr morgens aufgeblieben war – nach ein paar Tagen mit Gästen und Einkaufen und Kochen und normalem Leben. Ich werde im Moment oft so sauer, weil mein Körper nicht mit dem Schritt halten kann, was ich für ganz bescheidene Ansprüche halte.

Es gibt Frauen in meinem Alter, die in Nachtclubs die ganze Nacht durchtanzen und am nächsten Tag zur Arbeit gehen. Es gibt Menschen, die es schaffen, sich um acht Kinder zu kümmern. Und mein Körper zittert buchstäblich, wenn ich Caitlins Sportwagen durch unseren kleinen Park bergauf schiebe. Ich komme außer Puste, wenn ich Tim eine Tasse Tee in sein Büro im obersten Stock unseres Hauses bringe. Also lebe ich stattdessen durch meinen Geist und mein Auge. Mein Körper ist unzuverlässig, also versetze ich mich aus ihm heraus. Mein Sehen ist das, wodurch ich die

Welt erfahre. An Tagen wie heute, die ich im Bett verbringe, lebe ich in den Wolken vor dem Fenster – oder den Wolken, die an unsere Decke gemalt sind. Vielleicht könnte ich meinen Körper auf ein besseres Konditionsniveau bringen, wenn ich mir die Zeit nähme, aber ich verliere die Geduld dabei. Meine Mutter hat mir heute Nachmittag eine wunderbare Fußmassage gemacht, aber das Vergnügen hatte mehr mit der Liebe zu tun, die sich von Mutter zu Tochter übertrug, als mit den Füßen.

Morgen Vormittag kommt ein spiritueller Heiler zu mir. Er hat sich nach dem Zeitungsartikel gemeldet und zu einem Zeitpunkt angerufen, zu dem meine Widerstandskraft geschwächt war, und da er sehr hartnäckig war und sagte, er wäre sowieso in der Gegend, habe ich sein Angebot angenommen. Er erwartet anscheinend keine Heilung, sondern hofft, etwaige Symptome lindern zu können, an denen ich gerade leide. Bestimmt bin ich furchtbar unfair, aber ich fühle mich sehr trotzig, was das Heilen angeht. Ich finde wohl, dass Tim und ich die meiste Zeit wissen, wo wir mit dieser Krankheit stehen, und damit schon umgehen können. Sich anderen Möglichkeiten zu öffnen und über Hoffnung nachzudenken ist anstrengend. Jedenfalls erwarte ich mir von morgen nichts, aber ich werde euch wissen lassen, was passiert.

29. September

Ich wünschte, der Heiler hätte das Wetter verändert. Das Wetter hat eine so unmittelbare Wirkung auf meine Stimmung, mehr als alles andere. Ich hoffe auch, dass es sich für Tims Wochenende in Wales noch etwas aufheitert. Der Heiler war nett, und ich hatte ein schlechtes Gewissen, weil ich ihm gegenüber so ablehnend eingestellt war. Aber es ist hart, weil da immer noch dieser kleine Teil von mir ist, der sagen möchte: »Oooh, können Sie machen, dass es einfach weggeht?« Und die meiste Zeit bin ich so auf das Gute fixiert, das ich in der Krankheit und meinem Umgang mit ihr sehen kann, dass ich diese kleine Stimme nicht hören will, die einfach nur will, dass es alles weggeht. Immerhin war es eine entspannende halbstündige Meditation, und er hat ja nichts versprochen, also gab es auch nichts zu verlieren. Und er ist einen weiten Weg gefahren, um zu mir zu kommen, was sehr lieb von ihm war.

Aber dieses Grau und dieser Regen. Heute tut mir eigentlich nichts richtig weh; ich sitze nur so rum. Ich frage mich, was ich heute tun würde, wenn ich keinen Krebs hätte. Caitlin im Kindergarten. Würde ich Staub saugen oder einen Kuchen zum Tee backen oder mit ein paar anderen Müttern herumsitzen und über Kücheneinrichtungen reden? Habe ich Glück, dass die meisten meiner Tage einen Sinn haben, ein Gefühl der Dringlichkeit, das im Leben der meisten Menschen fehlt? Ich weiß es nicht ... Heute Nachmittag werde ich irgendwas Schönes und Handwerkliches mit Caitlin tun und die Heizung einschalten, um gemütlich zu kuscheln. Tim ist heute weg, Schauspielunterricht geben, und meine Mutter ist hier, um uns Gesellschaft zu leisten – drei Mädchengenerationen. In Amerika würden wir vielleicht Patchworkdecken nähen ...

30. September

Schwindelig heute. Tim ist ins Kino gegangen, und ich habe beschlossen, hier zu bleiben, um mit meiner Energie Haus zu halten. Dann haben wir uns unterhalten und sind zu einer wichtigen Entscheidung gekommen. Diese letzte Woche bin ich es langsam angegangen, um mich nicht selbst aus-

zuknocken. Aber ich kann einen Punkt in der nicht allzu fernen Zukunft absehen, an dem ich nicht einmal mehr in der Lage sein werde, es zu übertreiben. Also werden wir kalkulierte Risiken eingehen und an manchen Tagen etwas unternehmen und hinterher direkt Tage im Bett einplanen. Für den Anfang haben wir überlegt, Caitlin alle paar Wochen einen Tag aus dem Kindergarten zu nehmen und fürchterlich aufregende Sachen zu machen, wie in London ins Theater zu gehen und mit dem Zug nach Paris zu fahren. Wir haben uns heute Abend ›Der Glöckner von Notre Dame‹ als Zeichentrickfilm angesehen und uns gedacht, es wäre toll, sie einfach dahin zu entführen. Und in diesem Alter macht es keinen Unterschied, ob sie ab und zu mal einen Tag im Kindergarten verpasst.

Im Moment bekomme ich langsam Spaß-Entzugserscheinungen. Ich fühle mich oft mies und müde, aber ich möchte auch SPASS haben. Heute Abend habe ich zum ersten Mal Neid auf Tims Gesundheit verspürt. Ich habe ihn aus dem Haus ins Kino gejagt – Caitlin schlief und mir ging es gut, also gab es keinen Grund, warum er hier festsitzen sollte, aber ich spürte einfach diese kurze Anwandlung von Neid. Er ist so fit und jung und stark und könnte tanzen gehen oder alles Mögliche ... ich kann ungefähr ein halbes Lied durchtanzen, bevor ich zusammenklappe. Der Neid ist jetzt zu einem wehmütigen Ziehen verblasst – ich nehme an, es ist erstaunlich, dass ich ihn jetzt zum ersten Mal fühle. Vielleicht ist das der Grund, warum ich ihm das Survival-Wochenende besorgt habe – ich möchte, dass er seinen Körper fordert, wie ich meinen nicht mehr fordern kann! Ich habe es früher genossen, meinen Körper durch Yoga und Tai-Chi zu trainieren. Ich werde jetzt gehen und ein paar sanfte Dehnübungen machen, um das Gefühl zu bekommen, dass ich noch etwas Kontrolle über meinen Körper habe.

KAPITEL 10

2. Oktober

Die letzten beiden Tage waren ein einziger Nebel aus Übelkeit und Schmerz. Mit mir geht es so schnell auf und ab – das ist für uns alle sehr verunsichernd. Heute Morgen war ich schon auf dem bestem Wege zurück ins Hospiz; jetzt, nach einer neuen Medikamentenkombination aus zwei separaten Spritzenpumpen, sitze ich zumindest wieder aufrecht im Bett. Um die Mittagszeit hatte ich einen sehr symbolischen Traum. Ich war von einer Menge sehr kranker Menschen umgeben, die über und über mit Körperfarbe bemalt waren. Damit es ihnen besser ging, mussten sie sich die Farbe abwaschen lassen. Ich litt Qualen, konnte aber keine Besserung erreichen, weil an mir nichts abzuwaschen war. Dann, am Schluss des Traums, erschien die Farbe auf meinem Körper, und ich wusste, dass ich auch diesen Infekt überstehen würde. Ich wachte mit dem Wunsch nach einer Tasse Tee auf und wusste, dass ich über den Berg war.

3. Oktober

Der Himmel ist blau, es weht eine sanfte Brise, mir ist nicht schlecht, das Leben ist gar nicht so übel. Caitlin und ich hatten einen schönen Vormittag; wir haben zusammen im Bett gelesen ... Meine beiden älteren Schwestern, Dee und

Jan, kommen über das nächste Wochenende zu uns, wenn Tim auf seinem Survival-Wochenende ist. Sie sind reizend und werden sich um Caitlin und mich kümmern, sodass Tim unbesorgt wegfahren kann. Heute Nachmittag kommt Tims Bruder mit Familie zu Besuch – Tim ist im Moment mit Caitlin aus, um unsere Lebensmittelvorräte zu ergänzen. Die Mädchen vertragen sich alle sehr gut. Ich bin immer noch erstaunt über den Unterschied in meinem Befinden. Freitag war ich so krank, dass ich mich kaum daran erinnern kann, welche Ärzte und Schwestern hier waren ... heute fühle ich mich wieder wie ein Mensch – übe mit Caitlin zählen und mache mir Gedanken um dumme Sachen wie saubere Schuluniformen.

Ziele für diese Woche: Ins Kino gehen (›American Pie‹ – scheint albern und spaßig zu sein) und auf ausreichende Ruhe achten, damit ich an dem Wochenende, wenn Tim weg ist, keinesfalls krank bin. Sobald der Schmerz weg ist und ich über die Krankheit hinaussehen kann, fühle ich mich insgesamt so viel unbeschwerter. Ich kann heute buchstäblich und metaphorisch durch die Wolken sehen. Schmerz ist so lähmend; er löscht alles andere aus – ohne ihn bin ich wieder ich.

Später

Ich stelle fest, dass ich im Geiste immer wieder zu der Zeit zurückkehre, als ich 15 war. Vielleicht weil das die Zeit war, in der ich wirklich zu schreiben angefangen habe. Eine ähnliche Art Schreiben wie das hier eigentlich. Ich denke oft, dass das hier nur eine Fortsetzung der Teenagerängste ist; nur weil ich etwas älter und sterbenskrank bin, denken die Leute, es wäre etwas Tiefgründigeres als das übliche Teenagergelaber... Als Teenager hat man mehr Zeit. Zeit, die man damit verbringt, in seinem Zimmer Platten zu hören, auf dem Bett liegend an die Decke zu starren, während man zu verstehen versucht, wer man ist, was wichtig ist, woran man glaubt ... Dann kommt die Zeit, in der man zu sehr in Anspruch genommen ist, obwohl viele dieser Fragen immer noch unbeantwortet sind, das Leben reißt einen mit, Verantwortungen fallen einem zu, und sofern man nicht gerade Schriftsteller oder so was ist, hat die Zeit des an-die-Decke-Starrens ein Ende.

Ich habe diese Teenagerzeit zurückbekommen, und bei jemandem, der mit 15 Gedichte zu schreiben pflegte, konnte die Kombination von Zeit und einem Laptop eigentlich nur in dieser Website resultieren.

Ich sage immer, wenn mein Leben anders gelaufen wäre, also vor allem, wenn ich Tim nicht begegnet wäre, hätte ich ein mehr klösterlich ausgerichtetes gewählt. Ich habe nur eine sehr kurze Zeit in diesem buddhistischen Kloster verbracht, in dem ich zum Retreat war, aber es hat mich VOLL »erwischt«. Die geistige Freiheit, die sich aus strikter Routine und Einsamkeit ergibt, war sehr verführerisch ...

Ich habe einen Blick in das ›Penguin Book of Diaries‹ geworfen und bin dabei auf das Tagebuch von Katherine Mansfield gestoßen. Sie ist mit 35 an Tuberkulose gestorben und schrieb so schön:

»Am Abend, zum ersten Mal seit – fühlte ich mich ausgeruht. Ich setzte mich im Bett auf und merkte, dass ich innerlich sang. Selbst das Geräusch des Windes ist anders. Es ist fröhlich, nicht unheilvoll. Und die schwarze Finsternis sieht zum Fenster herein und ist bloß schwarze Finsternis.«

In diesem frohen Ton möchte ich heute Abend schließen. Merkte, dass ich innerlich sang. Herrlich.

4. Oktober

Ein netter Abend mit Caitlin. Ich habe angefangen, viel mehr mit ihr zu kochen – ihr mehr Verantwortung zu übertragen, sodass sie stärker an Dingen mit mir beteiligt sein kann. Also durfte sie heute Abend die Zucchini für die Lasagne mit einem richtigen Messer klein schneiden. Das gab ihr das Gefühl, mir eine echte Hilfe zu sein. Ich habe auch angefangen, sie abends bei Kerzenschein zu baden. Ich liebe Kerzenlicht und denke, dass man so eine richtig schöne, multisensorische Erinnerung aufbauen kann. Das klingt ziemlich klinisch, was? Ich meine nur, dass sie immer Schaumbäder bei Kerzenlicht nehmen und sich dabei an mich erinnern kann. Mir helfen sie, wenn ich traurig bin.

Im Fernsehen ist gerade eine Dokumentarserie über eine Familie angelaufen, die das Leben so lebt, wie sie es vor 100 Jahren getan hätte. Es ist seltsam, weil ich uns gerade als Kandidaten dafür anmelden wollte, als ich krank geworden bin. Die Sache mit den Kerzen erinnert mich daran. Es hat gewisse Ähnlichkeit mit der Klostersache, denke ich. Nicht dass einem viel Zeit bliebe, wenn man alle Hausarbeit wie vor 100 Jahren erledigen müsste, aber harte Arbeit hat auch etwas Meditatives. Es ist das Gegenteil von dem, wonach die meisten Menschen zu streben scheinen – offenbar erwartet man von uns, dass wir uns immer mehr Wahlfreiheit und Freizeit wünschen, aber ich weiß nicht, ob uns das wirklich glücklicher macht.

Heute Abend bin ich auf jeden Fall glücklich, auf eine ruhige Art und Weise. Glücklich, mich besser zu fühlen und Caitlin richtig schätzen zu können. Ich habe etwas langweiligen Papierkram erledigt – endlich die Sache mit unseren Testamenten geregelt und die Autoversicherung verlängert und solche banalen Dinge. Mein Geist ist immer klarer, wenn nichts dergleichen mehr über mir schwebt. Er wäre noch klarer, wenn nicht dieser verdammt große Klumpen überflüssigen Gewebes den Mechanismus blockieren würde, aber man kann im Leben halt nicht alles haben!

Weeze genoss es, sich in der Badewanne zu aalen, und sie wollte diese Erinnerung an Wasser und Kerzen und Duftöle an Caitlin weitergeben. Sie schuf eine Welt der Ruhe in unserem Badezimmer: Der süße Duft der Seife, die Art, wie sie ihr nasses Haar aus dem Gesicht zurückstrich, die Art, wie sie den Kopf mit geschlossenen Augen gegen das Email zurücklehnte, blind zum Himmel gewandten Augen. Es war alles zu viel für mich, es war zu ruhig, zu friedvoll. Sie hatte es immer gern, wenn man ihr vorlas, vor allem im Bad, aber ich konnte es einfach nicht. Je näher ihr Tod rückte – selbst wenn ich nicht genau wusste, wann er kommen würde –, desto weniger konnte ich es ertragen, sie in Ruhe zu sehen. Im Kerzenschein war sie zu verzaubert, zu friedlich – ich konnte nicht damit umgehen, es rührte mich zu Tränen. Ich hätte einfach nur schreien mögen. Das einzige Geräusch im Raum – das des sanft um ihren Körper plätschernden Wassers – war ohrenbetäubend, und ich wünschte mir Lärm, Musik, Ablenkung. Ich wollte lieber brüllen und tanzen oder sinnlosen Mist im Fernsehen sehen. Mit ihr im Badezimmer zu sitzen und sich in gedämpftem Ton zu unterhalten war zu intensiv. Es zog mich in eine Melancholie hinab, die ich nur schwer wieder abschütteln konnte. So wurde es ihr Ritual, ihres und Caitlins. Ich blieb unten und sah mir an, wie Chelsea gegen die eine oder andere lausige Mannschaft verlor, brüllte den Bildschirm an, fuchtelte hilflos mit den Fäusten, und Weeze lag in der Badewanne, dachte nach und brachte ihren Geist zur Ruhe – in Vorbereitung auf den näher rückenden Abschied. Jetzt verbringe ich so wenig Zeit im Badezimmer wie nur eben möglich: Ich bade Caitlin in der Badewanne und kitzle sie und spiele lautstarke Spiele mit ihr und packe sie dann in ein Handtuch und ab ins Bett, oder ich springe morgens unter die Dusche und versuche verzweifelt, mich zu waschen, ohne dabei zu denken, um nicht von Melancholie und tausend anderen Bildern und Erinnerungen überwältigt zu werden.

5. Oktober

Magenverstimmung. Wie lächerlich und scheinbar belanglos und doch so schmerzhaft. Das und eine Erkältung – nehme ich an, da Tim und Caitlin erkältet sind. Bei den vielen Medikamenten, die ich bekomme, bezweifle ich, dass sich irgendwelche richtigen Symptome zeigen können. Stattdessen fühle ich mich schwindelig, deprimiert und müde. Ich habe den größten Teil des Nachmittags verschlafen, bevor ich wach geworden bin, um mit Caitlin ein bisschen zu malen, und sie dann gebadet und ins Bett gebracht habe. Sie war fast schon zu lieb und süß heute Abend. Manchmal tut es mir einfach so Leid, dass sie irgendeinen Kummer in ihrem Leben erfahren muss. Sie ist so vollkommen ... Bestimmt gehe ich damit dem viktorianischen Mythos von der Unschuld der Kindheit auf den Leim, aber manchmal fühlt es sich an, als ob sie eine Glaspuppe wäre, die mir jeden Augenblick runterfallen kann. Hmmmm ... Antibiotika machen depressiv, glaube ich. Diese letzte Bemerkung sollte vermutlich aus dem Protokoll gestrichen werden, um euch allen das Weinen zu ersparen, aber das Protokoll steht, was auch geschehen mag, also werde ich sie stehen lassen. Meine Geschmacksknospen sind zu ihrer vormaligen Abneigung gegen Süßes zurückgekehrt, vielleicht ist es nur die Erkältung. Und das gerade jetzt, wo ich etwas Schokolade brauchen könnte. Zumindest wisst ihr jetzt, dass ich morgen vermutlich wieder auf den Beinen sein werde – wenn ich eins bin, dann beständig unbeständig! Schlaft gut, ihr alle.

7. Oktober

Schlimme Kopfschmerzen gestern, also mehr Morphium, und ich habe praktisch den ganzen Tag geschlafen. Ich bin entschlossen, Tim morgen zu seinem Survival-Wochenende aufbrechen zu lassen, weil ich denke, dass er eine Abwechslung von all der Verantwortung wirklich vertragen kann. Meine Schwester Janice wird morgen Nachmittag hier sein, und am Samstag kommt dann meine andere Schwester Dee. Ich hoffe, es geht mir gut genug, um die Zeit mit ihnen etwas zu genießen, statt mich nur versorgen zu lassen. Menschen, die keine Familie haben, auf die sie in Krisenzeiten zurückgreifen können, tun mir so Leid – ich weiß, dass Dee und Jan jederzeit alles stehen und liegen lassen würden, um zu kommen und uns zu helfen. Es ist ein schönes, beruhigendes Gefühl.

Ich fühle mich wieder mental stärker als das letzte Mal. Die Entscheidung getroffen zu haben, dass ich fit genug sein WERDE, um Tim fahren zu lassen, fühlt sich gut an. Wieder ein bisschen mehr Kontrolle gewonnen ...

Was tust du, wenn der Mensch, den du liebst, anfängt, ganze Tage zu verschlafen? Du stehst morgens auf und versuchst, sie nicht zu wecken, weil du weißt, dass ihr dann höchstwahrscheinlich übel wird. Du ziehst dein kleines Mädchen an, bringst sie in den Kindergarten und kehrst nach Hause zurück. Du sitzt unten und trinkst Tee, gehst ein bisschen einkaufen, und dann gehst du nach oben in ihr Zimmer und flüsterst ihr sanft ins Ohr: »Weeze? Weeze, Liebes, möchtest du irgendwas? Etwas zu trinken? Irgendwas anderes?« Sie dreht sich um und stöhnt ganz leise und sagt: »Nein. Nur schlafen, mir ist schlecht.« Also lässt du sie in Ruhe und gehst wieder nach unten und wartest und wartest. Du könntest etwas schreiben oder lesen, aber du bist zu benommen und traurig. Die Minuten und Stunden verstreichen, und du gehst dein kleines Mädchen wieder abholen. Du lachst mit den Erzieherinnen und versuchst, irgendein Gefühl der Normalität und Freude wieder zu finden, aber du weißt, dass du gleich wieder zurück in deinem Haus sein wirst, in dem deine Frau oben liegt und schläft. Die Kommunikationsleitung, die zwischen euch immer bestanden hat, ist gekappt. Du kannst sie nicht wecken und ihr sagen, wie schlecht es dir geht. Du musst den Tag überstehen, bis die Nacht erreicht ist, und dann zu ihr ins Bett kriechen, neben ihr wach liegen und beten, dass morgen einer der guten Tage sein wird, an denen sie erfrischt und lebendig aufwacht. Dann hörst du ein Piepsen aus den Nebenzimmer, und dein kleines Mädchen ruft: »Mami, Mami ...«, wie sie es jede Nacht getan hat, seit sie sprechen kann, und du kletterst aus dem Bett, hebst sie in deine Arme, nimmst sie mit zu dir ins Bett und hältst sie fest an dich gedrückt wie eine Wärmflasche für die Seele.

8. Oktober

Ich fühle mich schrecklich rührselig und vermisse Tim, obwohl er gerade erst zwei Stunden weg ist! Ein kleiner Teil von mir sagt plötzlich: »Du hast nur noch eine begrenzte Zeit mit deinem Liebsten, und du jagst ihn hinaus in den Regen!!?? Hast du sie noch alle?« Aber andererseits denke ich, dies wird eine seltene Gelegenheit für ihn sein, sich wirklich mal auf sich selbst konzentrieren zu können, statt sich ständig nur um uns zu kümmern.

Von deiner Frau mit deinem Bruder, deinem Vater und deinen beiden besten Freunden in der ersten Winterkälte in einen unwirtlichen Teil der britischen Inseln geschickt zu werden, bei Nieselregen, ohne Essen, Unterkunft oder sonstige häusliche Annehmlichkeiten, könnte man für einen grausamen Scherz oder etwas in der Art halten. Aber es war tatsächlich eine Wucht. Wir fuhren fast den ganzen Tag, um am frühen Abend in dieser kalten, feuchten Kneipe in einem Dorf in den Brecon Beacons anzukommen, die aussah, als hätte sie als Drehort für einen billigen Horrorfilm herhalten können. Hier trafen wir Ginge, einen 60-jährigen Ex-SAS-Soldaten, der die Welt bereist und Tausende interessanter Menschen kennen gelernt und umgebracht hatte.

Nachdem wir ihm dabei zugesehen hatten, wie er sich ein Pint nach dem anderen reinschüttete, durften wir uns einen kurzen Sicherheitsvortrag anhören, und dann, als die Kneipe schloss und wir dachten, wir würden uns jetzt für die Nacht nach oben begeben, um morgen ganz früh loszuziehen, mussten wir feststellen, dass es keineswegs ins Bett, sondern auf einen gut 6 Kilometer weiten Marsch in pechschwarzer Finsternis über felsige Heide und Moor gehen sollte. Taschenlampen waren offenbar nicht erlaubt, weil sie uns nachtblind machen würden. Er versicherte uns, dass unsere Augen sich ohne künstliches Licht viel schneller an die Dunkelheit gewöhnen würden. Na ja, etwa eine Stunde später war ich durchweicht und triefte vor Schlamm und konnte nicht das Geringste sehen, als Ginge uns plötzlich mitteilte, wir hätten unser Ziel erreicht. Wir wurden zu einem ramponierten Zelt geführt und uns selbst überlassen, um es uns gemütlich zu machen. Es war nass, kalt und schlammig, und ich dürfte insgesamt ungefähr 20 Minuten geschlafen haben. Es wären vielleicht mehr gewesen, wenn ich nicht als Letzter der Gruppe eingeschlafen und so vom

Schnarchen, Ächzen und Furzen meiner Familie und Freunde wach gehalten worden wäre.

Die nächsten drei Tage wanderten wir, lernten etwas über die Wildnis, hüpften pudelnackt in eisige Tümpel, durchquerten bitterkalte, reißende Flüsse, schlugen unser Lager auf, und ich aß eine Dose Tunfisch, die ich in meinen Rucksack geschmuggelt hatte. Mehr als alles andere genoss ich es jedoch, mit dieser Gruppe von Menschen zusammen zu sein, die für mich da sein würden, wenn Weeze tot war. Es gab mir Zeit, meinen Bruder wieder richtig kennen zu lernen; wir unterhielten uns, während wir wanderten, und ich wünschte mir nur, von ihm im Arm gehalten zu werden. Als Kind habe ich meinen großen Bruder vergöttert, und ich tue es noch. Ich weiß nicht recht, warum, aber er erinnert mich an einen Bär. Einen großen, kuscheligen Bär, stark und freundlich. Owen und Gavin sind für mich auch wie Brüder, stehen mir näher als Freunde und sind solide wie Felsen, zuverlässig und stützend. Mein Dad ... ist mein Dad. Er ist mein bester Freund, Vertrauter und Vater. Ich liebe sie alle so sehr. Als das Wochenende vorbei war, fühlte ich mich erfrischt und erneuert und bereit, wieder da zu sein, und wie sich herausstellte, sollte dies meine letzte Gelegenheit zu einer solchen Verschnaufpause gewesen sein, bevor Weeze starb.

9. Oktober

Heute geht es mir schon viel besser damit, dass Tim nicht da ist. Ich hatte mir wirklich Sorgen um Caitlins Versorgung gemacht – mehr darum, dass sie meinen Mangel an Selbstvertrauen spürt, als um alles andere, denke ich. Aber tatsächlich läuft es gut, und ich habe mehr Energie, als ich dachte, und natürlich eine Menge Hilfe. Ich denke, es ist sehr gut für Tim wie auch für mich, zu wissen, dass nicht die ganze Zeit die ganze Familie allein auf seinen Schultern lastet. Er hat gestern Abend aus einer Kneipe angerufen, wo der Kurs startet, und mir erzählt, was für eine raue Angelegenheit das Ganze ist. Der Typ, der ihn leitet, ist ein Ex-SAS-Angehöriger und hat seinen Vortrag damit begonnen, ihnen zu erklären, dass es im Leben immer ums Überleben geht – einschließlich des emotionalen Überlebens. Dann hat er ihnen von seiner Frau erzählt, die an Krebs gestorben ist! So ist es nun mal – man kann der Sache nicht entkommen. Tim hat gesagt, sie würden heute Morgen in einem eiskalten Fluss schwimmen gehen. Und ich habe gerade die Heizung eingeschaltet, um es uns gemütlicher zu machen! Meine Schwestern sind jetzt beide hier, mit meinem Neffen Harry, den Caitlin vergöttert.

12. Oktober

Nur ein kurzer Eintrag für den Fall, dass sich jemand Sorgen macht. Tim hat sein Wochenende überlebt, und davon abgesehen, dass unser Auto aus Wales zurück geschleppt werden musste, ist alles gut gegangen und es war definitiv eine feine Sache für ihn. Jede Menge männliche Verbrüderung und Durch-eisige-Flüsse-Waten. Ich hatte Sonntag einen guten Tag, aber gestern dann einen ganz scheußlichen. Mir scheint übel zu werden, sobald ich auch nur etwas weniger von den Steroiden bekomme – selbst wenn es nur die Umstellung von der Spritzenpumpe auf orale Einnahme ist. Die Steroide wirken entzündungshemmend, und ohne sie bekomme ich extrem schlimme Kopfschmerzen und Übelkeit. Außerdem habe ich mal wieder einen Infekt. Gestern hatte ich ein Gefühl – nicht Angst –, dass ich die Krankheit nicht mehr unter Kontrolle hätte. Ich nehme an, das ist lä-

cherlich, weil ich sie sowieso nie unter Kontrolle hatte, aber bis dahin (und heute wieder) konnte ich meine Reaktionen berechnen. Gestern hatte ich ein sehr deutliches »Ich-bin-noch-nicht-bereit-ganz-so-krank-zu-sein«-Gefühl. Tim hat eine Art Vitaminprogramm zur Aufrechterhaltung der Lebensqualität vorgeschlagen, und ich denke, er hat Recht.

13. Oktober

Ich bin heute Morgen aufgestanden und hatte ein gutes Gespräch mit Tim, das mir den nötigen Elan gegeben hat, das Bett zu verlassen und zu versuchen, ein paar Dinge in den Griff zu kriegen. Ich habe am Freitag einen Termin bei Professor Gleeson, und vielleicht hat er ein paar neue Medikationsvorschläge oder so was. Es ist so öde, über Symptome und Medikamente zu reden, aber es ist das, was mich im Moment beschäftigt. Das ist wahrscheinlich der Grund, warum ich so down war – die körperlichen Einschränkungen haben sich mir wirklich aufgedrängt und kommen auch dem mentalen Kram in die Quere. Es ist schwierig, das Leben aus einem ausgewogenen Blickwinkel zu sehen, wenn man platt im Bett liegt.

Etwas Fröhlicheres: Wir haben jetzt ein paar hinreißende Vorhänge im Schlafzimmer. Sie passen perfekt zu den Wänden und den Wolkeneffekten und sorgen dafür, dass Caitlin nicht mehr ganz so früh aufwacht – was Tim ein bisschen mehr Zeit im Bett verschafft.

15. Oktober

Dieser Eintrag ist auch eine Entschuldigung an all die Leute, die mir die letzten Tage E-Mails geschickt haben – es ging mir nicht so furchtbar gut (wie ihr bestimmt gemerkt habt ...), und mir war nicht so sehr nach Schreiben. Ihr seid mir alle die ganze Zeit eine so große Stütze gewesen, und ich weiß, dass so viele Leute jeden Tag auf dieser Website nachsehen, was ich Neues geschrieben habe, und ich habe das Gefühl, dass ich in dieser letzten Woche einen echten Tiefpunkt erreicht habe. Ich denke, das hängt vor allem mit den Medikamenten zusammen. Heute Morgen hatte ich ein gutes Gespräch mit meinem Arzt im Guy's Hospital, und er riet mir, die Antibiotika abzusetzen, da meine Infekte offenbar zurückgegangen sind – das wird vielleicht helfen, da sie depressiv stimmen können. Im Übrigen bin ich einfach niedergeschlagen, denke ich. Es musste an irgendeinem Punkt mal kommen, und wenigstens ist eine Sache sicher, an die ich mich klammern kann: ES GEHT ALLES VORBEI. Das ist so wahr. Man kann nicht für immer traurig bleiben. Und ich bin nicht ganz und gar traurig. Ich kann immer noch Glück in manchen Dingen sehen.

Es ist schön und gut, optimistisch zu sein, wenn man sich gut fühlt, wie ich schon einmal sagte, aber wenn man sich krank fühlt, ist es viel schwerer. Und ich fühle mich im Moment einen großen Teil der Zeit krank.

Zehn Minuten später ...

Ich bin die Königin der Stimmungsschwankungen ... mein wunderbarer Mann hat mir gerade eine aufmunternde Rede gehalten, und ich fühle mich um 100 Prozent besser. Wir gehen ins Kino – in eine Frühvorstellung der Komödie ›American Pie‹, dann werde ich mir die Haare rot färben. Morgen kaufe ich eine Menge Gesichtsmasken und Zeug gegen die Pickel in meinem Gesicht (die verdammten Steroide) und ein paar hochgeschlossene Oberteile. Meine Stimmung wird nicht gerade besser davon, dass ich mir dank der Steroide so hässlich vorkomme. Jetzt fühle ich mich viel optimistischer und dachte, ich sollte euch das nach diesem letzten trübsinnigen Eintrag wissen lassen ... ich bin dann mal weg ins Kino!

16. Oktober

Heute geht es mir s-o-o-o-o viel besser. Es ist, als ob ich plötzlich wieder »ich« sei. Ich hatte einen wunderbaren Familientag, und alles scheint in bester Ordnung zu sein. Es fühlt sich an, als ob ich wieder mit dem Universum im Einklang sei. Ihr wisst, wenn die Dinge einfach zu stimmen scheinen. Die Ampeln springen im richtigen Moment um, man findet einen Parkplatz da, wo man ihn haben will, diese Art von Dingen. Es hat alles mit Vertrauen zu tun, glaube ich. Heute fühle ich mich, als hätte ich am Rand einer Schlucht gestanden, schwankend, in Nebel gehüllt. Die letzten paar Wochen habe ich mich an den Rand geklammert und nicht gewagt, irgendetwas zu tun. Heute habe ich mich entspannt und fühlte mich, als ob ich mit einem Kopfsprung in den Nebel eingetaucht sei. Es kommt im Leben, wie es kommt, und ich vertraue darauf, dass das in Ordnung ist. Was auch immer passiert.

Auf der praktischen Ebene hat das Absetzen der Antibiotika vielleicht geholfen, und ich habe mir gestern Abend die Haare rot gefärbt. Mit den dunkleren Haaren bin ich viel glücklicher und viel mehr »ich«. Es ist wirklich erstaunlich, wie anders ich mich fühle. Heute war ich richtig entspannt und glücklich. Und in der Lage, mal wieder über den Krebs zu lachen und mich unbeschwert zu fühlen. Ich habe heute ein Buch mit Katherine Mansfields Kurzgeschichten gekauft, und in einer davon, »Seligkeit«, spricht die Hauptperson davon, dass sie sich fühlt, »als ob man plötzlich ein strahlendes Stückchen dieser Spätnachmittagssonne verschluckt hätte, das einem nun in der Brust brennt und einen kleinen Funkenregen in jeden Winkel versprüht, in jeden Finger und Zeh ...«. Das Buch hat sich praktisch von selbst an der Stelle geöffnet, sodass dies das Erste war, was ich gelesen habe. Mein Herz schlug sofort höher, und alles fühlte sich einfach so richtig an. Auch die Erleichterung ist gewaltig. Da ist eine Angst, die ich manchmal habe, wenn es mit mir abwärts geht, dass ich jetzt immer da unten bleiben werde, dass ich jetzt einfach nur noch krank bin und nie wieder glücklich sein werde. Eigentlich weiß ich, dass alles vorbeigeht, wie ich es gestern schon sagte, aber es ist eine solche Erleichterung, meinen Sinn für Humor und Spaß wiederzuhaben, mich wieder wie ich selbst zu fühlen. Schlaft gut, meine Freunde.

18. Oktober

Eine sehr aufregende Besprechung heute Nachmittag. Eine reizende Frau von HarperCollins war bei uns, um vorzuschlagen, dass Tim und ich ein Buch schreiben! Ich dachte erst, sie wollte, dass es ein posthumes Buch würde – das ist ja schließlich der logische Ausgang dieses Tagebuchs –, aber nein, es soll ein lebensbejahendes Buch über alle möglichen Dinge werden, nicht nur darüber, wie es ist, an Krebs zu sterben. Das ist alles so aufregend. Ich habe mir immer gewünscht, in einen Buchladen zu gehen und dort ein Buch von mir zu sehen. Und dass Tim und ich es gemeinsam schreiben sollen, ist wunderbar. Es bedeutet Disziplin und feste Termine und solche Sachen, aber ich bin sicher, dass wir das schaffen. Tim arbeitet sowieso viel besser mit Blick auf einen festen Termin. Solche Dinge sind zwar anstrengend, aber auch die Art von Dingen, die einen am Leben halten, da bin ich sicher. Der Anreiz, an einer Buchvorstellung teilzunehmen, ist bestimmt mehr wert als eine ganze Wagenladung Steroide.

21. Oktober

Auf und ab, auf und ab. Mal wieder ein paar Tage im Bett verbracht. Ich bin keine ungeheuer zuverlässige Tagebuchschreiberin, fürchte ich. Vielleicht solltet ihr nur noch einmal die Woche reinschauen statt täglich ... Insgesamt fühle ich mich im Moment ziemlich krank, hoffe aber, dass es wieder mal nur ein vorübergehendes Tief ist. Ich hatte jedenfalls ein gutes Wochenende, und wenn ich es die nächsten Tage wirklich gemütlich angehen lasse, werde ich nächste Woche hoffentlich eine gute Woche haben. Ich habe über ein Au-pair-Mädchen oder eine Kinderfrau oder so was nachgedacht. Nur um Tim etwas zu entlasten eigentlich. Ich fühle mich im Moment einfach nicht gut genug, um mit Caitlin allein zu sein – zum Teil, weil ich dauernd gegen Wände laufe! Das mag wieder besser werden, aber im Moment fühle ich mich dadurch sehr unsicher. Es würde auch meine Mutter etwas entlasten – sie verbringt den größten Teil ihrer Zeit hier, wenn sie nicht gerade arbeitet, und ich habe ein schlechtes Gewissen, sie so sehr in Anspruch zu nehmen. Aber sie ist auf jeden Fall wundervoll, und Caitlin betet sie an.

Im Augenblick fühlt es sich so an, als ob ich jeden einzelnen Tag nur so »durchstehe« – es ist schon positiv, wenn ich auf den Beinen bin und mir nicht übel ist ... dieses Tagebuch hilft mir, weil ich in früheren Einträgen nachlesen kann, dass es mir noch vor kurzem ganz gut gegangen ist – es ist erst fünf Tage her, dass ich von Seligkeit geschrieben habe. Das ist hilfreich, weil der Geist ein unzuverlässiges Individuum und absolut im Stande ist, einem weiszumachen, dass die Düsterkeit schon seit Ewigkeiten da ist. Ich möchte nicht zu depressiv klingen: Das bin ich nicht, ich bin nur mal wieder körperlich down, und es fühlt sich so an, als ob ich keine Phase mit »guten« Tagen mehr zusammenbringe. Trotzdem, immer langsam – ich bin immerhin von den Antibiotika runter und brauche nur noch eine Spritzenpumpe. Nächste Woche soll auch die wegkommen. Ich werde wieder schreiben, sobald ich etwas zu berichten habe.

22. Oktober

Ein besserer Tag. Ich bedauere, dass ich solche Einträge wie den von gestern schreibe. Heute sind ein paar gute Freunde vorbeigekommen und haben etwas vom Imbiss mitgebracht. Wir haben auch ein etwas geregelteres Turnussystem für die Leute, die uns helfen, ausgearbeitet. Außerdem ist mir klar geworden, dass ich viel mehr im Augenblick leben und mir weniger Sorgen um die Zukunft machen muss. Die Zukunft ist einfach in jeder Hinsicht völlig unvorhersehbar. Ich weiß, dass das offensichtlich und auch unglaublich banal ist - »mach dir keine Gedanken um die Zukunft« –, aber es stimmt trotzdem, und wenn ich mich die ganze Zeit mit dem beschäftige, was noch kommt, werden die Dinge, die ich jetzt tun kann, einfach an mir vorübergehen. Ich glaube, mein Geist hat sich in letzter Zeit einfach wieder meinem Körper angenähert: Mein Körper ist kränker geworden, also brauchte mein Geist Gelegenheit, sich darauf einzustellen. Es wäre unrealistisch, wenn ich die ganze Zeit glücklich wäre – aber ich bin öfter glücklich, als ich es hier in letzter Zeit ausgedrückt habe, glaube ich.

25. Oktober

Das erste Mal seit langem, dass mir wirklich nach Schreiben »zu Mute« ist. Ich glaube, ich stelle mich darauf ein, innerhalb neuer Parameter zu leben. Ich werde viel schonender mit mir umgehen. Ich fürchte, das heißt, dass ich keine E-Mails mehr beantworten werde (nicht, dass ich das bisher besonders oft getan hätte). Ich werde hier nur schreiben, wenn ich es wirklich will. Und ich werde alle schönen Momente beim Schopf packen, die mir noch bleiben. Heute Abend sind die Wolken bei Sonnenuntergang wirklich atemberaubend, und ich fühle mich durch ihren Anblick über mich selbst hinausgehoben. Ich kann jetzt zugeben, dass ich Hilfe und Unterstützung brauche – dass meine »Aufgabe« auf diesem Planeten nicht darin besteht, vorbildlich oder heldenhaft zu sterben, sie besteht nur darin, zu sein, nicht mehr als das. Ich habe mich unter ziemlichen Druck gesetzt, diese Sache »richtig« zu machen, aber es gibt kein Richtig oder Falsch. Ich lebe, so sehr ich kann, aber es gibt kein Regelbuch. Ich liebe die Welt, und es macht mich traurig zu sehen, wie meine Grenzen sich immer enger um mich zusammenziehen. Das ist alles. Nehmt euch ein Glas Wein und trinkt auf die Sonne, die durch die Wolken bricht.

Später
Ich glaube, heute habe ich in gewisser Weise akzeptiert, dass ich sterben werde, auf einer anderen Ebene als sonst. Es gibt viele Ebenen der Hinnahme, und ich bin sicher, dass ich diese Übergangszeiten wieder durchmachen wer-

de, aber für den Augenblick habe ich das Gefühl, eine Stufe weitergekommen zu sein. Und ich spüre heute Abend merkwürdigerweise eine gewisse Erleichterung, es zugeben zu können. Ich bin wieder ein bisschen kränker. Aber ich kann auf dieser Ebene noch lange leben. Und indem ich meine Erwartungen daran, wie mein Leben sein »sollte«, ändere, fühle ich mich besser. Eine alte Freundin hat mir angeboten, einen Monat zum Kinderhüten zu kommen ... Ich habe festgestellt (was ich eigentlich auch wusste), dass die Menschen sich geradezu überschlagen, zu helfen und zuzuhören, ich muss nur darum fragen, aber bisher habe ich so gute Arbeit geleistet, mit allem zurechtzukommen, dass es geradezu abschreckend wirkte. Dinge geschehen zu ihrer Zeit und an ihrem Ort, und jetzt ist die Zeit für alle tüchtigen Leute gekommen, uns feste unter die Arme zu greifen ... und wo ich gerade »Feste« schreibe, ich plane ein Super-Weihnachtsfest, und Caitlin hat in einem Monat ihren vierten Geburtstag ... fühle mich ruhiger als seit Wochen, gute Nacht ... xxxxxxxxxxx

27. Oktober

Ich vergaß völlig, zu erwähnen, dass Tim und ich am Samstag mit Caitlin bei einem Märchenerzähltag in unserem hiesigen Theater waren, wo ein Typ namens Ben Haggarty auftrat. Ich wollte ihm dafür danken, dass er ein bisschen Magie in mein Leben gebracht hat. Ein bisschen wunderbaren Kindheitszauber. Seine Geschichten waren voller Hexen und Fabelwesen und eben einfach Magie. Und es war wundervoll. Es hat mich wirklich aus mir heraus und in eine andere Welt versetzt, in der es Zauberei gibt. Ich weiß nicht, warum das so wichtig war, aber das war es. Er war großartig, und der Tag hat mir eine Menge gegeben.

Ansonsten geht es mir jetzt seit ein paar Tagen am Stück gut (Jiipiiie!), und ich fühle mich ganz okay. Ich spüre immer noch das Bedürfnis, eine Menge zu reden und Menschen zu bitten, hier zu sein und mich zu unterstützen (was auch immer das genau heißen mag). Das Reden hilft mir sehr. Wir haben über Caitlins Geburtstagsparty gesprochen, und eine Freundin wird dabei helfen – wir sollten einen Saal in der Nähe mieten, denke ich. Meine Eltern wollen ein großes Familienweihnachtsfest bei sich zu Hause feiern und so viele Leute dazu einladen wie möglich, was wunderbar ist und uns von allem Druck befreit. Ich habe keine Angst vor dem Sterben – oder auch nur vor dem Kranksein –, aber ich bin im Moment nicht gern allein. Ich spüre das Bedürfnis, Leute um mich zu haben – uns allen Atempausen zu verschaffen, vor allem Tim. Ich glaube, es fällt uns schwer, uns darüber klar zu werden, welche Art Hilfe wir nun genau benötigen, ebenso wie es für die anderen schwierig zu wissen ist, was sie uns anbieten sollen. Was den praktischen Aspekt angeht, ist Caitlin im Moment nicht besonders scharf darauf, von uns weg zu sein, und sei es nur einen Nachmittag lang, wodurch diese Art Hilfe etwas problematisch wird. Sie denkt anscheinend, ich sollte entweder schlafen oder aktiv mit ihr spielen, was ziemlich anstrengend ist. Wahrscheinlich jammere ich nur so, weil gerade Herbstferien sind, und nächste Woche wird alles wieder leichter!

2. November

Tut mir Leid, dass ich so lange nicht geschrieben habe. Wie ihr vielleicht erraten habt, bin ich im Hospiz. Mir war seit Donnerstag extrem schwindelig, und am Freitag bin ich kurz ohnmächtig geworden, deshalb fanden wir alle, es sei am besten, wenn ich eine Weile herkäme, um mich mal richtig auszuruhen.

Ich bin seit ein paar Tagen hier, und in der Zeit haben wir einige Entscheidungen getroffen. Die wirklich große, die meine Mutter gefällt hat, ist die, dass sie sich Sonderurlaub von der Arbeit nehmen wird, um uns zu Hause zu helfen. Damit ist mir eine RIESENLAST von der Seele genommen, und es wird Tim eine große Hilfe sein. Im Augenblick bin ich praktisch bettlägerig, deshalb werden wir eine Menge Hilfe brauchen, und Caitlin betet meine Mutter an (umgekehrt natürlich auch).

Diese neuerliche Störung der Routine hat Caitlin ziemlich verstört. Nachdem sie jetzt wieder im Kindergarten ist und Tim ausgiebig mit ihr gekuschelt und sie beruhigt hat, schläft sie aber wieder und Tim seinerseits auch. Zu Hause war es ein paar Tage ziemlich angespannt, aber ich denke, jetzt kehrt alles in geregelte Bahnen zurück. Für mich von hier aus natürlich leicht zu sagen! Ich schlafe eine Menge und versuche, zu essen und mich zu entspannen. Im Augenblick läuft gerade der Fernseher, und Dame Thora Hind macht Werbung für einen Ruhesessel – das gleiche Modell, das neben meinem Bett steht. Weil wir schließlich alle nicht jünger werden ...

Ich habe ein schlechtes Gewissen, weil ich das hier nicht früher aktualisiert habe, aber ich war zu krank. Ich hoffe, mir fällt hier im Hospiz noch ein, wie ich einen neuen Monat anfange.

3. November

Und jetzt ist es an der Zeit,
(sagte das Walross)
diese rubinroten Absätze zusammenzuschlagen.

Diese verdrehte Welt zu verlassen ...
Zu Hause ist es doch am besten ...
(ein krebsfreies wäre nett)

Okay, lieber Gott. Ich bin es jetzt leid. Ich habe meine Lektionen allmählich begriffen – wenn auch widerwillig, und jetzt hätte ich gern eine Pause, bitte. Ich bin dabei, all meine »sollte« zusammenzustreichen, und habe das Gefühl, mein Leben wieder mehr im Griff zu haben. Ich möchte für mich selbst, für meine Beziehungen leben. Ich weiß, ich habe das alles schon mal gesagt, aber jetzt ist es wirklich an der Zeit, jeden Tag genau so zu leben, wie ich es möchte. Keine Fristen von der ›Daily Mail‹ mehr (die diesbezüglich ganz reizend waren), keine Verpflichtungen anderen gegenüber mehr. Ich werde hier schreiben, wie und wann mir danach ist. Es tut mir Leid für diejenigen von euch, die diese Website seit Monaten täglich verfolgen – ich werde sie in irgendeiner Form fortführen, so lange ich kann.

Also. Der Plan ist der, hier am Montag, dem 8., wieder rauszukommen, aber vermutlich bettlägerig und mit einem Rollstuhl für gelegentliche Ausflüge in den Park. Ich habe auch das Gefühl, dass ich so viel darüber geschrieben habe, wie es mir geht – jetzt möchte ich einfach nur eine Menge Kram über mich und meine Erinnerungen loswerden. Ich habe das Gefühl, dass das Tagebuch in letzter Zeit ein bisschen sehr introvertiert (ha – ein bisschen!) und gefühlsselig geworden ist.

Das hier habe ich am Dienstag geschrieben:

Schönheit ist überall da, wo das Licht hinfällt, wo Schatten sind, die ein Gegengewicht bilden. Der Tropfen schneeweiße Sahne, der an der Seite einer silberdunklen Kanne herabläuft, ist schlichte Schönheit. Licht und Schatten der Stofffalten auf meinem Bett. Hunderte von Lichtschattierungen, die sich in einer Kanne und einem Glas mit Eiswasser brechen, von deren Seiten Kondenswasser taut.

Kein Sonnenuntergang ist wie der andere, doch immer der schönste aller Zeiten. Die Welt ist aus Licht und Schatten gemacht, und ich könnte sie eine Ewigkeit betrachten, für immer, so lange, wie mir bleibt. Ich fühle, wie ich mich in mein Inneres zurückziehe – vielleicht nur vorübergehend –, aber doch aus der Welt in mein Inneres zurückziehe. Ich möchte aus dem Fenster auf das Licht auf den Bäumen, Blättern, Feldern, den Falten der Decke über meinen Knien schauen. Nicht mehr angeödet durch das Nicht-Tun, sondern zufrieden zu sein.

Ich möchte euch allen s-o-o-o sehr für all die E-Mails und den Zuspruch danken. Und mich dafür entschuldigen, dass ich nicht antworte, aber im Moment muss ich »egoistisch« sein.

10. November

Hi, zusammen, Tim hier. Weeze wollte, dass ich einen kurzen Eintrag schreibe, um euch allen mitzuteilen, was die letzten Tage so passiert ist. Nachdem ich unser Schlafzimmer mit allen Schikanen wie Fernseher, Stereoanlage, Nachtstuhl, Video, Weihrauchfass etc. ausgerüstet hatte, habe ich Weeze am Montag aus dem Hospiz geholt. Sie ist sehr schwach und hatte große Probleme, von ihrem Rollstuhl ins Auto zu kommen, und dann noch mehr Probleme, aus dem Auto die Treppe rauf bis ins Bett. Trotzdem haben wir es irgendwie geschafft, und da liegt sie nun. Sie hatte einen guten Montagabend, hat mit mir und Caitlin ein paar Videos gesehen und noch ziemlich lange drauflosgeplaudert. Das scheint sie allerdings sehr mitgenommen zu haben, und sie hat die letzten anderthalb Tage schlafend zugebracht, ist nur ab und zu wach geworden, um was zu essen, aber sonst nichts. Sie ist eine andere Frau als die, die vor zwei Wochen ins Hospiz gekommen ist – müde, bettlägerig und jetzt in allem ganz auf andere angewiesen. Sie scheint schmerzfrei und ziemlich friedvoll zu sein, was wohl so ziemlich alles ist, worauf wir von jetzt an hoffen können, denke ich. Falls sie sich stark genug fühlt, wird sie bestimmt hier weiter schreiben, aber einstweilen werde ich hier und da etwas mitteilen, nur um euch alle auf dem Laufenden zu halten. Dies sind harte, düstere Tage, und die Tränen lauern immer dicht unter der Oberfläche.

15. November

Also: Wie fühlt es sich an? Einerseits fühlt es sich so an, als ob ich heftiger kämpfen sollte: gegen den Tod ankämpfen. Andererseits ist da ein Gefühl, dass es alles so richtig ist – fast schon choreografiert, jetzt, wo alle hier sind. Meine ganze Familie ist hier, und ich habe es geschafft, jedem alles zu sagen, was ich je sagen wollte. Ich möchte euch allen so sehr danken. Ihr habt mir alle so viel gegeben, einfach nur durchs Zuhören, indem ihr mich so viel Liebe habt spüren lassen. Danke. Es war wirklich etwas Wundervolles, was ihr getan habt. Das Geschenk des Zuhörens ist etwas Wunderbares. Es kommt euch vielleicht so vor, als ob ich etwas getan hätte, aber tatsächlich habt ihr mir die Chance gegeben, mich der Welt gegenüber schriftlich und fotografisch auszudrücken. Danke, Welt.

20. November

Hallo.

Nach meinem letzten Eintrag könnte man annehmen, dass ich nicht mehr hier bin. Bin ich aber doch. Ich dachte, es wäre alles erledigt, und fühlte, dass ich im Sterben lag. Seitdem ist mein »goldener Vogel« zurückgekehrt, und obwohl ich immer noch schwindelig und bettlägerig bin, sterbe ich noch nicht unmittelbar. Meine Familie und Freunde sind immer noch hier. Gavin, mein Webmaster, hat das hier aktualisiert.

KAPITEL 11

Ich habe den Abgabetermin für das Buch überzogen. Ich bin wirklich gut vorangekommen, habe jeden Tag geschrieben, meine Vorgaben eingehalten, aber an dieser Stelle des Buchs brauchte ich eine Pause. Um ehrlich zu sein, ich wollte überhaupt nicht weiterschreiben. Ich habe mit dem Gedanken gespielt, das Buch einfach da aufzuhören, wo Weeze mit ihrem Tagebuch aufgehört hat, mit einem optimistischen Ausrufezeichen, aber das wäre feige, und so sehe ich mich vor der schweren Aufgabe, euch in meinen eigenen Worten von ihren letzten drei Monaten zu erzählen, in denen sie das Schreiben ganz aufgab.

Ich habe angefangen zu malen, großformatige, abstrakte Bilder. Sie sind voller Energie und düsterer Bewegung, und es ist für mich augenfällig, dass ich damit versucht habe, etwas loszuwerden, etwas, das in Worte zu fassen mir Angst macht. Ich hatte vorher noch nie in meinem Leben gemalt und habe festgestellt, dass es unglaublich befreiend und therapeutisch ist, mit einem neuen Medium zu arbeiten. Die Gemälde sind nicht großartig, aber sie kommen von irgendwo ganz tief in meinem Inneren und mussten einfach raus, denke ich. Außerdem waren sie eine wunderbare Ablenkung von diesem Buch, aber jetzt habe ich meine Pinsel weggelegt, aufgehört, neue Leinwände aufzuziehen, und denke, es ist an der Zeit, dass ich dieses Bild hier fertigstelle und dadurch hoffentlich zu irgendeiner Art Frieden gelange. Wie lang oder kurz dieser Teil sein wird, weiß ich nicht so genau, ich werde ihn nicht planen. Ich werde einfach schreiben, was mir in den Sinn kommt, und wenn es zu schmerzlich ist, werdet ihr es vielleicht nie erfahren, aber ich kann versprechen, dass ich versuchen werde, die Erfahrung so ehrlich zu schildern, wie es mir nur möglich ist. Ich werde nichts beschönigen, ich werde nichts hübscher machen, als es war. Also lasst uns loslegen und sehen, wo wir am Ende ankommen.

Kurz nach ihrem letzten Eintrag kehrte Weeze ins Bett zurück. Ihr war schwindeliger als je zuvor; sie konnte die Augen nicht öffnen, ohne dass sich die ganze Welt um sie drehte. Also entschied sie sich fürs Schlafen. Im Schlaf war sie frei, weitgehend schmerzfrei und den Schwächen ihres Körpers entrückt. Ab und zu stand sie auf, kam nach unten, plauderte ein bisschen, ließ sich einen Kuss geben und ging zurück ins Bett. Ich kümmerte mich ganztags um Caitlin, und unser Leben wandte sich nach innen. Wir gingen nirgendwo mehr hin; die anderen kamen zu uns. Die Außenwelt verschwand allmählich, und es blieb nichts mehr, als Caitlin zu füttern, Weeze zu füttern und zu versuchen, das Haus irgendwie im Lot zu halten. Es war eine Phase, die die nächsten drei Monate andauern sollte, und aus der ich mich nur sehr schwer wieder herausreißen konnte, als schließlich alles vorbei war.

Eines Morgens war Caitlin im Kindergarten, ich im Wohnzimmer mit Aufräumen beschäftigt, und Weeze lag im Bett und schlief. Ich hörte, wie sie sich rührte und dann den Flur entlang zum Bad tapste. Es gab einen lauten Plumps. Ich stand still und wartete auf ein Geräusch; dann hörte ich ein schwaches Stimmchen: »Tim, Tim, könntest du mir helfen?« Ich ging ruhig die Treppe hinauf und fand sie zusammengeklappt am Fuß der paar Stufen, die zu unserem Badezimmer führen. Sie sah benommen und verstört aus.

»Ich weiß nicht, was passiert ist. Ich glaube, ich bin ohnmächtig geworden und die Stufen runtergefallen.«

»Ist alles in Ordnung, irgendwas gebrochen?«

Sie tastete sich ab und sagte, sie fühlte sich okay, aber ein bisschen komisch im Kopf. Sie fing an zu weinen, und ich versuchte, sie in den Arm zu nehmen, aber sie schob mich sanft weg und sah peinlich berührt aus.

»Es darf nicht wahr sein, ich hab mich nass gemacht. Es tut mir so Leid, Tim.«

Ich half ihr beim Aufstehen und führte sie ins Bad, wusch sie, wechselte ihre Sachen und half ihr dann zurück ins Bett. Dann ging ich zurück, um den Teppich zu säubern. Es war nicht schlimm, es war wirklich gar nichts, es war einfach das, was getan werden musste. Sie tat mir so Leid; sie selbst fühlte sich zutiefst gedemütigt. Es war die Würdelosigkeit der ganzen Situation. Ich ging zu ihr zurück und hielt sie fest umarmt. Es war der Anfang vom Ende, und wir wussten es beide. Nach diesem Sturz würde nichts mehr wie früher sein. Ich rief den Arzt an und berichtete ihm von ihrer Ohnmacht. Keine Stunde später war sie wieder im Hospiz. Es war ihr letzter Aufenthalt im Hospiz.

Es verlief nicht wie ihre vorherigen Aufenthalte dort. Bisher war sie jedes Mal ein paar Tage dort geblieben, bis sie erholt und wirklich ausgeruht war, und dann in besserer Form wieder nach Hause zurückgekehrt. Diesmal wurde sie sehr krank eingeliefert und wurde immer kränker. Es dauerte keinen Tag, bis man ihr mitteilte, sie würde wahrscheinlich nie wieder laufen können – sie glaubten, dass der Tumor in ihr Gleichgewichtszentrum vorgedrungen und somit keine Besserung mehr zu erwarten sei. Als sie mir davon erzählte, stellte ich fest, dass mir die Tränen übers Gesicht liefen, obwohl ich gar nicht gemerkt hatte, dass ich weinte. Ich hielt ihre Hand und sagte nur immer wieder: »Es wird schon wieder, Kleines, es wird schon wieder.« Sie erhöhten ihre Medikationsdosen und gaben ihr zwei Spritzenpumpen, die sie mit Medikamenten gegen Übelkeit und Schmerzen sowie Steroiden und, nur der Vollständigkeit halber, noch mit verschiedenen anderen Kleinigkeiten voll pumpten. Aber diesmal schienen sie keine große Wirkung mehr zu haben; sie übergab sich regelmäßig und hatte große Schwierigkeiten, irgendetwas bei sich zu behalten. Außerdem fühlte sie sich dort einsam und depressiv. Bis dahin hatte sie die Aufmerksamkeit und Fürsorge, die sie im Hospiz erhielt, immer genossen, aber mit dem Wissen, dass dies das letzte Stadium war und sie möglicherweise bald sterben würde, wollte sie nur noch zu Hause sein, in ihrer eigenen Umgebung und in der Gesellschaft ihrer Familie. Als nach ungefähr einer Woche keine Besserung zu erkennen war, beschlossen wir, sie nach Hause zu holen – niemand sagte »zum Sterben«, aber jeder dachte es.

Der Unterschied zwischen der Person, die ich eine Woche vorher ins Hospiz gebracht hatte, und der Person, die ich eine Woche später die Treppe hoch tragen musste, war horrend. Sie hatte abgenommen und fast all ihre Kraft verloren. Aber sie war glücklich, glücklicher, als ich sie seit langem gesehen hatte. An dem Abend saß die ganze Familie um unser Bett herum und redete. Sie lachte und scherzte, und wir waren alle überzeugt, dass die Dinge doch nicht ganz so schlimm seien. Das war am Abend, am Morgen sah alles anders aus. Weeze konnte einfach nicht wach werden, sie war zu müde, unvorstellbar erschöpft. Der ganze Tag verstrich, ohne dass sie irgendetwas aß oder trank, ebenso wie der nächste und der übernächste und der überübernächste. Die Bezirkskrankenschwestern kamen und erklärten uns, wir müssten etwas Wasser in sie hineinkriegen, also wechselten wir uns damit ab, neben ihr zu sitzen und ihr Wasser einzuflößen. Am Anfang setzte sie sich noch auf, um ein bisschen zu nippen, aber dann wurde selbst das zu viel, und wir mussten kleine Schwämme auf einem Stöckchen in Wasser tauchen und ihr in den Mund stecken, damit sie winzige Mengen Wasser aus ihnen saugen konnte.

Es wurde immer schlimmer und schlimmer, und die Stimmung im Haus wurde sehr düster. Smo, meine Schwiegermutter, war eingezogen, um uns zu helfen, ebenso wie mein Vater. Dann, an einem Freitagabend, wurde Weeze sehr krank und glitt in ein röchelndes Koma; öffnete nur noch gelegentlich die Augen und drückte mir völlig kraftlos die Hand. Sie wirkte sehr friedvoll und überhaupt nicht beunruhigt. Es war, als ob sie zum Sterben bereit sei und sich anschickte, sanft zu entschlafen. Ich rief die Krankenschwestern, als Weeze zu röcheln anfing, und sie kamen und untersuchten sie. Sie machten sehr traurige Gesichter und riefen mich ins Badezimmer. Sie nahmen mich bei den Händen und sahen mir in die Augen.

»Wir glauben, dass Sie auf alles gefasst sein sollten, Tim, sie kann so nicht sehr lange weitermachen, und wir müssen Ihnen sagen, dass sie die Nacht wahrscheinlich nicht überleben wird.«

Zu viel Realität, als dass ein einzelner Mensch damit fertig werden könnte. Ich fing an zu weinen und konnte an nichts anderes mehr denken als daran, wie ich Caitlin sagen sollte, dass ihre Mama tot war. Ich ging aus dem Raum und sagte es Smo und Dave; wir umarmten uns und beschlossen, es sei an der Zeit, alle anzurufen. Im Laufe des Abends trafen eine Reihe von Leuten ein: Weezes Schwestern, meine Mutter, ein paar Freunde. Es herrschte ein allgemeines Gefühl der Ruhe im Haus. Das Zimmer lag im kerzenbeschienenen Halbdunkel, und wir saßen da und flüsterten mit ihr – wie sehr wir sie liebten, dass wir alle für sie da wären, dass es in Ordnung wäre, dass alles in Ordnung wäre. Ich saß auf dem Sofa, zupfte sacht an der Gitarre und sang ihr leise, sanfte Lieder vor, um ihr den Übergang zu erleichtern. Meine Eltern massierten ihre Füße mit Öl und Parfüm. Die ganze Szene hatte etwas sehr Biblisches. Als ich sie ansah, musste ich unwillkürlich an Jesus' Leichnam denken, wie er auf seine Grablegung vorbereitet wird. Da war ein Gefühl von Richtigkeit, dass sie so hinüberging, wie sie es sich gewünscht hätte, bestens auf das Jenseits vorbereitet. Die Nacht schritt voran, und wir warteten, hielten uns umarmt, wir weinten alle leise und erwarteten, dass es jeden Moment so weit wäre. Schließlich schliefen alle ein, wo sie gerade konnten, und ich legte mich neben Weeze auf unser Bett und rechnete damit, dass sie sterben würde, während ich ihre Hand hielt.

Irgendwann muss ich eingeschlafen sein. Ich wachte mit einem Ruck auf und sah nach Weeze – sie war immer noch da, immer noch am Leben. Ich küsste sie auf die Wange. Es war Morgen; sie hatte die Nacht überlebt. Sie hatte mir schon ziemlich zu Anfang unserer Ehe erzählt, dass aus irgendeinem Grund die meisten Menschen um drei Uhr morgens sterben, also dachte ich, wenn sie diesen Zeitpunkt überlebt hätte, könnte sie an dem Tag nicht mehr sterben.

Im Laufe dieses Wochenendes füllte sich das Haus allmählich, und jede Nacht warteten wir darauf, dass sie sterben würde, und jede Nacht kam sie irgendwie durch. Dann, am Montagmorgen, schlug sie die Augen auf und bat um Wasser. Sie hatte überlebt, es geschafft, und langsam kam sie wieder etwas zu Kräften, fing an zu trinken und aß sogar ein bisschen. Und dann begann sie, von ihrem goldenen Vogel zu erzählen.

In ihrer dunkelsten Stunde hatte sie ihren goldenen Vogel gesehen. Er hatte sie zurück ins Leben geführt. Er hatte ihr gesagt, sie sei noch nicht bereit zu gehen und habe noch viel Zeit vor sich. Sie würde Caitlins Geburtstag erleben, Weihnachten erleben, das neue Jahrtausend begrüßen und erst irgendwann im neuen Jahr sterben. Niemand glaubte daran. Obwohl es ihr offenbar besser ging, konnte es nur eine Frage von Tagen sein, bis sie starb, bestenfalls eine Woche. Aber sie hatte Recht.

An dem Wochenende war jedoch etwas Schreckliches passiert, das Weeze bis ganz zum Ende ihres Lebens veränderte. Sie hatte das Gefühl, sie hätte in jener Nacht sterben sollen. Oft lag sie im Bett und sagte zu mir: »Ich hätte in der Nacht sterben sollen, es war Zeit für mich, aber etwas hat mich zurückgehalten, etwas hat mich davon abgehalten, zu gehen. Und ich glaube, das warst du, Tim.« Und vielleicht hatte sie Recht. Als ich da gelegen und in ihr Ohr geflüstert hatte, war mir klar geworden, dass ich sie nicht loslassen konnte. Während die anderen gesagt hatten: »Es ist okay, du kannst gehen, es ist alles okay, du kannst fortgehen«, hatte ich geflüstert: »Geh nicht, bitte verlass mich nicht, ich kann ohne dich nicht leben. Ich brauche dich, geh nicht.« Weeze nahm es mir übel, dass ich sie zurückgehalten hatte, und das ist etwas, mit dem ich leben musste und immer noch muss. In der Nacht zerbrach etwas in Weeze. Ich glaube wirklich, dass ihre Seele sie in dieser Freitagnacht verlassen hat, während ihr Körper überlebte. Und ohne ihre Seele war Weeze ein anderer Mensch. Sie verfiel in eine tiefe, düstere Depression. Weeze und ich hatten so viel zusammen durchgemacht, dass mich das völlig umwarf und mir das Gefühl gab, allen Halt verloren zu haben. Nichts konnte sie mehr erfreuen, sie lächelte nicht mehr, lachte nicht mehr, interessierte sich für nichts mehr und wollte nur noch sterben. Manchmal rappelte sie sich einen Tag lang wieder auf oder wenn sie jemand besuchen kam, aber wenn sie mit mir allein war, sagte sie schreckliche Dinge, die von einem Ort kamen, den ich nicht ertragen konnte und von dem ich nichts hören wollte.

Warum überraschte mich das so? Ihr Leben war plötzlich in den entsetzlichen Abgrund völliger Hilflosigkeit gestürzt. Sie konnte sich nicht selbst waschen, nicht ohne Hilfe essen, konnte sich nicht selbst umdrehen, um ein Wundliegen zu vermeiden, konnte nicht mit ihrem Kind spielen, konnte sich nicht einmal ohne Hilfe erleichtern. Dazu kamen mehrere Vorfälle, die es, wie ich denke, für sie völlig unerträglich machten. Sie hatte wiederholt Anfälle von Inkontinenz, die für sie unangenehm und schmerzhaft waren und bedeuteten, dass ich sie auf eine Weise säubern musste, wie es sich keine Frau von ihrem Ehemann wünschen würde. Sie lag da und sagte nur immer wieder leise: »Es tut mir Leid, tut mir Leid, tut mir Leid ...« Aber es gab nichts, was ihr hätte Leid tun müssen, so war es nicht. Es war einfach nur etwas, das man tat – unser Job, unsere Aufgabe war es, uns um diesen Menschen zu kümmern, und das war das, was ich und Smo drei Monate lang taten. Es war das Erste, was wir am Morgen taten, und das Letzte, was wir am Abend taten. Es war das Einzige, worüber wir nachdachten. Sie erlitt eine Reihe von Infekten und anderen Rückschlägen, und wir lebten in einem Niemandsland endloser Krankenpflege. Es war nicht schrecklich, es war nicht einmal so anstrengend, es war einfach das, was man tat. Und als Weeze sich immer weiter in sich zurückzog und immer weniger ansprechbar wurde, wurde es immer sachlicher und geschäftsmäßiger. Ich kann mich sehr deutlich daran erinnern, wie ich mit Smo in der Küche saß und sagte: »Geht das nur mir so, weil ich mich furchtbar fühle dabei, aber ich habe oft gar nicht mehr das Gefühl, dass Weeze Weeze ist, sondern als ob sie einfach eine Patientin und wir die Krankenschwestern wären.« Ich weinte vor Erleichterung, als Smo mir sagte, dass sie es auch so empfände. Es war, als ob man die tägliche Entwürdigung des Menschen, den man mehr liebt als irgendwas auf der Welt, einfach nicht mehr ertragen könnte. Aber wenn es nur irgendeiner namenlosen Kranken passierte, dann konnte man damit umgehen. Und so ging es weiter.

Wenn wir allein waren, sagte mir Weeze immer wieder,

dass sie sterben wolle, und bat mich mehrfach, ihr dabei zu helfen. Aber das konnte ich nicht, ich konnte nicht einmal darüber nachdenken. Es war purer Egoismus. Wie sehr sie auch litt, wie verzweifelt sie auch war, ich wollte, dass sie für mich lebte. Ich konnte ihre Qualen für mich ausblenden, wenn ich nur wusste, dass sie am Leben war und ich immer noch mit ihr sprechen und sie berühren konnte. Aber das führte dazu, dass ich nicht richtig sah, wie schlimm es wirklich geworden war. In einem Wiederaufflackern ihres alten Selbst bat sie mich um einen Wodka Kirsch, nur so zum Spaß. Ich brachte ihr den Schluck nach oben und half ihr beim Trinken. Sie hustete dabei so, dass ich dachte, es würde ihr endgültig den Rest geben. Aber als sie sich wieder beruhigt hatte, lächelte sie und sagte: »Mmm, das wärmt aber schön. Kann ich noch einen haben?« Ich brachte ihr ein Minifläschchen Wodka Lemon, und sie probierte davon, aber er schmeckte nicht so gut wie der mit Kirsch. Ich stellte das Fläschchen auf ihren Nachttisch, damit sie später daran nippen könnte, wenn sie wollte. Dann hatte sie wieder eine grässliche Nacht. Sie konnte nachts nicht mehr schlafen und verbrachte sechs oder sieben Stunden damit, sich immer weiter in ihre Depression und Verzweiflung über alles hineinzusteigern. In dieser Nacht wurde es alles zu viel für sie. Ich wachte auf und hörte ein kratzendes, schabendes Geräusch. Ich drehte mich um und erblickte ihre Silhouette, wie sie sich an ihren Handgelenken zu schaffen machte. Ich machte das Licht an und sah, dass sie mit dem schartigen Schraubverschluss des Miniaturfläschchens auf ihre Handgelenke einhackte. Meine erste Reaktion war Wut.

»Was zum Teufel machst du da, Weeze?«

Sie sah sich zu mir um, als ob ihr bis zu diesem Moment nicht klar gewesen wäre, dass ich mit im Raum war.

»Ich schaffe es nicht, nicht mal das schaffe ich. Ich habe nicht mal genug Kraft, um mich umzubringen.«

Ihr linkes Handgelenk und ihr Unterarm waren über und über aufgekratzt, aber sie hatte keinen echten Schaden angerichtet, und ich glaube nicht, dass sie es wirklich tun wollte. Ich glaube, sie hatte nur das Bedürfnis, mir klar zu machen, wie schrecklich ihre Lage war. Wir blieben stundenlang wach und redeten miteinander, und ich gelangte von meiner Wut, dass sie mir das hätte antun können, zu der Einsicht, wie entsetzlich das Leben tatsächlich für sie geworden war. Aber das Reden und der Versuch schienen ein Wendepunkt gewesen zu sein, und sie begann langsam, langsam wieder aus ihrer Depression aufzutauchen.

Es war ein weiterer Schlag, als sie eines Morgens aufwachte und feststellte, dass sie blind war. Sie sagte ziemlich ruhig zu mir, während ich wie jeden Morgen um sie herumhantierte, die Vorhänge aufzog, sie herumdrehte, ihre Spritzenpumpen kontrollierte: »Ähm, Tim, ich kann nicht besonders gut sehen.« Ich fragte sie, was sie meinte. »Na ja, eigentlich kann ich überhaupt nichts sehen, etwas Licht und Schatten, aber das ist so ziemlich alles. Das macht mir etwas Angst, könntest du den Doktor rufen?« Sie flippte nicht aus, sie zog sich nur in sich selbst zurück, um damit klarzukommen. Der Arzt kam, untersuchte sie und meinte, dass dies vermutlich ein bleibendes Symptom und auf das Wachstum des Tumors rund um den Sehnerv zurückzuführen sei. Ich verbrachte den größten Teil des Tages mit ihr und erzählte irgendeinen Quatsch wie: »Das ist nur einfach noch was, mit dem wir schon irgendwie klarkommen. Du kannst immer noch fühlen, du kannst uns immer noch hören. Wir sind immer bei dir, wir werden dir vorlesen, wir kümmern uns um dich, es macht keinen so großen Unterschied.« Sie nahm es in vieler Weise besser auf als wir anderen. Aber wir machten weiter, wir lasen ihr abwechselnd vor, wechselten ihre Sachen, wuschen sie und versuchten, alles zusammenzuhalten. Drei Tage später wachte sie auf und lächelte. »Ich kann wieder sehen, Tim, ich kann dich sehen.« Sie hielt mein Gesicht in den Händen und sah mich zum ersten Mal seit drei Tagen an. Ich hatte gedacht, sie würde mich nie wieder sehen können, dass ich für sie auf dieser Ebene verloren sei, aber hier waren wir nun, wieder vereint. »Hallo, du«, sagte sie, »schön, dich anzuschauen.« Und das war das – es ging voran, und die Routine lief weiter. Smo und Dave waren die ganze Zeit da, Paul, Weezes Vater, kam direkt von der Arbeit zu uns und las ihr stundenlang bis in die Nacht hinein vor, wir aßen alle zusammen in unserem Schlafzimmer zu Abend und versuchten, alles so selbstverständlich wie möglich zu behandeln.

Nach ein paar Wochen wünschte sie sich verzweifelt, mal etwas anderes zu sehen, irgendwas anderes als die drei Wände und die Decke, die ihr ganzes Leben geworden waren. Smo und ich beschlossen, wir könnten sie ins Badezimmer tragen, um ein Bad zu nehmen. Wir rollten sie auf ein Laken und hoben sie vom Bett in einen Rollstuhl. Dann schoben wir sie zum Badezimmer und hoben sie in dem Laken ins warme Wasser. Die Bewegung und der Umgebungswechsel waren fast zu viel für sie, grenzten an Reizüberflutung. Nach und nach entspannte sie sich und genoss das Bad, sie lächelte und lachte sogar ein bisschen. Ich durfte ihr die Beine rasieren. Das klingt vielleicht nicht nach viel, aber es gehörte zu den intimsten Dingen, die ich mit Weeze während unseres ganzen gemeinsamen Lebens gemacht habe. Ich seifte ihre Beine ein, massierte sie und rasierte sie dann langsam und behutsam. Es war fast schon zu intim. Ich hatte sie ihres Zustands wegen seit über einem Monat nicht mehr richtig berührt, und einfach nur ihre Beine zu halten und mich an all die Male zu erinnern, die wir uns in der Badewanne geliebt hatten, war wunderschön. »Danke, mein Schatz, du fehlst mir so.« An dem Punkt erinnerte ich mich an alles, die Wonne unserer Liebe, das Ungestüm meiner Leidenschaft für sie, und wie leer mein Leben geworden war, seit sie nicht mehr da war, um mich festzuhalten, mich mit ihrer Liebe zu umfangen. Es war eine seltsame Gefühlsmischung. Ich war überglücklich, mich wieder mit ihr verbunden zu fühlen, und zugleich voll qualvoller Traurigkeit über meinen Verlust. Das war unser letzter Augenblick echter körperlicher Nähe. Wenn ich jetzt darauf zurückblicke, sehe ich sie am Abend in der Badewanne liegen, von brennenden Kerzen umgeben, an einem Glas Wein nippend, obwohl es in Wirklichkeit der Mittag eines trüben, regnerischen Tages war. Aber das ist die Liebe, sie verklärt alles.

Zu ihren wenigen Freuden in den letzten Wochen gehörte das Vorlesen, und wir wechselten uns alle damit ab. Ich las ihr heitere Stücke von ihrem Lieblingsautor, P. G. Wodehouse, vor und übertrieb dabei die gezierte Sprechweise der Oberschichtgestalten so, dass es sie wenigstens ein bisschen zum Kichern brachte. Smo las ihr aus ›Gormenghast‹ vor, was Weeze sehr gut gefiel; sie war bis dahin nie dazu gekommen, es zu lesen. Es war genau das richtige Buch für sie, diese malerische Bildwelt eines verfallenden Schlosses voll seltsamer und verdrehter Gestalten. Es versetzte sie aus ihrem eigenen verfallenden Körper in eine andere Welt, an einen Ort von solcher Üppigkeit und Tiefgründigkeit, dass sie sich stundenlang darin verlieren konnte – eine Ruhepause von ihren Schmerzen und von der Qual, ihr eigenes langsames Dahinsiechen mitzuerleben.

Selbst in dieser düstersten Zeit gab es etwas, das so hell strahlte wie ein Leuchtfeuer, und das war die Liebe. Nicht nur meine Liebe zu Weeze, sondern die große Gemeinschaft, die sich um unser Haus formierte. Außer Smo und Dave war auch Paul jeden Tag da, Gavin und Owen wechselten sich im Schichtsystem ab, Lisse, eine von Weezes ältesten Freundinnen, kam regelmäßig vorbei, Weezes Schwestern Dee und

Jan waren immer da, um uns zu unterstützen, ebenso wie meine Mutter. Dann waren da all die Menschen und Freunde, die Kuchen und Plätzchen und Karten vorbeibrachten, sich um Caitlin kümmerten und uns ganz allgemein ihre Liebe bewiesen in einer Zeit, in der jedes bisschen Liebe willkommen war und gebraucht wurde. Auf eine seltsame Weise gab es einem das Gefühl, Teil einer Gemeinschaft zu sein, die ganz auf eine Sache ausgerichtet war: Weeze und das Bemühen, ihr durch ihre letzten Tage hindurchzuhelfen. Ich schulde ihnen allen großen Dank, und ich empfinde eine Liebe für sie, die ich ohne Weezes Krankheit nie erfahren hätte. Es ist diese Liebe, die einen aufrecht hält, wenn die Welt stehen bleibt und die Dunkelheit hereinbricht. Die Beziehungen, die sich in dieser extremen Ausnahmesituation in unserem Haus entwickelten, waren unglaublich intensiv. Zwei unserer Freunde, die bei uns wohnten, wurden ein Paar, zwei verlorene Seelen, die in ihrem Schmerz Trost beieinander suchten. Weeze fand das großartig! Wenn alle anderen aus dem Zimmer waren, rief sie mich ans Bett und sagte: »Na, komm schon, was gibt's Neues? Machen sie's nun miteinander oder was?« Nach ein paar Tagen des Zauderns »machten« sie es tatsächlich miteinander, und Weeze lachte darüber herzhafter, als ich für bekömmlich hielt. »Gott sei Dank, dass irgendjemand in diesem Haus zum Vögeln kommt. Das ist genau das, was der Laden braucht, ein bisschen Sex, um ihn wieder zum Leben zu erwecken.«

Eines Tages sah sie mich an und fragte mich, was ich denn sexmäßig so machte. Ich war nicht ganz sicher, was sie meinte, aber als stets offenherzige Ehefrau wollte sie wissen, ob ich mich denn wenigstens selbst befriedigte. Ich sagte ihr, dazu fehle es mir, so voll wie das Haus sei und so krank wie sie sei, wirklich an Zeit, Platz und auch Lust. »Ich glaube, du solltest zu einer Prostituierten gehen, dann hätte ich kein so schlechtes Gewissen, weil ich dich nicht befriedigen kann.« Das ist es, was ich an Weeze so geliebt habe, sie war in solchen Dingen absolut praktisch eingestellt und scheute sich nie zu sagen, was sie dachte. Ich sagte ihr, ich sei dankbar für das Angebot, ginge aber davon aus, dass ich auch so überleben würde. Sie dachte eingehend darüber nach und sagte dann: »Wahrscheinlich hast du Recht, und so paranoid wie du bist, würdest du dir nur Sorgen machen, dir irgendwas einzufangen, und würdest es sowieso nicht richtig genießen. Okay, streichen wir diese Idee.« Aber trotzdem süß von ihr, sich Gedanken zu machen.

Das Schwierigste war, Nahrung in sie hineinzukriegen. Ihr war überhaupt nicht nach Essen und ihre Geschmacksnerven waren so ziemlich hinüber, sodass nur noch ganz wenige Dinge für sie wirklich angenehm schmeckten. Etwas, wonach sie regelrecht gierte, waren Wassermelonen. Zu jeder anderen Jahreszeit wäre das kein allzu problematischer Wunsch gewesen, aber mitten im Winter sind Wassermelonen in Tunbridge Wells nicht gerade das, was am leichtesten aufzutreiben ist. Aber wir waren alle verzweifelt bemüht, ihr alles zu besorgen, was sie wollte, also verbrachten wir Stunden damit, von Supermarkt zu Supermarkt zu ziehen, um welche aufzustöbern. Schließlich rief Lisse fast sämtliche Obstgroßhändler in Südostengland an und fand einen, der eine ganze Kiste hatte – in Rochester, ungefähr eine Autostunde von uns entfernt. Paul holte sie ab, und wir hatten genug Melonen im Haus, um monatelang damit auszukommen. Die Freude, sie mit etwas zu füttern, was sie wirklich mochte, war unbeschreiblich; sie lohnte es einem durch kleine Seufzer des Wohlbehagens. Ich weiß nicht genau, was an den Melonen sie so begeisterte – vielleicht verlangte ihr Körper nach dem Wasser –, aber sie verschlang die Stücke förmlich, zuerst mit den Händen, später dann von einer Gabel, die ihr der Glückliche, der mit dem Füttern dran war, hinhielt. Und es gab einem tatsächlich ein Glücksgefühl. Ich kann es nicht erklären, und ich bin nicht sicher, dass sie es jemals wirklich glauben konnte, aber es fühlte sich wie ein Privileg an, etwas für sie tun zu dürfen, besonders wenn es ihr auch nur einen Moment der Freude verschaffen konnte. Sie zu füttern gehörte zu meinen Lieblingsbeschäftigungen, weil ich ihr dabei nah war, ihr in die Augen sah, meine Liebe zu ihr auf körperliche Weise ausdrücken konnte. Einmal, als ich sie fütterte, breitete sich ein kleines Lächeln auf ihrem Gesicht aus, und ich fragte sie, woran sie dächte. »An dich«, sagte sie, »jedes Mal, wenn du mir die Gabel an den Mund hältst, machst du dabei selbst den Mund auf.« Und sie hatte Recht, ich hatte ihre Essbewegungen nachgeahmt, ohne es zu merken – wenn sie den Mund aufmachte, öffnete ich meinen, wenn sie ihren um die Gabel schloss, klappte ich meinen wieder zu, wenn sie kaute, kaute ich mit.

Zu den Dingen, die sie noch erleben wollte, gehörte Caitlins Geburtstag, und tatsächlich, der goldene Vogel hatte nicht gelogen, sie schaffte es. Wir machten Caitlins Geschenke mit Weeze im Bett auf, und Caitlin strahlte und war völlig überdreht. Zwei Freundinnen von uns, Jane und Uschi, hatten eine fantastische Piratenparty in einem Saal in der Nähe organisiert. Das Thema hatten wir eigens gewählt, damit Weeze mit ihrer Augenklappe kommen und sich ganz und gar heimisch fühlen könnte. Wir hatten gehofft, sie im Rollstuhl hinbringen zu können, aber als der Tag näher rückte, erschien uns dies zunehmend als absurdes Hirngespinst. Als Probelauf trugen wir sie in einem Laken nach unten und setzten sie im Wohnzimmer vor den Fernseher. Es gefiel ihr kein bisschen. Zwar sehnte sich ein Teil von ihr danach, mal eine neue Umgebung zu sehen, aber als sie tatsächlich mit einem anderen Raum konfrontierte wurde, verfiel sie in eine Art Schock. Nach Wochen ohne jede Bewegung war sie ein noch viel schwererer Pflegefall, als uns allen klar gewesen war. Eine Stunde später trugen wir sie wieder nach oben, und die Bewegung verursachte ihr unerträgliche Schmerzen – als sie wieder im Bett war, versank sie für den Rest des Tages in den Frieden des Schlafs. Also schickte sie uns an Caitlins Geburtstag allein los – wir beide als die grimmigsten Piraten verkleidet, die Tunbridge Wells je gesehen hatte. Caitlin amüsierte sich großartig, und was Geburtstagspartys für Vierjährige angeht, war diese wirklich einsame Spitze. Caitlin konnte es kaum erwarten, dass sie vorbei wäre, damit sie nach Hause laufen und Weeze alles erzählen könnte, was passiert war. Es war ein großer Tag für sie beide. Im Laufe der vorangegangenen Wochen und Monate hatten sich beide, zu ihrem eigenen Schutz, voneinander zurückgezogen. Caitlin kam nicht gern ins Schlafzimmer, um Weeze zu sehen; sie wollte, dass ich ständig mit ihr unten sein sollte, zum Spielen, Kochen und Fernsehen. Auch Weeze wollte immer weniger Kontakt mit Caitlin haben. Ich glaube, es war für sie der einzige Weg, sich damit abzufinden, dass sie sie verlassen musste. Sie brauchte das Gefühl, nicht mehr an sie gebunden zu sein, bevor sie gehen konnte. Sie liebte Caitlin mehr als ihr Leben, und ich glaube, es war gerade diese Liebe, die sie dazu bewegte, sich von ihr zurückzuziehen – es war die einzige Sache, die für Weeze so schmerzlich war, dass sie nicht damit umgehen konnte. Sie wollte nicht, dass unser Schmerz unnötig in die Länge gezogen würde, und nachdem sie Caitlin erklärt hatte, dass sie sterben würde und dass sie sie lieber hätte als alles andere auf der Welt, wollte sie einfach nur gehen, denke ich, um uns beide den Heilungsprozess beginnen zu lassen. Aber an Caitlins Geburtstag war es eine andere Sache, sie konnte nicht anders, als sich an Caitlins ansteckender Begeisterung zu erfreuen. Sie waren wieder

Mutter und Kind, und einen Tag lang durfte ich Zuschauer ihrer Liebe sein.

Der nächste große Meilenstein, den sie nach der Vorhersage des goldenen Vogels noch erleben sollte, war der Anbruch des neuen Jahrtausends. Also gingen wir davon aus, dass er wusste, wovon er redete, und beschlossen, eine Party zu veranstalten. Nur ein paar enge Freunde, ein bisschen was zu essen, etwas Wein, ungefähr 500 Kerzen überall im Haus verteilt und eine Wagenladung Feuerwerkskörper. Es war eine wirklich nette Feier, und alle wechselten sich damit ab, eine Weile bei Weeze zu sitzen. Alle auf einmal wären sie ihr zu viel gewesen, aber einer nach dem anderen war in Ordnung und nicht zu anstrengend. Einmal kam ich ins Schlafzimmer und fand drei ihrer Freundinnen, Felicity, Lisse und Ali, auf dem Bett sitzend und drauflosschwatzend, wie junge Frauen es so an sich haben, über die Klamotten der Stars im Fernsehen lästernd, Tipps über Sex und Männer austauschend, und Weeze mittendrin. Wenn man nicht gewusst hätte, was ihr fehlte, hätte man denken können, da säßen ein paar Freundinnen rund ums Bett, um ein grippekrankes Mitglied der Clique aufzumuntern. Um Mitternacht küsste ich sie und dankte ihr für alles, was sie mir bedeutet hatte, und dafür, dass sie mich zu dem Mann gemacht hatte, der ich war. Dann beschloss ich, ein eigenes Feuerwerk für sie zu veranstalten. Ich hatte ein paar Wunderkerzen gekauft und zündete eine auf dem Balkon vor dem Schlafzimmer an, damit sie das nette kleine Schauspiel genießen könnte. Sie klatschte. Von ihrer Reaktion ermutigt, band ich 50 Wunderkerzen mit Klebeband zusammen. Ich dachte, wenn ihr eine gefällt, wie sehr werden ihr dann erst 50 auf einmal gefallen. Meine Vorstellung war die, dass sie alle prächtig sprühen und kleine Lichttropfen wie einen Wasserfall herabregnen lassen würden. Was tatsächlich passierte, war etwas beängstigender. Das Ganze verwandelte sich in einen weiß glühenden Feuerball und fing an, die Bleiüberdachung des Balkons, an der ich es aufgehängt hatte, zu schmelzen. Ich versuchte verzweifelt, es in den Garten hinunter zu befördern, um größeres Unglück zu verhindern. Weeze sagte immer wieder: »Ist das okay, Tim? Es sieht schrecklich gefährlich aus.«

»Nein, es ist alles in Ordnung, es soll so aussehen, hübsch, was?«

»Na ja, ich kann nicht richtig hinsehen, es tut meinen Augen weh.«

Und sie hatte Recht, das tat es. Schließlich fand ich einen Stock und schleuderte es damit in den feuchten Garten hinunter. Wir waren alle erleichtert. Dann ging ich in den angrenzenden Park und ließ genug Raketen los, um ein kleines Schlachtschiff zu versenken. Die meisten davon feuerte ich in Richtung Haus ab, damit Weeze sie sehen könnte, bis mich jemand warnte, das Haus nicht zum zweiten Mal in einer Nacht anzuzünden, woraufhin ich ein Einsehen hatte und die übrigen Raketen senkrecht in die Luft schoss wie andere Leute auch. Trotz dieser kleinen Widrigkeiten war es eine schöne Nacht und eine schöne Art, von dannen zu gehen – unter Feuerwerk und Gelächter.

Louise harrte noch etwas über eine Woche aus, und dann kam ihr goldener Vogel zurück, um sie mit sich zu nehmen. Vom Neujahrstag an hellte sich ihre Stimmung auf, und sie wurde wieder die alte Louise, die ich gekannt und in die ich mich verliebt hatte. Sie interessierte sich wieder für Dinge, machte Witze und ließ die Depression ganz allgemein hinter sich. Es war, als ob eine schreckliche schwarze Wolke von ihr genommen sei. Am letzten Wochenende war unsere Freundin Felicity zu Besuch, und wir verbrachten unsere Zeit mit Weeze, lachten viel und sahen fern. Und das ist der Punkt, an dem alles zu Ende ging, und alles in meinem Leben ist in ein Vorher und ein Nachher unterteilt. Ich schreibe dies im Nachher und sehne mich dabei nach dem Vorher, danach, diese Liebe wiederzuhaben, danach, dass Weeze mich nur noch einmal in den Arm nehmen könnte. Sie war der wunderbarste Mensch, der mir je begegnet ist, und mein Leben wird nie wieder das gleiche sein. Mit ihr war ich wirklich vollständig, und jetzt ist jeder Tag ein Ringen darum, Sinn in der Sinnlosigkeit zu finden, irgendeine Bedeutung in dem Chaos zu erkennen, das mich umgibt.

12. Januar

»Ich habe letzthin all meine Munterkeit verloren ...«

Louise ist am 11. Januar 2000 um 01.30 Uhr gestorben. Ich habe die letzten Augenblicke ihres Lebens verpasst, und ich weiß nicht, ob ich dafür dankbar bin oder mich schrecklich schuldig fühle. Am Sonntag wurde sie etwas wirr und fing an, Dinge daherzureden, die wenig Sinn ergaben. »Ich glaube, ich stehe jetzt mal auf. Tim, bring mich auf die Bühne.« Später fing sie dann an, »Wombles of Wimbledon« und »Come on, Eileen« zu singen, sehr englischer Kram, ich bitte die Leute in anderen Weltgegenden, die damit nichts anfangen können, um Entschuldigung. Aber sie war eben eine sehr englische Lady. Wir haben gelacht, und ich habe gesagt: »Du redest Unsinn, Dummerchen.« Dann haben wir beide gelacht, und sie sagte: »Ich weiß, lustig, hm?« Dann ist sie eingeschlummert und nicht mehr zu Bewusstsein gekommen. Die Krankenschwestern sind alle vier Stunden vorbeigekommen, um nach ihr zu sehen, und ich habe unten gewartet, um sie reinzulassen, damit sie nicht klingelten und Caitlin weckten. Aber bevor sie da waren, ist Caitlin von selbst wach geworden, ich habe sie auf die Toilette gebracht, und als ich den Flur entlang zurückkam, kam meine Schwiegermutter Smo aus unserem Schlafzimmer und sagte: »Es ist vorbei.«

Und so ist es nun vorbei.

Ich habe Caitlin zurück ins Bett gebracht und bin dann reingegangen, um sie zu sehen. Es herrschte ein sehr schönes, friedvolles, befreites Gefühl in dem Zimmer. Sie war noch warm, als ich ihre Hand nahm, und sie sah aus, als ob sie einfach nur schlafen würde. Ich konnte und kann immer noch nicht glauben, dass sie nicht wieder aufwachen und mir sagen wird, es sei alles nur ein großer Irrtum oder ein Scherz gewesen, aber ich weiß, dass sie das nicht wird, und wenn das ein Scherz ist, dann hat der liebe Gott einen sehr merkwürdigen Sinn für Humor.

Ihre Beerdigung ist am 25. Januar, und sie wird so abtreten, wie sie gelebt hat – mit Stil. Vier mit Federn geschmückte Pferde werden eine Kutsche mit Glaswänden ziehen, damit man ihren mit lila Velours bezogenen Sarg bewundern kann – es ist alles so, wie sie es arrangiert hat, theatralisch und überkandidelt. Aber das war meine Weeze, still, ruhig, anspruchslos, bescheiden, und doch im Inneren von einer Leidenschaft für alles Schöne und Extravagante erfüllt.

Ich habe im Laufe der Jahre mit verschiedenen Leuten über die Hölle diskutiert, und die Hölle ist, wie man mir gesagt hat, ohne Gott zu sein. Nun, für mich ist die Hölle, ohne Weeze zu sein.

Doch sie hat für die Zukunft mehr Liebe hinterlassen als irgendein Mensch, der mir einfällt, und mir hat sie ein lebenslanges Vermächtnis der Liebe und Leidenschaft hinterlassen. Außerdem haben wir Caitlin, die in diesen Tagen ganz außergewöhnlich war und jetzt mein Grund ist, weiter zu leben, weiterhin jeden Morgen aufzustehen. Zu sagen, dass ich Weeze vermisse, oder überhaupt zu erklären, was sie mir bedeutet hat, ist natürlich unmöglich. Sie war ich, und das ist alles. Und sie ist immer noch ich, sie ist nur einfach nicht mehr körperlich hier.

Diese Website hat ihr in diesem letzten Jahr eine Menge bedeutet, und ich weiß, sie würde wünschen, dass ich euch allen danke, die ihr hier gewesen seid und ihre Worte gelesen habt. In den letzten paar dunklen Monaten fing sie an, daran zu zweifeln, ob das Ganze eine gute Sache gewesen sei. Als sie depressiv war und Schmerzen hatte, fand sie, sie sei in ihren Einträgen nicht ehrlich genug gewesen, habe sich vielleicht zu positiv gegeben, aber so war sie tatsächlich die meiste Zeit, und dahin ist sie am Schluss, kurz vor ihrem Tod, wieder zurückgelangt. In ihrer letzten Woche konnte sie wieder lachen und lächeln und war wieder Weeze. Wenn ich es dabei belasse, wird es mir Leid tun, weil Weeze ein lustiger Mensch war und nicht wollen würde, dass die Menschen weinen, wenn sie an sie denken, sondern sich wünschen würde, dass sie lächeln und lachen und sie feiern würden. Deshalb, wenn ihr an Louise denkt, ob ihr sie nun persönlich oder nur durch diese Website gekannt habt, dann beherzigt diese Botschaft, die sie durch ihr Tagebuch vermitteln wollte: Unser aller Leben ist kurz, geht hinaus und lebt es. Küsst und umarmt die Menschen, die ihr liebt, lacht, wenn etwas lustig ist, nehmt nichts allzu ernst und nehmt euch die Zeit, zu bemerken, wie wunderbar die Dinge sind – selbst inmitten von all dem Mist, von dem wir alle umgeben sind. Tausend liebe Wünsche euch allen. Ich mache mich jetzt davon, um anzufangen, an diesem Buch über das alles hier zu schreiben, auf das ich mich eingelassen habe, und ich werde mit Caitlin spielen, die zurzeit eine schreckliche Handpuppe namens Peter hat, die mein Leben zu beherrschen scheint. Himmelherrgott, er hat sogar einen eigenen Pass. Bis dann ...

Die Beerdigung ging ihren Gang, und Weeze wäre stolz gewesen. Sie war ganz so, wie Weeze es sich erhofft hatte – eine grandiose Mischung aus Spektakel und Tränen.

Und dass dieses Buch jetzt fertig ist und ich hier sitze und die Korrekturfahnen lese, nur noch einen Monat vom Veröffentlichungsdatum entfernt, fühlt sich an wie der letzte Kuss, den ich ihr nicht gegeben habe.

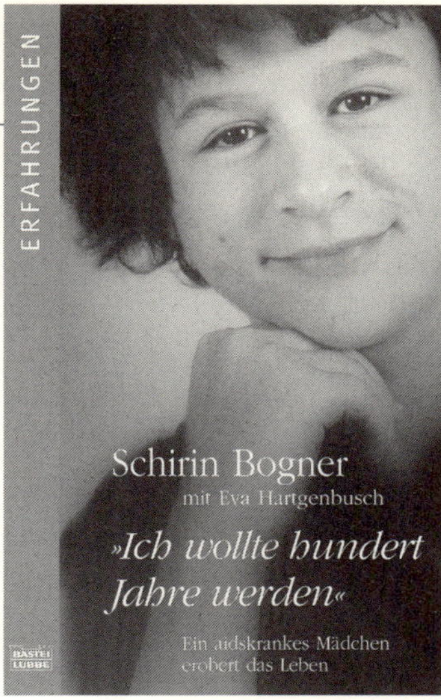

Schirin ist heute 16 Jahre alt. Seit ihrer Geburt ist sie HIV positiv. Ihre Eltern sind an Aids gestorben, seitdem lebt sie bei ihrer Großmutter. Dennoch ist sie fest entschlossen, das Leben zu genießen. Dabei helfen ihr ihre berühmten Freunde wie Linda de Mol, Michael Stich und Günther Jauch, der sie jedes Jahr zu stern TV einlädt.

ISBN 3-404-61511-5

BASTEI LÜBBE

Ergreifende Geschichte einer Liebe, die durch die Creutzfeldt-Jakob-Erkrankung zerstört wird. Ein Bewegendes Buch zu einem aktuellen Thema!

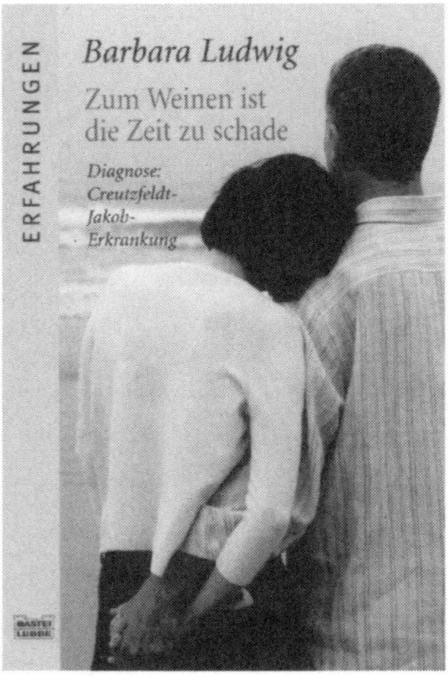

Barbara Ludwig
ZUM WEINEN IST DIE ZEIT ZU SCHADE
Diagnose: Creutzfeldt-Jakob-Erkrankung
Erfahrungen
320 Seiten
ISBN 3-404-61574-3

Barbara und Jürgen führen eine glückliche Ehe, seit über dreißig Jahren. Ein großer Freundeskreis und ihre Liebe halten sie eng zusammen. Doch dann stellen sich bei Jürgen seltsame Symptome ein: Der sonst so sportliche Mann hat seine Beine nicht mehr unter Kontrolle, auch seine Augen reagieren plötzlich ganz anders auf Sonnenlicht. Heimlich verfolgt Jürgen die Veränderungen, die mit seinem Körper vor sich gehen. Als auch Barbara bemerkt, wie sehr sich seine Persönlichkeit verändert, begibt sich das Paar auf die lange Suche nach der Ursache. Als endlich die richtige Diagnose gestellt wird, bleibt nur noch sehr wenig Zeit …

Bastei Lübbe Taschenbuch